Movement Analysis of Stroke

脳卒中の動作分析

臨床推論から治療アプローチまで

金子唯史
STROKE LAB 代表

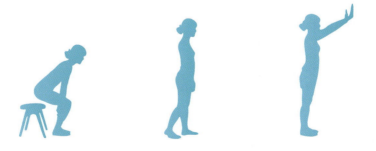

医学書院

著者略歴　金子唯史（かねこ ただふみ）

2002 年　長崎医療技術専門学校作業療法学科卒業後，近森リハビリテーション病院に入職
2004 年　順天堂大学医学部附属順天堂医院に入職
2012〜2014 年　イギリスにて国際ボバース上級講習会修了
2015 年　主に脳卒中を対象とした自費リハビリ施設「STROKE LAB」を東京都内に開設

【翻訳】
2011 年　『近代ボバース概念―理論と実践』ガイアブックス
2014 年　『エビデンスに基づく脳卒中後の上肢と手のリハビリテーション』ガイアブックス
2017 年　『新　近代ボバース概念―発展する理論と臨床推論』ガイアブックス

【監修】
2014 年　『エビデンスに基づく高齢者の作業療法』ガイアブックス

【分担執筆】
2014 年　『作業で語る事例報告―作業療法レジメの書きかた・考えかた』医学書院

【執筆】
2023 年　『脳卒中の機能回復―動画で学ぶ自主トレーニング』医学書院
2024 年　『脳の機能解剖とリハビリテーション』医学書院

脳卒中の動作分析―臨床推論から治療アプローチまで

発　行　2018 年 5 月 15 日　第 1 版第 1 刷ⓒ
　　　　2025 年 1 月 15 日　第 1 版第 7 刷

著　者　金子唯史
発行者　株式会社　医学書院
　　　　代表取締役　金原　俊
　　　　〒113-8719　東京都文京区本郷 1-28-23
　　　　電話　03-3817-5600（社内案内）

印刷・製本　アイワード

本書の複製権・翻訳権・上映権・譲渡権・貸与権・公衆送信権（送信可能化権を含む）は株式会社医学書院が保有します．

ISBN978-4-260-03531-6

本書を無断で複製する行為（複写，スキャン，デジタルデータ化など）は，「私的使用のための複製」など著作権法上の限られた例外を除き禁じられています．大学，病院，診療所，企業などにおいて，業務上使用する目的（診療，研究活動を含む）で上記の行為を行うことは，その使用範囲が内部的であっても，私的使用には該当せず，違法です．また私的使用に該当する場合であっても，代行業者等の第三者に依頼して上記の行為を行うことは違法となります．

JCOPY〈出版者著作権管理機構　委託出版物〉
本書の無断複製は著作権法上での例外を除き禁じられています．複製される場合は，そのつど事前に，出版者著作権管理機構（電話 03-5244-5088, FAX 03-5244-5089, info@jcopy.or.jp）の許諾を得てください．

はじめに

　本書をまとめようと思った動機として，私が作業療法士として回復期リハビリテーション病院で働きはじめた際のエピソードが大きい．当時，脳卒中患者に対するトイレや更衣動作などのADL訓練の場面において，ただひたすらに反復訓練しかできず，無力感しか生まれなかった．なぜなら，動作が遂行できないことを「麻痺だから」としか結論づけられず，多くのコンポーネントで構成されるADLを，解剖学/運動学/神経科学を基盤に分析できなかったからである．わずか数年の学校教育で得た知識に依存し，臨床に必要な論文をほとんど読んでおらず，基礎知識が伴っていなかったのである．「源泉に逆らうと真実があり，流されるとただのゴミである」という表現があるが，動作分析を深めるには流されない膨大な知識と技術が必要である．そこで，以降15年の回復期 → 急性期 → 維持期（自費領域）の各病期で働くなかで多くの論文に触れ，実技練習や臨床でのディスカッションを重ねた．そうして基本動作の理解を深めたことで，患者のADLの動作分析や介入効果が飛躍的に伸びる臨床経験を得た．基本動作を身につけなければ，応用動作の分析は難しいことを痛感した次第である．

　本書では，私の経験をもとに，以下の3点に絞って読者の皆様に動作分析の理解を深めてもらう工夫を凝らした．

1. 基本動作を寝返り〜手の機能までの5つに分け，各動作の理解と互いの動作の関係性を提示する．
2. 基本動作について，解剖学/運動学的側面と神経学的側面をもとにした論文ベースによる臨床との関連性を提示する．
3. 各章において実際の脳卒中症例に対する臨床推論と介入アイデアを提示する．

　これらの3点を理解することで，療法士の専門性にこだわり過ぎず，動作分析をあらゆる側面から捉えられるきっかけになればと思う．ひとつひとつの基本動作を習熟することでシナジーが生まれ，動作分析にとどまらずに基本動作から生活動作に至るまでの多様な臨床応用につながっていく．もちろん，本書だけで動作分析や臨床推論のスキルは完結するものではなく，日々の臨床や数多くの文献などを通じ，一生をかけて磨いていく必要がある．

　現代は，費用対効果に見合った成果が求められる厳しい監視の下，患者の生活をサポートで

きるスキルがより求められる時代である．これまでのような病院，施設で専門性を発揮する働きかたが変わりつつある療法士業界で，理学療法士の基本動作中心の機能訓練，作業療法士の生活機能訓練といった完全分業化が必ずしもメリットになるわけではない．どのフィールドで働こうと，療法士の強みとなる動作⇔生活のプロセスを医学的視点から推論できる能力は求められる．本書が脳卒中患者への動作分析，臨床推論のサポートになれば幸いである．

　なお，本書の発刊は当初の予定よりも膨大な時間を要したが，医学書院の担当者である北條氏を含め，論文収集などをサポートしてくれた療法士の仲間達のお力添えもあり，このように形にすることができた．心から感謝申し上げる．

2018年4月

STROKE LAB 代表　金子唯史

目次

Chapter 1 動作分析と臨床推論 | 1

概要 | 2
動作分析と臨床推論 | 2

Chapter 2 寝返り・起き上がり | 11

概要 | 12
寝返り・起き上がりとは？ | 12

解剖学・運動学的側面 | 17
寝返りの運動パターン | 17
寝返りの 4 相とハンドリング | 18
起き上がりの 4 相とハンドリング | 22
寝返り・起き上がりにおけるコアスタビリティ | 25
コアスタビリティの 3 システム | 26
コアスタビリティ：筋群と役割 | 27
コアスタビリティの評価 | 33

神経学的側面 | 37
コアスタビリティ：神経系の関与 | 37
前庭系の関与 | 46

臨床応用 | 50
症例紹介と治療前後の比較 | 51
背臥位，側臥位での非麻痺側の治療 | 53
端座位での評価と治療 | 55
端座位 → 背臥位での評価と治療 | 58
麻痺側の評価と治療 | 60

Chapter 3
立ち上がり/着座 | 67

概要 | 68
立ち上がり/着座（STS）とは？ | 68
立ち上がり（sit to stand）における4つの相 | 71
着座（stand to sit）とは？ | 79

解剖学・運動学的/神経学的側面 | 82

臨床応用 | 92
症例紹介と治療前後の比較 | 93
体幹の評価と治療（主に第1相の改善に向けて）| 95
上肢の評価と治療（主に第2相の改善に向けて）| 97
下肢の評価と治療（主に第3相の改善に向けて）| 99
立ち上がり ⟷ 着座の評価と治療（主に第4相の改善に向けて）| 101

Chapter 4 上肢のリーチ | 107

概要 | 108
リーチとは何か？ | 108
リーチの4相と筋活動 | 109
4相の役割 | 110
脳卒中患者がリーチ動作の際に陥りやすい観察ポイント | 115

解剖学・運動学的側面 | 116
体幹と上肢機能の関係性 | 116
肩甲骨と上肢機能の関係性 | 118
肘関節と上肢機能の関係性 | 121
手と上肢機能の関係性 | 123

神経学的側面 | 124
リーチにおける脳内プロセス | 124
環境把握と視覚システム | 127
身体知覚システム | 128
運動プラン生成のための皮質間連携 | 129
運動実行のための皮質間連携 | 130
リーチ時の感覚フィードバックとAPAs | 131

臨床応用 | 134
症例紹介と治療前後の比較 | 135
治療戦略 | 136
体幹・骨盤の評価と治療 | 137
肩甲骨の評価と治療 | 139

肩甲上腕関節の評価と治療 | 141
プレシェーピングの評価と治療 | 143
手の不使用に対する自宅でのトレーニング強化 | 147

Chapter 5
手 | 153

概要 | 154
手の基本機能 | 154
手の機能回復に必要な6要素 | 155
回復vs代償 | 159
技能×適応 | 162
感覚運動学習 | 163

解剖学・運動学的側面 | 164
把持/把握（grip/grasp）| 164
操作（manipulation）| 167

神経学的側面 | 169
手の制御に必要な神経システム | 169
脳卒中後の手の理解 | 171
探索器官としての手の役割 | 173

臨床応用 | 177
症例紹介と治療前後の比較 | 178
肘関節/前腕の評価と治療 | 180
手の評価と治療 | 182
把持の評価と治療 | 184

操作の評価と治療 | 186
道具の身体化に向けた評価と治療 | 188

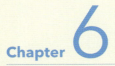

歩行 | 195

概要 | 196
歩行とは？ | 196
各相の基本的知識と床反力の方向 | 197
典型的な運動学的逸脱と適応 | 198

解剖学・運動学的側面 | 199
歩行の筋活動 | 199
倒立振り子モデル | 200
足関節の支点機能（ロッカーファンクション） | 202
フットコアシステム | 202

神経学的側面 | 207
歩行のトップダウン指令 | 207
歩行の並列システム | 208
脊髄 CPGs の役割 | 209
感覚入力による重みづけ | 210
上位中枢の役割 | 212
脳卒中患者の歩行特性 | 215

臨床応用 | 221
立位 | 222
片脚立位 | 223

ステップ肢位 | 224
歩行周期とリズム | 225
症例紹介と治療前後の比較 | 226
立位の評価と治療 | 228
片脚立位の評価と治療 | 230
ステップ肢位の評価と治療 | 232
歩行（周期）の評価と治療 | 234

付録　1　抗重力位（upright position）のポイント | 240
　　　　2　ハンドリングの10ポイント | 248

索引 | 251

本書をまとめるにあたり協力していただいた方をここに記す

佐藤和命　順天堂大学医学部附属順天堂医院
藤田良樹　ボバース記念病院
阪本　誠　株式会社リハックス・代表取締役
針谷　遼　株式会社東京リハビリテーションサービス
齋藤潤孝　STROKE LAB

Chapter 1

動作分析と臨床推論

概要

動作分析と臨床推論

動作分析の本質

　動作分析の本質は，得られる情報から臨床推論の過程を通じてクライエント（患者）の健康をサポートする介入につなげることである．したがって，機能的，作業的，文脈的側面から包括的に考える**「クライエント中心」**でなければならない．そのためには，動作分析に入る前にクライエントを理解することから始める必要がある．クライエントの理解には医学的情報収集から面接を通じた対話など，信頼関係の構築が必須である．そして，理解を深めたなかで，基礎的な運動・動作分析から臨床推論を積み上げていくボトムアップ式，ADL などの課題分析から掘り下げていくトップダウン式の両方を，療法士は状況に合わせて実施する必要がある[1]．

　動作分析はあくまで療法士にとって手段の一つであり，分析の側面や解釈も多岐にわたるが，クライエント中心は常に一貫する．Satterfield ら[2]は適切な動作分析から臨床推論を行ううえで，臨床家の経験，最も有益なエビデンスリサーチの活用，クライエントの個別性を踏まえる重要性を説いている（図 1-1）．たとえば，リハビリテーション室とベッドサイドで同じ患者の同じ動作を分析する場合，運動パターンは変わるかもしれない．また，それを分析するセラピストも環境因子に影響を受け，臨床推論が変わるかもしれない．食前と食後でも動作パターンに変化が生じる可能性もある．脳卒中の典型的な片麻痺姿勢であっても，バランス戦略，認

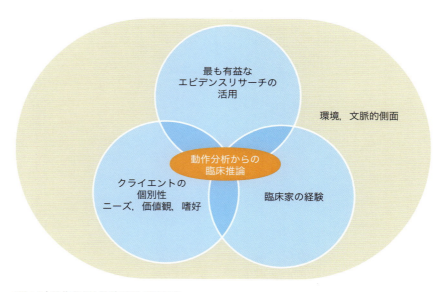

図 1-1 | 動作分析と臨床推論の関係性
　（Satterfield JM, et al: Toward a transdisciplinary model of evidence-based practice. Milbank Q 87: 368-390, 2009 より改変）

知的側面，ニーズや価値観は全く異なる．今日と明日でも患者の個人的背景や周辺の環境は大きく変化するため，動作分析からの臨床推論は随時アップデートされるべきである．

本書では動作分析と臨床推論の流れ（図1-1）を意識し，エビデンスリサーチの可能な限りの引用，筆者の臨床経験，クライエントの個別性を踏まえた介入を文章化するよう心掛けている．同じ脳卒中，片麻痺であっても介入がワンパターン化，How to化することは好ましくないと筆者は考える．

動作分析の流れ

動作分析は非常に複雑である．なぜなら運動システムに関わる知識が必要であることに加え，多様性のある正常運動から何を逸脱と判断するのか？ 何を優先順位として問題と捉えるのか？といった臨床推論過程を求められるためである．ヒトの動作分析はビデオ解析，三次元解析，重心動揺機器など様々な機器を用いた分析方法と，療法士の観察による分析がある．両者は並行して進められるが，ここでは機器に関連する詳細には触れず，療法士の観察に焦点を当てた内容を提示する．

動作分析は，基礎動作（寝返りや歩行など）だけでなく日常生活活動（activities of daily living；ADL）などの課題分析でも求められ，スキルを高めるのに何年もの経験を要し，常に完成するものでもない．一般的に基本動作の分析が「動作分析」，ADLのような複合的要素，本人の文脈的背景が含まれる動作は「課題分析」と呼ばれる．

動作分析は①**開始姿勢**，②**実行中の動作**，③**終了姿勢**を中心に行われるが，Hedmanら[3]は初期コンディションの重要性を述べている（図1-2）．この時系列分析のなかで課題を完遂するうえでの問題は何か？ 運動遂行機能を妨げる局面はどこか？ 問題の根底にある決定要因は何か？ どのように介入するか？などについて考えていく．

脳卒中などの中枢神経系障害の動作分析は図1-2に示す黄土色の網かけ部分が特に重要で

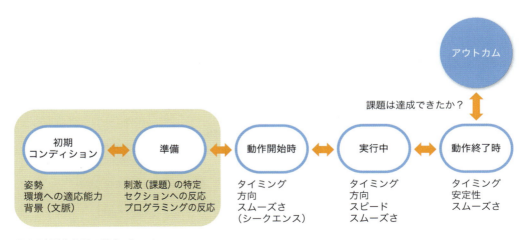

図1-2 動作分析の基本フレーム

(Hedman LD, et al: Neurologic professional education: lining the foundation science of motor control with physical therapy interventions for movement dysfunction. J Neurol Phys Ther 20: 9-13, 1996 より)

あり，心理的問題，環境，文脈に応じて動作は大きく影響を受ける．したがって，目に見える現象以外にも開始前の対象者の分析を脳内過程を含め評価しておくことは，動作分析からの臨床推論過程において重要である．

動作分析での問題点抽出

動作分析のなかで問題点を抽出する際，①**神経学的側面**（運動制御に関与する構造および経路），②**生体力学的側面**（筋肉，関節および軟組織の構造および特性を指す），③**行動的側面**（認知的，動機づけ，知覚，感情的側面）の3つに分類して観察する必要がある．この3つの側面だけで対象者の問題の決定因子をすべて特定することはできないが，潜在的な感覚，運動，筋骨格問題と作業実行中の筋グループの相乗的協調性（シナジー）を評価することは可能である．たとえば，立ち座りの遂行を困難にさせる原因を筋力低下と判断した場合，筋力を改善する介入は必要である．しかし，実際の臨床では筋力が高まるという理由だけで，課題実行中の適切なシナジー，運動パターンが改善するわけではなく，特に中枢神経系に障害を呈したクライエントにとってはよく遭遇する問題である．中枢神経障害では，**原動力**（prime movers），**二次的原動力**（secondary movers），**シナジー**，**全身の安定性**（whole-body stability）など，筋群の適切な協調性が頻繁に障害される[4-6]．

あるクライエントは，徒手筋力検査（manual muscle testing；MMT）では適切な力を発揮できても，機能的な活動では適切な相乗作用を発揮できない．逆に，全身運動（または他の筋肉群との組み合わせ）にのみ筋群に力を生成できるが，単関節運動では生成できないクライエントもいる．臨床においては，MMTだけでなく関節可動域（range of motion；ROM）でも同様の問題に遭遇する．たとえば，立ち上がりや立位時に，足関節底屈を強めて立ち上がり，緩められないクライエントであっても，座位や臥位場面で背屈制限がない場合がある．したがって，単独的なMMTやROMのみでは運動の機能不全の根底にある原因を完全に特定するには不十分である．

この分析は，近年の論文ではあまり注目されておらず，見落とされやすい．運動戦略・相乗作用を分析するうえでは，相対的に安定した静的姿勢（臥位，座位）の評価から立位や課題などの動的姿勢への分析へと移行するなかで，単独の問題から運動戦略の問題へとつなげていく

表 1-1 | 動作分析の課題と環境因子

		環境	
		静的	動的
課題	静的	静かなリハ室で立位を保持する	騒がしい室内で立位を保持する
	動的	静かなリハ室内を歩く	騒がしい室内で歩く

ことが可能である．このように運動戦略は課題・環境に大きく制約を受けるため，表 1-1 に示す視点は重要である．

まとめると，以下の質問事項を踏まえたうえで動作分析と臨床推論を進めていくことが重要といえる．

（1）どのような環境下で課題を実行することが困難か？[7]
（2）環境において，どの問題が重要か？〔例：椅子の高さ，支持基底面（BoS），照明，支持面のコンプライアンス〕
（3）課題における運動のシークエンス（時系列）はどうか？[3]
（4）課題実行中の時間軸において，特定または複数の相（ステージ）に影響を与える可能性のある根本的障害は何か？
（5）対象者は，どのような条件下で筋の相乗性を調整することが困難か？

動作分析からの臨床推論

現象を述べることは「動作観察」に過ぎない．「動作分析」は臨床推論が基盤となり，情報収集 → 分析 → 問題点抽出 → 仮説立案 → 介入 → 再評価は一連の流れで進められる．動作分析を行ううえで必須の知識・イメージとして，理想とする健常者のパフォーマンスを熟知していることが挙げられる．そのため，正常運動の理解が必須となるが，正常運動にも幅があり，何が正常で何を逸脱とするかの判断は容易ではない．加えて，対象者に対し理想とするパフォーマンスを押し付けても，個人因子，環境因子ともに異なるので，失敗に終わる傾向がある．そこで，正常運動への理解を深めつつ，数多くの症例に対して表 1-1 に示す流れを繰り返しながら臨床家の経験値を高めていく必要がある．評価と介入は常に一体となり，「なぜ？」を自問自答しながら進めていく（図 1-3）．

臨床推論について，Higgs ら[8]は「セラピストが，臨床データ，患者による選択，プロフェッショナルな判断や知識に基づきながら患者をゴールへ導く解決方法を探求していく過程であ

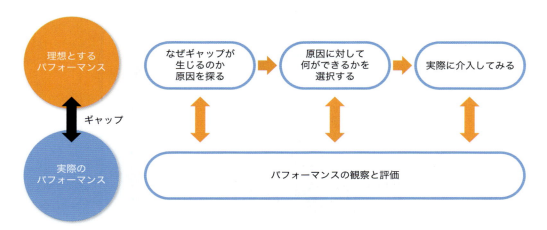

図 1-3｜動作分析と臨床推論の流れ

る」と述べている．臨床推論は非常に複雑かつ不確かで，主観と客観を交差させながら試行錯誤し，最適な実践パターンを自身に構築させていく．最適な臨床推論判断をするうえで，Jones[9]は知識の組織化，認知，メタ認知過程の重要性を説いている．以下に詳細を述べる．

知識の組織化

多くの文献で一貫している知見は，臨床家の特定分野の知識が，専門知識と診断の正確さに依存していることである．どれくらい多くの事実を知っているか？という表面的な知識量だけではなく，知識の組織化の重要性が述べられている．

知識は臨床推論に影響を与える最も重要な変数であり，解剖・運動・神経系などの知識に対し，セラピストは常に批判的になる必要がある．あらゆる知識に対し，理解しておくべきものか，あるいは無関係なのかを考慮すべきである[10]．臨床に使えない知識は，専門家にとって思考の邪魔になる可能性があり，職場環境や技術に応じて知識の取り巻きも変化してくる．したがって，知識をいかに組織化させ，使える知識にするかが臨床推論にとって重要な因子となる．

認知

認知とは，データ解析，合成，調査などの戦略により，仮説検証を行う思考プロセスを意味する[11]．臨床的な専門知識は，臨床家の知識の組織化に関連し，また，知識と認知は相互依存している．たとえば，ある計画に対して治療の有効性を確認していく仮説検証は，知識獲得に重要な役割を果たす[12]．

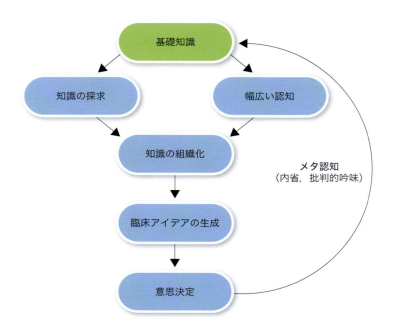

図 1-4 | 臨床推論の発展

一般的に，臨床推論における失敗は認知の失敗と関連している．たとえば，既存仮説を支持する知見に過度な強調が含まれていた場合，既存仮説を誤って解釈すると不適切な演繹的推理となる[13]．しかし，多くの臨床家は，患者の評価と治療の際に使用する思考プロセスの誤りに気づいていない．

最も一般的な失敗は，お気に入りの仮説に固執していた場合である．このことによりパターン認識が固有化し制限される．つまり，個別のボックスに物事を入れようとすると，ボックス自体が注意の焦点となり，ボックスの外側のパターンが見えなくなる．たとえば歩行の動作分析場面において，立脚中期に股関節の後方偏位が生じていた場合，足部の問題，下肢，体幹，上肢機能などの身体的側面から仮説を立案する傾向がある．しかし，部位以外にも筋骨格系・神経系・心理的要因など多くの側面から仮説検証する必要がある．もしかしたら股関節の後方偏位が靴擦れや地面の滑りやすさに影響を受けているかもしれない．

成功パターンだけに固執しないよう，帰納法と演繹法を駆使し，日々の臨床をブラッシュアップさせていくことが重要である．

メタ認知

メタ認知とは，臨床家の意識と考えかたを客観的に捉える能力を意味する[8]．これは「行動を知る」ことであり，自己への監視，内省である．自身の考えに対して，内省し，批判的な意見を問いかけることで，臨床における曖昧な思考パターンの認識ができ，新しい認知の獲得が実現される．臨床においては，何が生じたのか？　何を感じたか？　何が良くて何が悪かったのか？　何を学べたか？　次は何か違うことを実施できるか？などについて，常に自身に問い

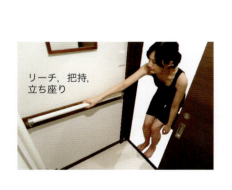
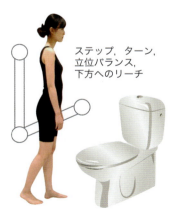

図 1-5　トイレ動作を構成する基本動作
車椅子座位 ⇔ 手すりリーチ把持 ⇔ 立ち上がり ⇔ ステップ，ターン ⇔ ズボン上げ下げ ⇔ 着座 ⇔ 便座での座位

かけながら記述し，まとめる習慣はメタ認知を高めていくうえで良いトレーニングになる．

臨床推論を発展させていくためには，図 1-4 に示した過程を繰り返していくことが重要である．教科書，論文，学会，同僚との対話などで知識を収集しながら，思考し，臨床に使える知識に組織化させていくことで，臨床アイデアが生まれる．

ADL は基本動作の集合体

療法士から ADL（activities of daily living）に対する課題分析のポイントについて質問を受けることがある．筆者は，基本動作の分析ができない限り，ADL に対する課題分析は困難であると考えている．

図 1-5 ではトイレ動作に必要なコンポーネントを提示している．本書ではこのような基本動作を各章で取り上げている．基本動作を理解して臨床に活かしていけば，最終的には課題分析が容易になると考える．たとえば，野球や楽器の演奏は，基礎となる運動や奏法があるからこそ一連の動作が可能となる．**トイレ動作を構成する要素を熟知していないのに，トイレ動作の課題分析はできない**．もちろん，基本動作の分析のみでは，環境や文脈的側面に影響を受ける ADL に対する課題分析が完全に把握できるわけではない．しかし「可能」「不可能」「一部介助」など動作遂行の結果に焦点を当てる評価方法に幅が広がり，量的評価だけでなく質的評価も可能となる．「可能」「不可能」の横軸だけでなく，動作が「効率的」「非効率」といった縦軸の可能性を療法士は探求していくことを忘れてはいけない（図 1-6）．

動作の運動制御と脳卒中の病態

動作分析において基本的な運動制御を理解しておくことは重要である．McCrea ら[14]は，上肢のリーチ動作のメカニズムを提示している（図 1-7）．実際のリーチ動作（出力）前に，数多くのシステムが成立する必要がある．リーチ動作の神経制御は計算上複雑であり，すべての関

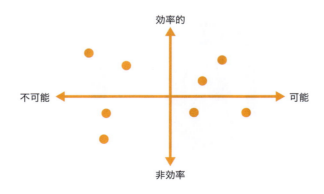

図 1-6 │潜在性の探求

Chapter 2

寝返り・起き上がり

概要

寝返り・起き上がりとは？

　寝返りや起き上がりは日常生活において必須の動作であり[1]，脳卒中の場合，常に問題が生じる課題でもある．たとえば，急性期は安静度に応じた体位変換やベッド上からの離床が必要であり，回復期や慢性期でも患者の自立度に応じた体位変換やトランスファーが求められる．寝返りや起き上がりは背臥位から開始することが多く，身体の質量中心であるCoM（center of mass）を重力に対して大きく左右，上下に移動させる必要があり，最も努力量や介助量が要求される．そのため，患者本人，ケアスタッフ，家族が難渋する場面が多い．

　寝返りや起き上がりに関連する研究論文は少なく，原因の1つに多様な運動パターン，つまり個別性が存在することが考えられる．本章では，寝返りや起き上がりの基本的な動作分析と，共通する「体幹機能」に着目し，運動・解剖学的側面と神経学的側面，脳卒中患者の起居動作の特徴や症例への介入を提示していく．

　Sarnackiら[2]は寝返り・起き上がりにおいて以下の3つの必要条件を述べている（図2-1）．

①身体を垂直方向へと動かすためのモーメンタムの生成
②CoMを制御するための安定条件（支持基底面のなかでの体幹，臀部，足部，上肢など）と水平移動
③環境適応能力（支持基底面，視覚情報，前庭系などの融合）

　この条件を評価して運動・解剖学的側面や神経学的側面の問題点を把握していくことは重要といえる．寝返りの場合，最も重心が低い背臥位から頭頸部や下肢を屈曲させたり，床を上下肢でプッシングするなどして，CoMを上下・左右へと移動しながら支持基底面に適応して動作を達成させる必要がある．

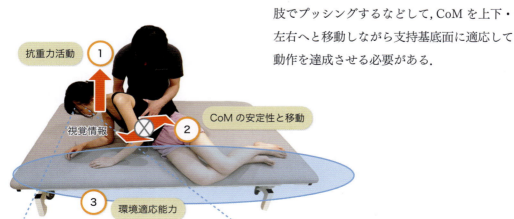

図2-1｜寝返り・起き上がりにおける3つの条件

姿勢制御

中枢神経系の最も重要な機能の1つは，姿勢と運動の調整である．この機能により，運動開始時や外部刺激から引き起こされる動揺に対して，身体を安定化させている[3]．

神経システムは，すべての運動活動において自律的に身体の質量中心（CoM）を支持面上に保たれるようにバランスを取らねばならず，寝返りや起き上がりにおいても，各相に応じてCoMを支持基底面内で安定させる必要がある．姿勢制御のためには感覚，知覚，認知，運動システムが，身体の筋骨格系との相互作用を通して働く．床面のベッドの材質，ベッド周囲の環境や騒音，介助者の声かけ，タッチや誘導の感覚，患者自身の身体状況などを統合した寝返りや起き上がりの姿勢制御が必要となる．Bouisset[4]はCoMの動揺に対して安定させるメカニズムを"**姿勢-運動能力（posturo-kinetic capacity；PKC）**"と定義した．PKC理論によれば，機能的課題のパフォーマンスは，動揺に効率よく対抗できる姿勢活動が重要と考えられている[5]．また，バランスとコントロールを最適化するために，動揺に対して予測的に姿勢調節を生み出すことが本質的に必要であると強調している．これらの姿勢調節は**先行随伴性姿勢調節（anticipatory postural adjustments；APAs）**と一致する．

寝返りや起き上がりにおいても，背臥位から重力や摩擦に打ち勝ち，開始した運動のスピード・タイミング・方向を制御する筋活動がなければ遂行は困難になる．脳卒中患者の場合，予測的（フィードフォワード）にも反応的（フィードバック）にも問題が生じ，寝返り時の床反力，身体の位置，順序，頭頸部や体幹の制御が困難になる．

コンポーネント（構成要素）

寝返り・起き上がりは姿勢の連続である．図2-2では基本となる姿勢の流れを示している．寝返り・起き上がりの場合，一般的に背臥位姿勢から運動が始まる．その後，半側臥位を経て側臥位，腹臥位となれば寝返り動作として成立するし，座位へと移行すれば起き上がりとなる．どちらの動作を分析するにしても背臥位や側臥位への理解を深め，どのようなコンポーネントが効率的な寝返りや起き上がりにつながるかを理解することが大切である．

それぞれの姿勢の特徴やメリット・デメリットを解説していく．

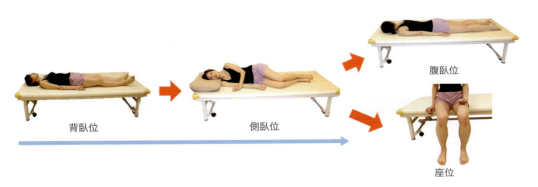

図 2-2　寝返り・起き上がりまでの一連の姿勢変化

背臥位の特徴

　背臥位の姿勢セットは，対象者が股関節，腰椎，頸部，肩甲帯の遠心的な長さを作れるならば，伸展の特性をもつ（図2-3）．支持基底面は広く，重心は低く，筋緊張は緩み，姿勢トーンは低くなる．良好なアライメントであれば四肢はわずかに外転，外旋，伸展の傾向をとる．前腕は正常な範囲内の回内位，肘は軽度屈曲位となる．手は，ベッドに接触することで環境と身体の相互作用，正中軸のオリエンテーションの構築を促通できる．背臥位姿勢は身体構造上，腰椎が過前弯位で背部の支持基底面（base of support；BoS）が減少しやすい．腹筋群が低緊張で体幹が不安定な脳卒中患者の場合，腰椎の過前弯や骨盤前傾が助長されやすく，BoSが狭小化することにより，頭部，仙骨部，上肢，踵で床面を押し付ける傾向がある（図2-4）．そのため，下肢の重量サポートや肩甲骨，手への接触刺激を意識したポジショニングによりBoSを広げることが必要な場合もある（図2-5）．

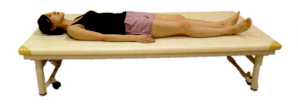

図2-3｜背臥位の特徴

有利な点　臥位の姿勢セットは，その姿勢に適応できるのであれば，短縮し不活性な筋群への治療に適している．臨床的には座位から臥位，臥位から座位といったそれぞれの相で，段階的な協調運動や屈曲，伸展，外転，内転，回旋要素の相互作用を用いて，身体部位間の安定性と可動性のコントロールを促していく．

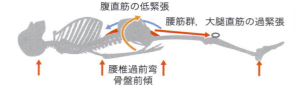

図2-4｜脳卒中患者の背臥位の特徴

不利な点　臥位における姿勢トーンは基本的に低い．そのため重力に対抗していく初期活動，つまり筋収縮の動員が難しくなる可能性がある．臥位における幅広い接触領域は，多くの摩擦や慣性の要素に打ち勝つ必要性がある．中枢神経損傷後の患者の場合，たびたび位置関係への適応を無視して動く代償戦略を用いやすい．

⚠ **臨床アイデア**

下肢の質量をサポートすることで腰椎の前弯が軽減し，肩甲骨周囲のBoSが安定して広がりやすい

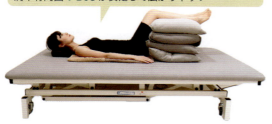

図2-5｜下肢サポートと肩甲骨，手のオリエンテーション

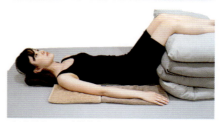

手/上肢からの感覚情報

側臥位の特徴

側臥位の場合，体重の荷重側は伸展に，反対側は屈曲を強めやすい特徴をもつ（図2-6）．支持基底面との相互作用によって荷重側に床反力が集中するため，安定性が最も要求される．肺痰姿勢，褥瘡予防姿勢など様々な場面でポジショニングとして導入されやすい反面，支持基底面が狭いため不安定姿勢になりやすい．そのため，安楽なポジショニングは重要である（図2-7）．

姿勢アライメントは，股関節は軽度屈曲・内転，内旋姿勢で，肩関節も同様になる傾向がある．側臥位は歩行に必要な股関節の伸展や足関節，膝関節，股関節，体幹などの運動連鎖を構築させる治療姿勢として導入しやすい．たとえば，歩行場面において下肢や体幹への重心移動を促通したい場合，足底から圧を加えながら立脚終期の股関節伸展と同じような感覚情報を伝えることができる（図2-8）．また，呼吸コントロールや肋間と骨盤の分節性の促通にも用いやすい（図2-9）．

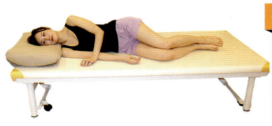

図2-6｜側臥位の特徴

有利な点　側臥位の姿勢セットは体幹，四肢内の回旋要素の変化，あるいは安定性に影響する枕の使用によって多様に変化する可能性がある．脳卒中患者の場合，麻痺側を下にした側臥位により，触覚入力や体重の荷重を介して麻痺側を刺激できる可能性がある．また，身体の中心と近位部間の両方の姿勢活動を促通してくれる．非麻痺側を下にした側臥位は，空間上で麻痺側上下肢の運動を促通できる．

⚠ 臨床アイデア
非支持側の上肢や下肢を枕でサポートすることで，側臥位の狭いBoSを広げることができる

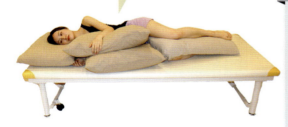

図2-7｜側臥位の安楽なポジショニング

不利な点　側臥位の姿勢セットは，背臥位に比べ重心の位置がわずかに高く，支持基底面は長く狭いために非常に不安定となる．そのため難しい治療姿勢になる可能性がある．もし支持基底面への適応が不適切な場合，たとえば荷重側の遠心的な伸展を行う能力が減少していると，肩甲帯や骨盤が不安定になりやすい．側臥位の安定性は硬いロールタオルを体側の隙間に入れたり，体幹の前方，後方，大腿部へ枕を正中に詰めることでも同様に高められる．

安定した側臥位をサポートできれば，立位に比べ股関節の伸展を知覚させやすい

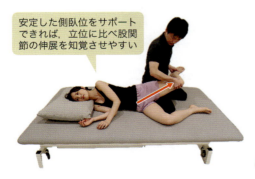

図2-8｜歩行時の蹴り出しの促通

体幹前面筋が安定すると，呼吸時の背面の吸気・呼気の誘導が実施しやすい

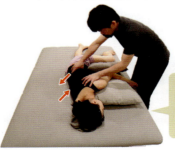

図2-9｜呼吸コントロール

腹臥位の特徴

腹臥位は一般的に支持面上に左右対称姿勢で身体の前面が接触する形となる（図2-10）．ただし頭部は呼吸の問題があるため，一側に回旋することが多い．腹臥位では肩甲帯は前方突出し，上肢は屈曲・内旋・内転位のリラックス姿勢になる．骨盤は前傾し，股関節はわずかに屈曲・内転・内旋位となり，足部は底屈位となる．また，腹臥位は屈曲の過緊張のコントロールにおいて有益に働く場合がある．たとえば，脳性麻痺患者や脳卒中患者の股関節屈曲を改善させ，立位の適切な可動性や筋緊張を確保できる．加えて，半腹臥位を用いることで治療場面にも導入しやすく，**活動的姿位（active position）** につなげることが可能である（図2-11）．日々のポジショニング管理のなかに腹臥位を導入することで姿勢制御を学習できる可能性がある．

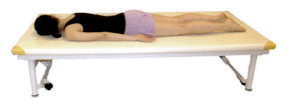

図2-10 ｜ 腹臥位の特徴

有利な点

腹臥位はうまく姿勢適応ができれば腹腔内圧を高め，コアスタビリティを促通できる．これにより，股関節伸展や肩関節伸展，肩甲骨の下制・内転などの誘導ができる．脳卒中患者の場合，背臥位や座位姿勢で日中過ごすことが多く，背筋群を緩める経験が乏しい．腹臥位にて背筋群を緩め，安楽な呼吸を促通できれば痙縮などの屈曲パターンや拘縮の抑制にも導入できる．

不利な点

姿勢適応できない場合，腰椎は過前弯し，腹腔内圧を高めることが難しく，伸展パターンを助長する可能性がある．また，股関節屈筋群の短縮が強い場合，ストレッチへの伸張反射によりさらに股関節の屈曲を強めてしまう場合もある．これは上肢においても同様で，過度なストレッチによる痛みに注意が必要である．腹臥位は胸部全面を圧迫し，重力の影響を受けやすいため，恐怖心を抱くこともある．

⚠ 臨床アイデア

active positionは，身体的なリラックス状態を保ちつつ，活動的に動ける筋緊張を確保する際に用いる．褥瘡予防や肺痰姿勢のようなメカニカル的視点とは異なる

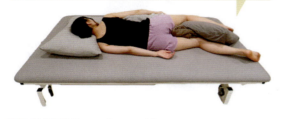
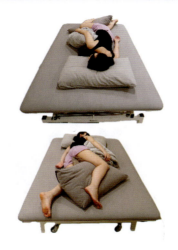

図2-11 ｜ 腹臥位の active position

解剖学・運動学的側面

寝返りの運動パターン

寝返りにおいて Richter ら[6]は以下の4つの基本パターンを報告している（図2-12）．大きく分けると，体幹を屈曲させ腹筋群を優位に働かせる屈曲優位パターン，伸筋群を優位に働かせる伸展優位パターンがある．寝返りのパターンと立位での保持パターンは比較的類似することが多く，寝返りの屈曲優位パターンは立位時に体幹，膝，肘関節などを屈曲位で保持しやすい．一方，伸展優位パターンは立位時に，背筋群の過緊張や膝関節のロッキング，頸部の伸展位で保持するタイプが多い．屈曲，伸展パターンのどちらであっても質量中心（center of mass；CoM）の安定が重要であり，個別性に応じて屈筋群や伸筋群を活用して CoM が不安定にならない戦略を用いている．

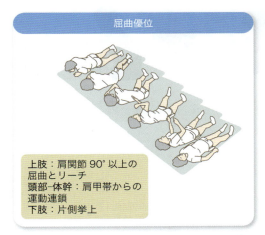
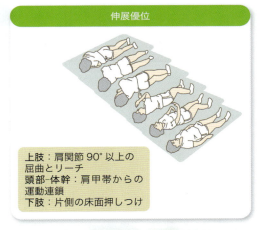
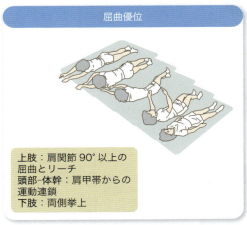
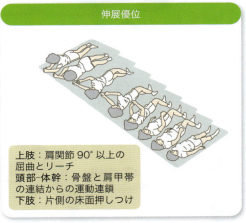

図 2-12｜側臥位の特徴　寝返りの4パターン
（Richter RR, et al: Description of adult rolling movements and hypothesis of developmental sequences. Phys Ther 69: 63-71, 1989 より）

寝返りの4相とハンドリング

以下に一般的な寝返りの4相の特性とハンドリングアイデアを記載する．**繰り返すが，寝返りや起き上がりの運動パターンは多様であり**，Ford-Smithら[7]の研究では，60名の被検者の起き上がりにおいて，89パターンが認められた報告もある．

背臥位

寝返りにおける背臥位は身体が安楽で，次に生じる頭頸部の運動や体軸内回旋の準備状態が必要である（図2-13）．また，頭頸部運動や体軸内回旋の準備において，正中軸を基にした**垂直身体軸（longitudinal body axis；LBA）**が必要である．寝返りは回転軸の連続的変化で，脊柱を中心としたLBAが必要，かつLBAを開始軸として動作が行われる．一般的に脳卒中患者の場合，背臥位姿勢において正中軸の偏位が報告されている[8]．

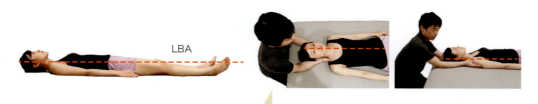

図 2-13 | 適切な背臥位姿勢とハンドリングアイデア

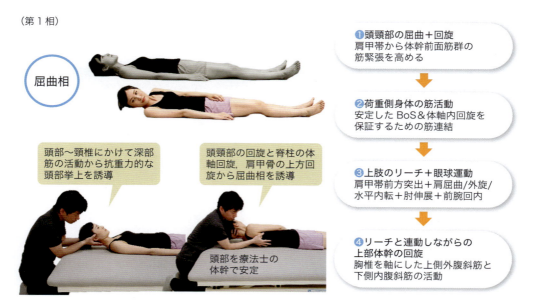

図 2-14 | 屈曲相とハンドリングアイデア

第1相　屈曲相（flexion momentum phase）　背臥位 → 上部体幹回旋まで

寝返り動作への移行において，頭頸部屈曲の動きが重要となる．肩甲帯の前方突出が生じることで体幹回旋筋群を賦活させ，続いて脊柱を中心とした体軸内回旋が起きる．リーチによって上肢重量が寝返る方向への関節トルクとして体軸内回旋を補助する（図2-14）．

第2相　移行相（momentum transfer phase）　上部体幹の回旋 → 完全側臥位移行まで

支持面が対側に移行していく段階である．肩甲帯の前方突出と上肢リーチに導かれるように胸椎が回旋し，上部体幹が寝返る方向に回旋していく．胸椎回旋に伴いCoMが寝返る方向に移動し，広背筋の遠心性収縮による慣性の生成のため，下肢でのBoSへの適応と支持が要求され，骨盤の前方回旋や下肢の追従が生じる．この協調運動により完全側臥位が達成され，荷重側の上肢の支持（立ち直り）も生じる（図2-15）．

第3相　伸展相（extension phase）　完全側臥位 → 腹臥位（大腿前面，前腕支持まで）

完全側臥位から腹臥位方向へと移行していく相であり，伸展活動が優位になる．そのため，非支持側肩関節のさらなる屈曲や前腕支持への準備段階となり，従重力コントロールが要求される．完全側臥位はBoSが狭く，最も筋緊張のコントロールが要求され，骨盤のさらなる前方回旋や股関節伸展のための筋活動も必要となる（図2-16）．

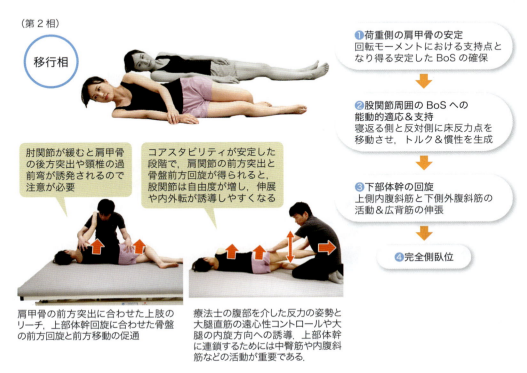

図2-15　移行相とハンドリングアイデア

第4相　安定相（stabilization）　BoS 上での安定と抗重力活動

尺側，大腿前面筋群，下腹部を中心とした BoS で安定する段階である．立ち上がりの安定相に比べ支持基底面が多く，細かな揺れ（sway）は認められない．一方，重力の影響を受けるため，活動が少ない場合は胸部の BoS が広がりやすく，脊柱起立筋群や頭頸部の伸筋活動も少なくなる．安定相は，起き上がりや四つ這いなどの文脈に応じて筋緊張の大きな変化を要求される．脳卒中患者の場合，関節の可動域や従重力コントロール活動の低下により，腹臥位に近い姿勢を維持した安定が難しく，固定的になりやすい．そのため，夜間の睡眠時に無意識な寝返りが少なく，**安楽姿勢（rest position）** の保持が難しい．ポジショニングの工夫による安定相のサポートにより，身体疲労や非対称姿勢を軽減することは重要である（図 2-17）．

運動連鎖（kinetic chain）

寝返りは背臥位 → 半側臥位 → 側臥位へと移行していく動作である．重要なポイントは支持面側と非支持面側の両側の活動を要求しながら体軸回旋を行うことである．屈曲パターンの場

（第3相）

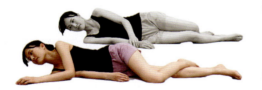

伸展相

❶荷重側の体幹や肋間のさらなる伸展活動
荷重側の股関節，肋骨，肩甲帯間での支持を中心に，伸展活動と回転モーメントの生成

❷非荷重側の肩甲骨の上方回旋と前方突出
前腕支持に必要な肩甲胸郭関節・肩甲上腕関節の協調運動

❸膝関節を支点とした骨盤回旋と股関節伸展
腹筋群の遠心性コントロールや股関節伸筋群，下腿や足関節の適応

❹大腿前面＆前腕支持へ

適切な股関節伸展が得られると，膝関節屈曲しても腹腔内圧が低下しない．つまり，蹴り出しからのモジュール3における前脛骨筋や大腿直筋の活動を誘導できる（※モジュールは歩行の章を参照）

腹腔内圧が不十分だと股関節伸展よりも過剰な腰椎前弯や骨盤前傾が誘発されるので注意する

呼気に合わせて腹臥位に誘導していく場合もある

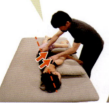 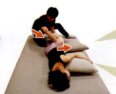

枕を活用し，コアスタビリティを保証することで，伸展活動が高められやすくなる．肩甲骨のさらなる上方回旋により肩関節の屈曲，肘関節の伸展，手指の伸展が得やすくなる．

大腿直筋の遠心性コントロールからの股関節伸展や腹筋群の遠心性収縮を促すことも可能である．この相は歩行時の立脚中期 → 立脚終期の蹴り出しにリンクするコンポーネントにもつながる．

図 2-16 ｜ 伸展相とハンドリングアイデア

合は図2-18-Aに示すような体幹前面筋群のローカルマッスルとグローバルマッスルの活動が必要となる．頭頸部からの寝返りパターンは頭部→肩甲帯→体幹→骨盤→下肢という下行性運動連鎖が生じやすい傾向がある．下行性の場合は前庭系の活動に伴う頭頸部と眼球の協調性が初期に要求される．一方，伸展パターンの場合，図2-18-Bのように，下肢→骨盤→体幹→肩甲帯→頭部のような上行性運動連鎖で，足部や臀部からの床反力を活用する傾向がある．両者をバランスよく活用しながらCoMを安定させ移動させることで，寝返り動作の遂行が可能となる．

また，文脈的背景も運動連鎖に影響を及ぼす場合がある．たとえば，寝返り→起き上がり

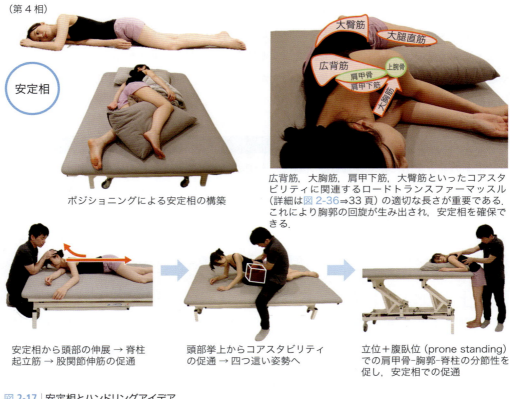

（第4相）

安定相

ポジショニングによる安定相の構築

広背筋，大胸筋，肩甲下筋，大臀筋といったコアスタビリティに関連するロードトランスファーマッスル（詳細は図2-36⇒33頁）の適切な長さが重要である．これにより胸郭の回旋が生み出され，安定相を確保できる．

安定相から頭部の伸展→脊柱起立筋→股関節伸筋の促通

頭部挙上からコアスタビリティの促通→四つ這い姿勢へ

立位＋腹臥位（prone standing）での肩甲骨-胸郭-脊柱の分節性を促し，安定相での促通

図2-17｜安定相とハンドリングアイデア

(A)

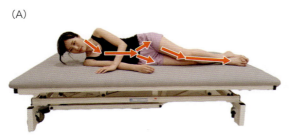

（頭部屈曲からの屈曲パターン優位の場合）
表面筋ではあるが，胸鎖乳突筋→大胸筋→外腹斜筋→前鋸筋→内腹斜筋→腹直筋→腸腰筋などの活動が連鎖されやすい．これら筋の活動背景には深部筋の働きが重要となる．

(B)

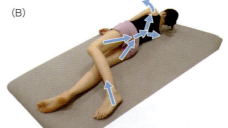

（床を蹴る伸展パターンの場合）
表面筋ではあるが，下腿三頭筋→ハムストリングス→大臀筋→脊柱起立筋→広背筋→頸部伸筋群などの活動が連鎖されやすい．これらの表面筋の活動背景には深部筋の存在が重要となる．

図2-18｜寝返りにおける下行性連鎖と上行性連鎖

の場合は屈筋群を用いた屈曲パターンが効率よく，寝返り → うつ伏せなどは背筋群を用いた伸展パターンのほうが運動方向的に効率がよい．両者をうまく切り替えられる姿勢制御が重要といえる．上行性・下行性運動連鎖は図 2-19 のように各個人において課題に応じた一連パターンが認められる．それらが組み合わさり，ダイナミックな寝返りが可能となる．**運動連鎖的視点（骨，関節運動）だけでなく姿勢連鎖的視点（筋の発火パターン）で動作を捉えることも重要である．**

回旋運動

　寝返りや起き上がりは脊柱の可動域を多く要求される動作といえる．高齢者になるほど回旋の可動域が低下しやすい傾向がある．また，脳卒中患者やパーキンソン病患者の場合も回旋が低下しやすい傾向があり，代償や介助量の問題に影響してくる．図 2-20 は脊柱の一般的な可動域を示している[9]．回旋角度は環軸椎関節を除いて 10°以内に収まっており，脊柱の回旋に側屈・屈伸・その他の肋骨，肩甲骨，骨盤など様々な身体部位の動きが加わることで，寝返りや起き上がりが遂行される．回旋角度はわずかであっても，回旋に伴う深部筋の知覚センサーは重要であるため，詳細に評価する必要がある．

胸郭と肩甲骨の関係性

　荷重側の前方突出に要求される筋活動は，上側の肩甲骨運動とは異なる．上側は胸郭に対し肩甲骨が動いていくが，下側は肩甲骨に対して胸郭が運動するため安定性が必要となる（図 2-21）．したがって，脳卒中患者の場合，麻痺側が荷重側だと，胸郭の回旋が乏しい寝返りになりやすい傾向がある．また，非麻痺側が荷重側でも，杖の固定化された使用方法などにより可動域の低下やプッシングが生じ，回旋運動が阻害されることもある．

起き上がりの 4 相とハンドリング

第 1 相　屈曲相（flexion momentum phase）　背臥位 → 上部体幹回旋まで

　起き上がりの第 1 相は寝返りと類似することが多く，詳細は寝返りの項を参考にしてほしい（→ 18 頁）．しかし，運動のプランニングが異なり，起き上がりのほうが筋緊張が高まりやすく，運動スピードも速くなる傾向がある．原因として抗重力方向への運動が多く要求されるため，可動域，筋力，CoM の垂直方向への移動などが必要となる可能性が考えられる（図 2-22）．

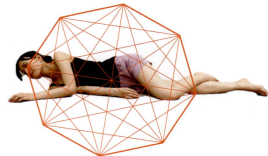

すべての運動において言えることだが，各個人において，一定のパターンを追求することで，繰り返しと規則性が認められる．これは数学における幾何学や芸術にも通じる共通点である．運動分析のなかでパターンを見出しつなげていくことでダイナミックな運動は生成されていく．

図 2-19｜寝返りにおける幾何学的要素

第2相　移行相（momentum transfer phase）　上部体幹回旋 → 前腕と下肢での支持

第2相は背面での接触支持から上肢帯，下肢帯へと BoS が移行していく相であり，より大きな抗重力活動が要求される．頭部の空間上での制御，前腕支持（on elbow），骨盤傾斜，体幹の側屈活動が必要となる．体幹や骨盤帯のコントロールが不十分な場合，上肢の支持や股関節屈曲，慣性を用いたスピードにより代償されやすい（図 2-23）．

第3相　伸展相（extension phase）　前腕と下肢での支持 → 両側臀部への移行

第3相は前腕支持 → 手支持（on hand）→ 非支持となり，支持基底面は大腿部外側から両側臀部，大腿部背面に移行していく．頭部はより垂直方向へのコントロールが必要となり，眼球-頭部-体幹での正中軸の知覚が求められる（詳しくは図 2-57 ➡ 47 頁参照）．非荷重側の骨盤挙上は遠心的な下制への制御が必要となり，床面への足部の接触・探索活動も求められる（図 2-24）．

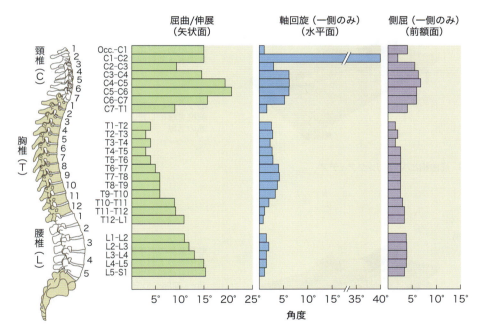

図 2-20 ｜ 脊柱の可動性
（Neumann DA: Kinesiology of the Musculoskeletal System. 3rd ed, p370, Elsevier, 2016 より）

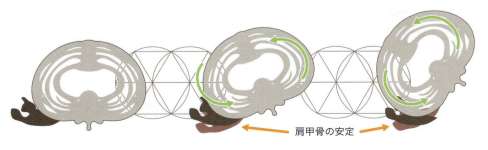

図 2-21 ｜ 荷重側の肩甲骨の動き

第 4 相　安定相(stabilization phase)　両側臀部への移行 → 座位の安定(坐骨支持)まで

　第 4 相は両側臀部において，坐骨支持を中心とした抗重力的なバランス活動が必要となる．起き上がり → 座位への文脈では，頭部が起き上がる側 (写真では右側) に CoM が偏位しやすい．そのため，上肢のプッシングや支持に依存しやすく，立位 → 座位に比べ，屈曲活動が出現しやすい．一方，脊柱の回旋や屈曲活動は立位 → 座位に比べて行いやすい動作であり，リラッ

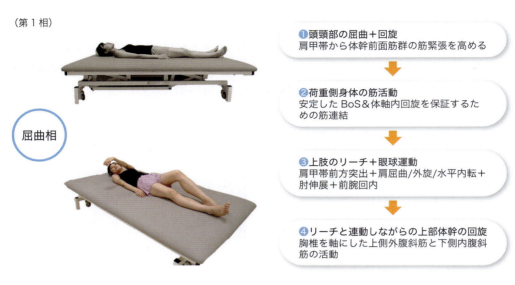

図 2-22 ｜屈曲相とハンドリングアイデア

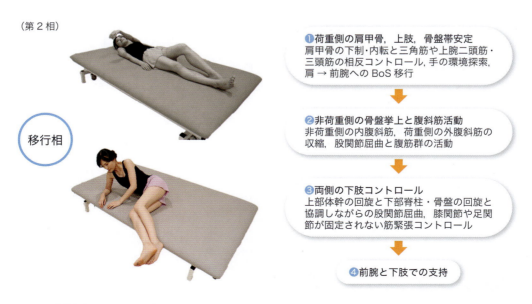

図 2-23 ｜移行相とハンドリングアイデア 1

クス座位（rest sitting）や床面への適応を促通する際に用いやすい．座位姿勢では上肢活動や靴はきなど ADL につながる課題も増えてくるため，安定した坐骨上での適切な CoM の安定，頭部，上肢のコントロールを行うことができる必要がある（図 2-25）．

寝返り・起き上がりにおけるコアスタビリティ

寝返り・起き上がりは前項で説明したとおり，体軸内回旋に必要な CoM の安定，つまり体幹機能の理解が重要である．ここでは，**コアスタビリティ（core stability）** の観点から体幹について説明していく．コアスタビリティとは，寝返りから日常生活に及ぶ活動のすべてにおいて，最大の力の生成と最小の関節負担のための効率的な生物力学的機能として重要視されている．以下の内容は，他章で記載している「歩行」「リーチ」などにも十分共通する内容である．

寝返りや起き上がりは特に重力活動に抵抗して支持基底面が少なくなっていく初期動作であ

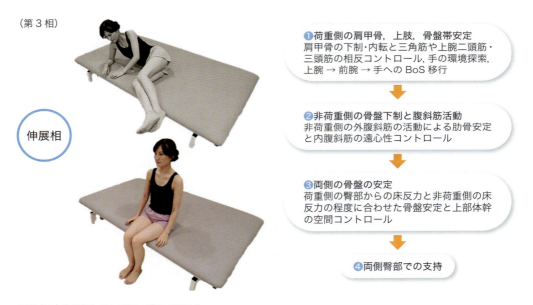

図 2-24 | 伸展相とハンドリングアイデア 2

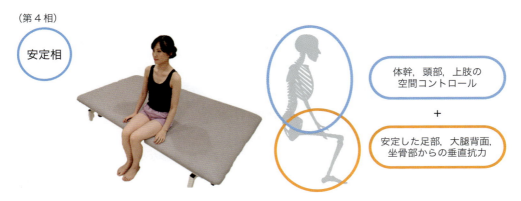

図 2-25 | 上部と下部の連結

り，動作の基本となる体幹，コアスタビリティを理解しておくことが，今後の章の理解を深めるうえでも重要である．

コアスタビリティの定義と役割

コアスタビリティの定義として，Kibler[10]は「体幹・肩甲骨・骨盤，大腿部の一連の活動，つまり多関節運動連鎖であり，予測的にも反射的にも効率的に動ける安定性」と述べており，主要な役割として以下の3つを挙げている．

1. 予測的な姿勢制御として，事前にプログラミングされた筋活動であり，連続的な筋の生成を予測する身体活動のサポート
2. 相互的なモーメントを作り出し，各関節が適応できるよう力や荷重の生成の制御
3. 全身を介した力の生成のサポート

コアスタビリティの3システム

Panjabi[11]は，脊柱のコアスタビリティの必須条件として，ニューラルサブシステム（➡37頁），パッシブサブシステム，アクティブサブシステムの3つを挙げている（図2-26）．これら3つの要素が組み合わさることで，予測的にも反射的にも脊柱が機能する．この概念は歩行の章のフットコアシステムにも応用されている（➡203頁）．

パッシブサブシステム（passive subsystem）

パッシブサブシステムは脊椎，椎間板，靱帯，関節包などであり，運動への機械的な抵抗や張力の最終域を安定させる．また，感覚受容器を介してニューラルサブシステムに荷重情報や位置感覚を伝える役目も担う．具体的には，骨梁構造によって腰椎を安定させている．これらの構造に対する組織損傷は，機能不全を引き起こす．脊椎の後部には，肋軟骨関節，椎弓根，椎弓板，および椎間関節が含まれる．これらの構造は実際には柔軟性があるが，過度な腰部の屈曲および伸張を伴う下位関節面への負荷により障害が生じる．関節突起間は，過剰な腰椎脊

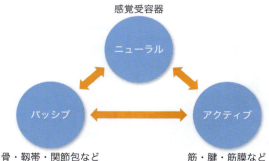

図2-26 | コアスタビリティの3システム
（Panjabi MM: The stabilizing system of the spine: Part I. function, dysfunction, adaptation, and enhancement. J Spinal Disord 5: 383-389; discussion 397, 1992 より）

柱前弯などの特定の位置を除いて垂直荷重がほとんどない[12]．椎間板は，線維輪，髄核，および終板から構成される．圧迫，剪断力による荷重により，椎間板ヘルニアが生じる可能性がある．椎間板への過度の外部負荷は，筋の弱化に伴う制御によって引き起こされ，椎間板が最適な受動剛性または安定性をもたない悪循環を引き起こす．脊柱靭帯の重要な役割は，腰椎の分節性に必要な求心性の固有受容感覚を提供することである[13]．

　脳卒中患者の場合，既往歴に圧迫骨折や姿勢変形などを抱えていたり，代償的パターンによる分節性低下により椎間板や靭帯の機能が低下している可能性がある．

アクティブサブシステム（active subsystem）

　アクティブサブシステムは筋腱，筋膜などであり，安定性に加え，感覚入力や運動生成に大きな役割を果たす．

　Akuthotaら[14]は「コア」について，横隔膜（屋根），腹筋群と腹斜筋（前/側部），脊柱起立筋群と臀筋群（背部），骨盤底筋と臀筋群（底部）の三次元で構成された腰椎−骨盤帯と定義している．これらが脊柱と体幹を安定させるコルセットのような役割を果たす[15]（図 2-27）．

　コアスタビリティは「安定」と「運動」の両者を担い，腰椎周囲を取り囲むすべての筋群の協調性によって機能している．研究では特に腹横筋や多裂筋の重要性が唱えられ，腰痛や脳卒中などの他分野で研究されている[16-18]．これらの筋群の適切な収縮を獲得するための入力および出力（固有受容感覚に基づく神経筋活動の促進）を学習することは体幹機能を高めるうえで重要である[19]．

コアスタビリティ：筋群と役割

胸腰筋膜

　胸腰筋膜は「天然の背面ストラップ」であり，腰椎の筋を網目状に取り囲むストラップとして機能する．胸腰筋膜は3層（前，中，後）で構成され，特に後層は腰椎および腹筋群を支持するうえで最も重要な役割を果たす．腹横筋は，胸腰筋膜の中層および後層に広く付着する[20]（図 2-28）[21]．後層は2枚の薄膜で構成され，表膜は下方向および中方向に線維が通過し，深

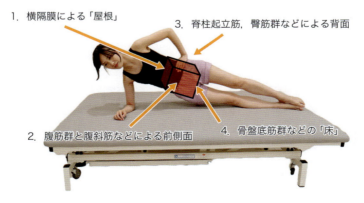

1. 横隔膜による「屋根」
2. 腹筋群と腹斜筋などによる前側面
3. 脊柱起立筋，臀筋群などによる背面
4. 骨盤底筋群などの「床」

図 2-27 ｜ コアステビリティを担う筋群

膜は下方向および横方向を通過しながら棘突起に付着する（図2-29）．広背筋の腱膜は表層を形成する．本質的に胸腰筋膜は下肢と上肢間のリンクを構築する[22]．これらは筋収縮に伴い，フィードバックを提供する固有受容器として重要な役割を果たす．

脊柱起立筋群

　腰椎を伸展させる筋群は主に脊柱起立筋と局所筋群（腰回旋筋，横突間筋，多裂筋）の2グループで構成される．腰椎領域の脊柱起立筋は最長筋と腸肋筋の2つが主である．これらは実際には胸椎筋群であり，骨盤にまで付着する長い腱を介して腰部に作用する．この長いモーメントアームは，腰椎の屈伸を作り出すうえで重要な役割を果たす[23]．

　脊柱起立筋群の深部および中間部は局所筋群である．腰回旋筋と横突間筋には大きなモーメントがない．そのぶん，豊富な筋紡錘によって脊柱分節間の長さ調整や位置をモニターする役割を担っている．多裂筋は2〜3椎体にまたがり，分節間の安定を保証する機能を担う．多裂筋のモーメントは短いため，粗大運動に大きくは関与しない．脳卒中患者の場合，これらの筋群の萎縮が認められ，コアスタビリティに特化した治療の重要性が示唆される[24]．

腰方形筋

　腰方形筋は腰椎に直接付着する大きく薄い四角形の筋である．腰方形筋は3つの構成要素（下斜，上斜，縦束）から形成され，縦側および上斜の両線維は腰椎に直接的な作用を及ぼさない．これらは呼吸中に第12肋骨を安定させるための呼吸補助筋として働く．一般に下斜線維には，わずかに腰椎の側屈作用があると考えられている．McGill[25]は，等尺性収縮で作用する脊椎の主要な安定筋として腰方形筋があると述べている．

腹筋群

　腹筋群はコアスタビリティの重要なコンポーネントとして機能する．特に腹横筋は注目され

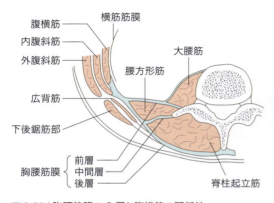

図2-28｜胸腰筋膜の3層と腹横筋の関係性
〔Vleeming A, et al: The posterior layer of the thoracolumbar fascia. Its function in load transfer from spine to legs. Spine (Phila Pa 1976) 20: 753-758, 1995 より〕

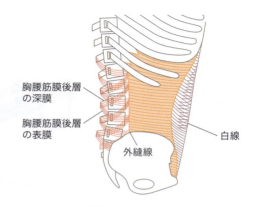

図2-29｜胸腰筋膜の後層

ており，その線維は腹部の周りを水平に走り，収縮を伴う腹部の応力を可能にする．腹横筋単独の収縮は腹部内で風船が膨らむような「**空洞化作用（hollowing in）**」によって達成される．腹横筋は健常人の場合，四肢運動の前に活性化することが研究で報告されているが，腰痛や脳卒中の病態では活性化の遅延や不活動が報告されている[26]．

内腹斜筋は腹横筋と同様の線維走行を有し，外腹斜筋，腹横筋と共同し，胸腰筋膜を介する「空洞化作用」により腹腔内圧を増加させ，腰椎の機能的安定性に寄与する[23]（図 2-30）[14]．

外腹斜筋は最も浅層で広く分布する腹筋群であり，骨盤の前傾角度をモニターしている．同様に，腰椎伸展・回旋において遠心的に作用する[27]．

腹直筋は前腹壁のストラップとなる筋であり，筋収縮は主に腰椎の屈曲を促す．

脳卒中患者のなかで腹直筋や外腹斜筋を過剰収縮させ，体幹を固定的に止めているケースは多い．このようなケースは，予測できる外乱に対して固定的に体幹を保持できるため体幹機能は良さそうにみえる．しかし，インナーユニットとのバランスが乏しくダイナミックな腰椎の安定性を構築できない．これにより，バランスを保てる幅（安定性限界）が狭くなり，予測不能な外乱が生じた場合には転倒リスクや痛みが伴いやすい．また，図 2-30 のような胸腰筋膜の張力が脳卒中患者は得られていない場合が多い．

股関節筋群

股関節筋群は，脳卒中など下肢不安定性を有する患者において，四肢からの運動連鎖を伝達するうえで重要な役割を果たす．股関節は，下肢から骨盤と脊椎に力を伝達する運動連鎖の中継地点である．大腰筋は長く太い筋で，主な活動は股関節の屈曲である．しかしながら，起始部となる腰椎の付着部は，脊柱の安定構造をサポートする役目を担う．解剖学的に腰筋群は3つの付着部（T12からL5までの横突起の内側半分，椎間板，椎間板に隣接する椎体）を有することがわかっている[28]．腰筋群は腰椎屈曲の増大時を除き，脊柱の十分な安定性を提供するわけではない．多大な安定性が要求され腰筋が過緊張すると，腰椎への負荷が増大し，椎間板を圧迫するリスクが生じる．

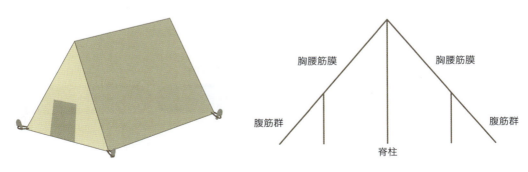

図 2-30 | 機能的な安定性
胸腰筋膜を介した筋の同時収縮はアクティブな安定性を生成する．風に対してこれはテントの支え綱がテントに安全性をサポートする状況と類似している．
〔Akuthota V, et al: Core strengthening. Arch Phys Med Rehabil 85 (3 Suppl 1): S86-S92, 2004 より改変〕

脳卒中患者の場合，バランスの不安定性に伴う股関節戦略や痙縮により，腸腰筋の短縮が生じやすい．この問題に対して Corry ら[29]は痙縮においてハムストリングスや腸腰筋らのボトックス治療を提唱しており，腰椎の分節性低下の改善によるバランス拡大が期待される．

横隔膜/骨盤底筋群

横隔膜はコアスタビリティの「屋根」としての機能を担い，骨盤底筋群は「底」の部分を担う（図2-31）．横隔膜の収縮および腹腔内圧の増加により，腰椎に安定性が生まれる．脳卒中に関連する横隔膜や骨盤底筋群の報告はほとんどないが，臨床的には体幹周囲筋の低緊張による屈曲姿勢を伴う脳卒中患者の場合，横隔膜や骨盤底筋群の機能不全により腹腔内圧を高める機能が得られていない．また，脳卒中患者は努力的な姿勢戦略でグローバルマッスルを固定的に使用し，呼吸補助筋優位となる．このようなケースは，動作時に呼吸を止めて立ち上がる運動戦略を用いる傾向があり，易疲労を伴いやすい．また，脳卒中発症後に無呼吸症候群を併発する患者もいる．

骨盤底筋群は腹横筋との共同収縮により活性化しやすく，骨盤底筋群の機能不全を伴う脳卒中患者の場合，便秘や尿漏れなどに悩まされるケースも認められる．骨盤底筋群には直接作用，間接作用があり，間接的に作用する中臀筋やハムストリングス起始部など，骨盤帯周囲筋群のアライメントや筋活動を調整することで，骨盤底筋群の安定性を改善できる場合もある．

ローカルマッスルとグローバルマッスルの役割

Akuthota ら[14]は筋を**ローカル（局所）**と**グローバル（全体）**に分類している．表 2-1 に腰椎における両者の筋群の詳細を示した．ローカルマッスルは単関節筋である深部筋で構成されたユニットであり，静的安定性の維持や運動制御を担う．一方，グローバルマッスルは一般的に二関節筋である表面筋が中心で，運動に必要な大きなトルクや力の生成を担う[29]．

Gibbons ら[30]はグローバルマッスルを，**スタビライザー（内外腹斜筋，脊柱筋群）とモビライザー（腹直筋群，腸肋筋群）**とに分類し，Behm ら[31]はこれらに加え，**ロードトランスファー (load transfer)** という概念を提唱している（図 2-36 参照➡ 33 頁）．ロードトランスファー

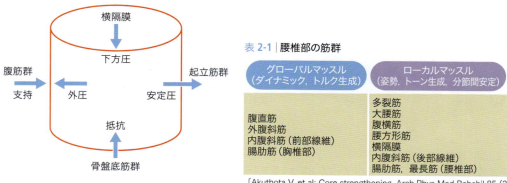

図 2-31｜腰椎部の筋群

表 2-1｜腰椎部の筋群

グローバルマッスル (ダイナミック，トルク生成)	ローカルマッスル (姿勢，トーン生成，分節間安定)
腹直筋 外腹斜筋 内腹斜筋（前部線維） 腸肋筋（胸椎部）	多裂筋 大腰筋 腹横筋 腰方形筋 横隔膜 内腹斜筋（後部線維） 腸肋筋，最長筋（腰椎部）

〔Akuthota V, et al: Core strengthening. Arch Phys Med Rehabil 85 (3 Suppl 1): S86-S92, 2004 より〕

には体幹に関連する筋（大臀筋，中臀筋，股関節内転筋群，大腿四頭筋，腸腰筋，僧帽筋，広背筋，三角筋，大胸筋など）が含まれている．これらのロードトランスファーが末梢部とコアをつなぐ運動連鎖の役割を担い，筋膜などを介した力の生成と伝達を行う．位置づけとしては，主要なコアスタビリティ筋群ではなく，間接的な役割として分類されている[32,33]．

脳卒中の臨床場面においては，コアスタビリティを高めるために，足底や手のアライメントを調整して脊柱周囲のローカルマッスルを動員しやすくする場合もある．ローカルマッスルは筋紡錘が豊富で感覚情報に依存しやすいため[34]，足底や手などの感覚器官の調整は非常に重要になる．

図2-32では，寝返りを例にローカルマッスルとグローバルマッスルの関係性をまとめている．深部筋を中心としたローカルマッスルの動員により安定性が保証され，ダイナミックなバランスを生み出すことが可能となる．

脳卒中患者の寝返りや起き上がりは，感覚優位のローカルマッスルより随意運動に伴いやすいグローバルマッスルを使用しやすく，安定が固定になりやすい傾向がある（図2-33）．固定

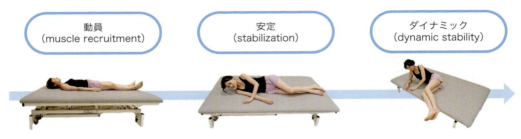

図2-32 健常者の寝返り・起き上がり

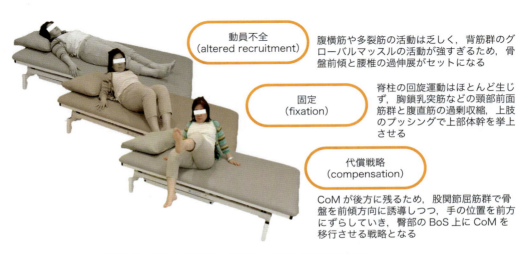

図2-33 脳卒中（左体幹優位の失調症状）患者の寝返り・起き上がりの動員順序

戦略は努力量に伴う循環器系への負担，疲労，バランスの不安定性に伴う転倒などにつながりやすい．臨床においてはローカルマッスルを様々な感覚入力や課題設定を用いて働かせることが重要である．

コアスタビリティの生理学的側面

筋活性化と運動連鎖機能は課題志向的であり，運動活動に特異的であり，繰り返しによって改善される予期的にプログラムされた2つのパターンに基づく[10]．

長さ依存パターン（length dependent pattern）

関節の周りに安定性を与える長さ依存パターンは，ガンマ運動ニューロンへの求心性入力によって媒介され，関節周囲の剛性を提供するために筋の相反抑制を制御する．図2-34 はサルコメアの長さと筋の最大張力との関係性を表している[35]．筋が収縮位だと張力が得られやすくサルコメアの長さを必要としない．一方，弛緩状態だと張力を得るのにサルコメアの長さを必要とする．

脳卒中で長期間臥床すると腹直筋群がストレッチされ弱化し，起き上がりに難渋する例は多い．これはストレッチウィークネスと呼ばれ，この状態だとサルコメアの長さが過度に伸張されているため，筋の張力を得ることが難しくなる．また，痙縮位だと張力は得られるが長さが得られにくく拘縮につながる．

力依存パターン（force dependent pattern）

複数の筋の活性化を組み合わせて関節を動かし，力を発揮し，ゴルジ腱器官によって中継される．力依存パターンは，コアスタビリティの研究で数多く実証されている．急速な腕の動きに関連した筋活性化パターンを評価した場合，最初に発火する筋は反対側の腓腹筋とヒラメ筋であることが報告されている[36]．

投球動作の研究では，すべてのレベルの投球で対側の外腹斜筋から始まり，腕に向かう筋活

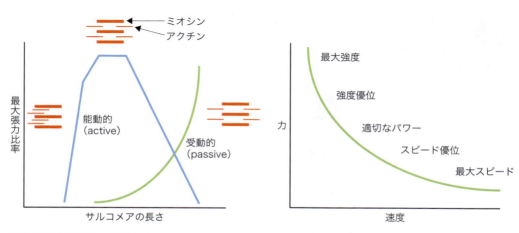

図 2-34 ｜ 長さと張力の関係性
（Tony Everett, et al (eds): Human Movement: An Introductory Text. 6th ed, pp15-16, Churchill Livingstone, 2010 より）

図 2-35 ｜ 力と速度の関係性
（Tony Everett, et al (eds): Human Movement: An Introductory Text. 6th ed, pp15-16, Churchill Livingstone, 2010 より）

性化のパターンが存在することが示されている[37]．ボールを蹴る際は，膝関節の伸展よりも股関節の屈筋のほうがキックの最大速度への関連性が高い[36]．両者の筋活性化パターンは，四肢における筋活性化レベルの上昇をもたらし，四肢の支持または移動能力を改善させる．股関節筋の使用により腓腹筋の牽引力が最大限生成される．このような近位筋の収縮により26％以上の活性化が足関節にも生じる[38]．また，肩甲骨が僧帽筋や菱形筋で安定する際，ローテーターカフでは最大23～24％の筋活性化が報告されている[39]．末梢の運動は中枢部の筋の活性化が最大限に得られた場合，力よりも精密な運動制御に直結するため，コアスタビリティの構築に伴う上肢や下肢機能への影響は大きい．

図2-35は力と速度の関係性を表している[35]．スピードに依存しすぎると力を生み出せず，筋力だけに頼ると固定的でスピードが減弱しパワーを生み出せなくなる．脳卒中患者の場合，起き上がりの際に手すりを引いて力に依存するケース，勢いをつけてスピードに依存するケースは多い．

コアスタビリティの評価

コアスタビリティを強化する目的は，全体的な機能の改善のために，神経筋制御システムの調整を通じて，ローカルおよびグローバルな**スタビライザー（安定）**，**モビライザー（運動）**，および**ロードトランスファー（荷重移行）**を動員するためである[40]．そして，筋力および持久力を回復し，姿勢およびバランスを取り戻すことである[41]．

コアスタビリティは，ローカルとグローバルの視点，スタビライザー，モビライザー，ロードトランスファーの視点，神経筋制御，および実行されるタスクの特定の要求との複雑な相互作用で生み出される（図2-36）[40]．

コアの安定性を正確に評価するためには，**①筋の動員，②筋の強度・耐久性，③姿勢制御・**

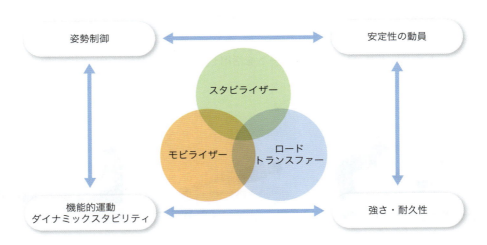

図2-36 コアスタビリティの機能的3要素
（Kellie C: Core stability training for injury prevention. Sports Health 5: 514-522, 2013 より改変）

運動パターンの3つの側面での評価が重要であり，多くの信頼性と妥当性が報告されている[42,43]．以下に詳細を述べる．

筋の動員

　コアスタビリティ機能の最も単純な評価は，患者が随意的に腹横筋および腰椎の多裂筋を収縮できるかどうかである．これらの筋の動員パターンの変容は，脳卒中患者の多くに認められる．収縮不全・遅延などを静的・動的場面で療法士が評価していく必要がある．

　体幹筋群の神経制御は，脳卒中患者の運動野で再構成され，多裂筋群の選択的な動員は基本動作の基盤となる．腹横筋の自発的収縮は，上前腸骨棘の内側および下方を触診することによって評価でき，腹直筋外側部の深層に位置する．この活動を深呼吸を用いず重力活動のなかで活性化できることが最終的には重要である．多裂筋は臥位や座位において脊柱を伸展させる活動のなかで評価できる深部筋であり，両者筋群ともに，直接的な触診が難しく，療法士の繊細な感覚に基づく評価が要求される．

　多くの脳卒中患者の場合，表層の脊柱起立筋群を活性化させ脊柱伸展を維持するため，外乱に対しては過剰に固定的であり，努力的でモーメントが大きすぎる運動になりやすい．

筋の強度・耐久性

　コア筋群を意識的に動員させ確認する評価以外にも，コアの強度や耐久性を評価する必要がある[15,42,44]．図2-37はMcGillテストによるコア筋群の評価の様子で，腹筋群，腹斜筋群，背筋群を主に確認する．屈筋群の耐久性評価は被検者に，股関節と膝が90°屈曲位の座位にて体幹がテーブルに対して60°の角度を保持するよう求められる（図2-37-A）．腹斜筋を主に評価するサイドブリッジでは，側臥位姿勢で腰を上げて身体を足で支え保持するよう求められる[44]（図2-37-B）．伸筋群の耐久性評価は，腹臥位で下肢を固定し，臀部と上半身をテーブル端から越えて空間位に保持する．被検者は両手を胸椎レベルで組ませ，体幹をテーブルよりも高い位置で保持するよう求められる[44]（図2-37-C）．筋の強度だけではなく筋の持久力は，コアの安定性においてより重要な要素となる[45]．脳卒中患者はこのような姿勢保持は難しい場合が多い．しかし，リファレンスやサポートを活用し，これらの姿勢に近い形で低緊張部位の

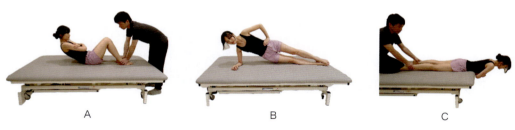

図2-37｜McGillテストと脳卒中への臨床応用

わずかな収縮を評価，治療することは重要である．

　Kibler[10]は，より機能的な動作のなかでコアスタビリティを評価する方法を提案している（図2-38）．この評価法では三次元の視点から，クローズドチェイン vs オープンチェインの評価，求心性収縮 vs 遠心性収縮を評価していく（片脚立位，片脚立位でのスクワット，ローテーションを組み合わせた片脚立位）．立位バランスでは，トレンデレンブルグ姿勢，バランスを維持する上肢，または姿勢制御の逸脱について評価することができ，重心移動では，近位部のコアスタビリティを確認することができる．片脚立位バランスでは，片脚立位におけるスクワットで動きの質が評価できる．テストは，立位から片脚立位の流れのなかで評価され，機能的なポジションや運動中におけるコアの安定性を評価する．しかし観察と段階スケールの信頼性は十分ではない[10]．脳卒中患者においても機能レベルに応じ，実施できる要素はある．

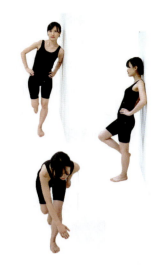

図2-38｜Kibler テストの一部

姿勢制御・運動パターン

　筋動員，強度，耐久性評価は，コアスタビリティの単独的なコンポーネントを反映しているが，様々な荷重場面，ポジション，課題下でコアスタビリティを完全に評価できるわけではない．最近では，動作を中心とした運動パターンを分析しながら，筋機能，強度，耐久性を分離して評価する方法が導入されてきている．スクリーニングに基づく運動パターン評価は，安定性と運動性の両者を評価し，機能的能力を定量化する．コアスタビリティは，四肢との運動連鎖を促進するロードトランスファーとしての安定した基盤として評価される[46]．これは，神経筋制御，固有受容感覚，関節の安定性，運動性，強さ，およびバランスを含む，機能的側面を踏まえた評価である．

　Functional Movement Screen（FMS）は，怪我のリスクを評価するスクリーニングツールとして開発されたものである[47]．いくつかの研究では，FMSスコアが14未満を怪我の危険因子と判断している[48]．さらに予備的研究では，コアスタビリティは運動パターンを改善することができる[49]．ある研究では，433人の消防士に対し，柔軟性とコアスタビリティ訓練プログラムを実施し，FMS実施前後の怪我との関連性を調べている[50]．この研究ではFMSスコアが以前の傷害経歴と有意に相関したと報告している．また，コアスタビリティトレーニングの介入後で，62％の対象者に腰の痛みや腰の負傷の回数が減少したと報告している[50]．プロサッカー選手でもコアスタビリティと運動性に焦点を当てたトレーニングにより，左右の非対称性の低下とともに，FMSスコアの大幅な改善がみられた．FMSは，アスリートが怪我のリスクを選別するのに有益な方法である可能性がある[48]．

これまで紹介したスクリーニングだけでなく，病棟での何気ない車椅子姿勢，装具の着脱時，食事場面，トイレ動作場面などでコアスタビリティの評価は必須である．体幹の動揺，課題における異常な姿勢連鎖や運動パターン，過剰な低緊張や高緊張など，常に観察や触診で評価しながら仮説を立案し，介入を模索していくことが大切である（図2-39-A）．まずは現状を正しく理解し，適切な情報収集・分析から問題点を特定して介入し，効果測定と内省を繰り返していくことが重要である（図2-39-B）．

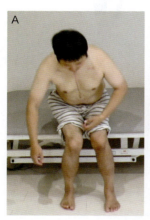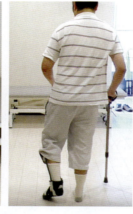

コアスタビリティの機能不全
- 上肢の質量の影響
- 身体知覚の低下
- 痛みへの逃避
- 体幹の低緊張
- 課題への適応不全
- 非麻痺側の過緊張
- 視覚優位の感覚情報の重みづけ
- モチベーションの影響

図 2-39-A｜課題から捉える姿勢制御
歩行や立ち上がり時の非対称，およびバランスの低下

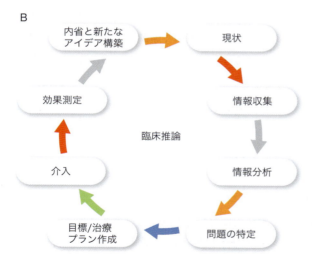

図 2-39-B｜臨床推論の発展
本図に示す流れを繰り返して臨床推論を発展させていくことが重要である．図2-39-Aのコアスタビリティ機能不全の原因も状況に応じて優先順位の変更や，追加・削除が行われる．1つの仮説に固執せず，あらゆる可能性を探求していくことが大切である．

神経学的側面

コアスタビリティ：神経系の関与

ニューラルサブシステム（neural subsystem）

　コアスタビリティ3要素の1つである**ニューラルサブシステム**は，筋紡錘，ゴルジ腱器官，および脊髄の靭帯からのフィードバックに基づき，筋出力を絶え間なく監視および調整する複雑なタスクを担う．姿勢の調整や身体への外部荷重に基づいて，十分な安定性を保証しながら目的とした関節運動を可能にする[51]．

　ニューラルサブシステムを介して十分な安定性を確保するうえで重要となる筋は腹横筋である．Cresswellら[52]は，この腹横筋が主に腹腔内圧を上昇させる働きをし，腰椎圧迫への負荷を軽減させることを報告している．他の研究では，腹横筋は体幹の運動の方向，予期の有無に関わらず，上肢や下肢運動中に活性化される最初の筋であることも実証されている[53]．Hodges[54]は，腹横筋の機能に関連するフィードフォワード機構を提唱している．ニューラルサブシステムは姿勢調整または外乱に備え，以前経験した運動パターンからのフィードバックを利用して，腹横筋を予期的に調整する．脳卒中などの疾患を呈する場合，腹横筋の不活性化のみならず，遅延の要素にも影響を及ぼす可能性がある．

　また，腹横筋のみならず，多裂筋や腰椎回旋筋などの局所筋は高密度の筋紡錘を含んでいる．これらの筋はニューラルサブシステムに固有感覚フィードバックを提供するモニターとして機能する[55]．

　コアスタビリティは，知覚に基づく姿勢調整，外乱に合わせて絶えず変化するダイナミック

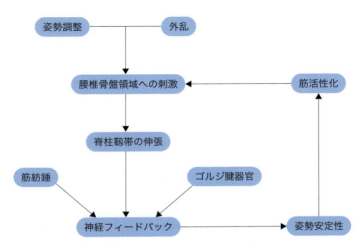

図2-40 コアスタビリティのニューラルサブシステム
（Willardson JM: Core stability training: applications to sports conditioning programs. J Strength Cond Res 21: 979-985, 2007 より）

なコンセプトである（図2-40）[56]．コアスタビリティを高めるために下腹部への腹腔内圧を意識させる「ドローイン」は1つの手段であり，脳卒中患者の場合，手や足部からの感覚，運動イメージ，環境などもコアスタビリティに大きく貢献するため，多様な介入が求められる．

予測的姿勢調節（APA）

コアスタビリティにおける腹横筋などの役割や運動に先行して収縮する内容はすでに述べたが，このような予測的姿勢調節（anticipatory postural adjustment；APA）に関して詳細に述べる．

APAとは随意運動の際に生じる動揺のカウンターバランスとして機能する無意識な筋活動である．これによりリーチや歩行開始時に生じるCoMの動揺を安定させたり，全身のダイナミックなバランスを高めてくれる．APAは，生得的な反射によるものではなく，意図した運動を開始する前の上位中枢機構（central nervous system；CNS）からの指令により発現すると考えられている[57]（図2-41）．

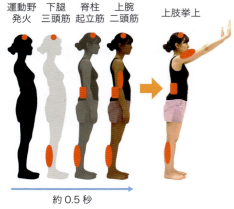

図2-41｜上肢挙上におけるAPA

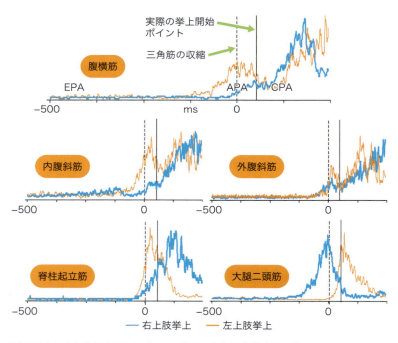

図2-42｜左右上肢挙上時におけるコア筋群の先行随伴性姿勢調節
EPA：early postural adjustment（早期姿勢調節）［運動前400〜500 ms］
APA：anticipatory postural adjustment（予測的姿勢調節）［運動前100±50 ms］
CPA：compensatory postural adjustment（代償的姿勢調節）［運動後50〜350 ms］
（Allison GT, et al: Feedforward responses of transversus abdominis are directionally specific and act asymmetrically: implications for core stability theories. J Orthop Sports Phys Ther 38: 228-237, 2008 より改変）

Allisonら[58]は上肢挙上に先行したコアスタビリティの活動を報告しており，三角筋の収縮前にコア筋群が発火することを述べている（図2-42）．Caronniら[59]は示指のタッピングの際に，小さな運動であっても，同側上肢（上腕二頭筋，上腕三頭筋，僧帽筋上部など）に**予測的姿勢連鎖（anticipatory postural chain）**が高まることを報告している．これらの活動は，予測的な筋活動が同側の四肢筋に分布するので，**肢内（intra-limb）APA**と呼ばれる．これは随意運動に先行し，空間の課題方向に従って収縮が分散し，課題に基づく姿勢要求に伴う変化に適応する．このことから，寝返りや起き上がりの際は体幹の事前収縮のみならず，肩関節，上腕，前腕などすべての予測的姿勢連鎖を考慮した介入が重要である．

APAsと腹横筋・腹斜筋の関係性

Morrisら[60]は，脊柱安定のための「コルセット説」という概念を提唱し，腹横筋のフィードフォワード的な活動に着目している．図2-43では右上肢を挙上した際の反対側の腹横筋の活

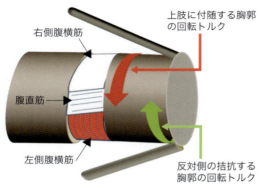

図2-43 | 右上肢挙上時に先行する反対側の腹横筋の活動
〔Morris SL, et al: Corset hypothesis rebutted: transversus abdominis does not co-contract in unison prior to rapid arm movements. Clin Biomech (Bristol, Avon) 27: 249-254, 2012 をもとに作成〕

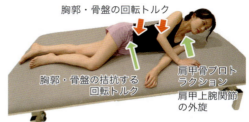

図2-45 | 寝返りにおける支持面側の安定

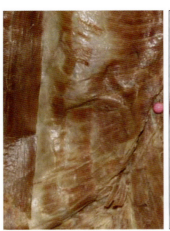
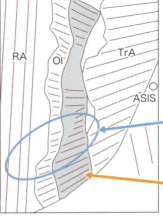

図2-44 | 腹横筋と内腹斜筋の筋走行
〔Urquhart DM, et al: Regional morphology of the transversus abdominis and obliquus internus and externus abdominis muscles. Clin Biomech (Bristol, Avon) 20: 233-241, 2005 より改変〕

動を表している．右上肢を挙上させると赤の矢印の回転トルクが胸郭に伝えられる．この回転を維持し，上肢の前方への移動を容易にするためには，同等の回転トルクを反対方向（緑の矢印）に生じさせる必要がある．そのためには，挙上側と反対側の腹横筋のフィードフォワードに基づく収縮が重要である．また腹横筋に加え，内腹斜筋も，反対側のAPAsの機能を担うという報告もある[61]．この2つの筋は解剖においても共通する領域があり，連続的に働く類似機能を示唆している（図2-44）[62]．

臨床上，寝返りの場合，支持面側となる腹横筋周囲の筋活動や胸郭の安定性を観察・治療することは重要であり，支持面の安定は反対側の骨盤や胸郭の回転トルク生成を促通してくれる（図2-45）．

腹横筋の上部・中部・下部領域において役割は異なる（図2-46）[62]．たとえば，肋軟骨から生じる腹横筋の上部線維は胸郭を安定させ，中間部線維は腰椎の制御に影響し，腸骨稜から生じる下部線維は腹部の内圧をサポートして仙腸関節への圧力を生成する[63,64]．また，筋電図

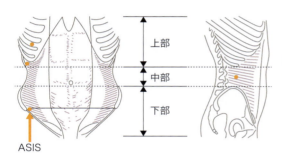

図 2-46 ｜ 腹横筋の分布
腹横筋は上部・中部・下部に分かれて付着し，機能も異なる．肋軟骨部は上部線維，胸腰筋膜は中部線維，骨盤は下部線維となる．腹横筋，内腹斜筋ともに上前腸骨棘（ASIS）の2cm下にまで分布するが，外腹斜筋は分布しない．
〔Urquhart DM, et al: Regional morphology of the transversus abdominis and obliquus internus and externus abdominis muscles. Clin Biomech (Bristol, Avon) 20: 233-241, 2005 より〕

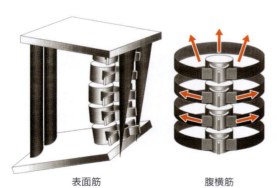

図 2-47 ｜ コアスタビリティの2モデル
表面筋（腹直筋，外腹斜筋，内複斜筋および脊柱起立筋）は，脊椎の全体的なオリエンテーションまたは姿勢を制御する機械的構造を担う．腹横筋は外力を直接制御することができず，腹腔内圧および胸腰筋膜の張力を増加させることにより，関節間の分節性を制御することができる．
（Hodges PW: Is there a role for transversus abdominis in lumbo-pelvic stability? Man Ther 4: 74-86, 1999 より）

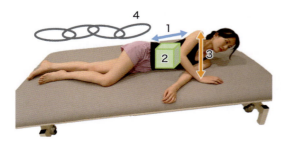

図 2-48 ｜ 寝返り評価
寝返りにおける体幹機能1つでも，
1. 腹横筋のような同一筋での**領域別**
2. ローカルとグローバルのような**階層別**
3. 支持側と非支持側のような**機能別**
4. 全体の運動連鎖(kinetic chain)と姿勢連鎖(postural chain)のような**連鎖別**

を考慮した評価・介入が求められる．

(electromyography；EMG)研究の検証によれば，腹筋機能には局所によってバリエーションがあり，上肢の運動時において腹横筋の下部線維のほうが，中間部よりも筋活動が大きいことが報告されている[65]．下部領域の表層の腹壁は，上部領域よりも立位場面で活性化することが報告されている[66]．加えて，外腹斜筋と内腹斜筋の活動も体幹の伸展や回旋時によって大きく異なることが報告されている．臨床場面でも上記のような領域別への介入に加え，ローカルとグローバル領域の階層別（図2-47）[65]，支持側や非支持側の機能別など，多様な評価の視点をもって介入していく必要がある（図2-48）．

Aruin[57]はAPAs生成の条件に以下の3つを挙げている．図2-49は，左側体幹優位の重度失調症患者に対する起き上がりについて，3つの生成条件を意識した介入を提示している．

①<u>予測した動揺の方向や程度</u>：体節を多く使う運動は共通してCoMの垂線（center of gravity；CoG）の大きな重心移動を伴う．荷重のない上肢の挙上よりも，荷重のある上肢挙上のほうが増大する．

②<u>動揺に関連した随意運動</u>：近位筋の活動は運動時に，反対方向に予測的な活動の増大を示す．すばやい運動は予測性姿勢制御の増大を生み，ゆっくりした運動は減少する．

③<u>姿勢のタスク</u>：姿勢が不安定なときAPAsは出現しなくなる．狭い支持面での腓腹筋の活動は，安定した支持面での同課題に比べ予測的な筋の発火は減少する．

先行随伴性姿勢調節（APAs）と上位中枢機構（CNS）の関係性

補足運動野

解剖学的，生理学的データに基づくいくつかの研究では，補足運動野（supplementary motor area；SMA）がAPAs生成に関与すると報告されている[67,68]．SMA損傷患者に対して，損傷側と反対側の前腕に荷重をかけた際に，重度のAPAs機能障害が認められている．一方SMAが損傷されておらず，脳梁のみ完全遮断された患者においてはAPAsに障害は認められなかった[69,70]．

一次運動野

APAsを生成する際の一次運動野（M1）の役割は，ヒトおよび動物の研究によって示されて

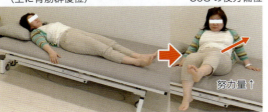

図2-49 | APAsの生成条件を意識した介入例（左優位の失調症患者に対して）

いる．無傷のネコの一次運動野の刺激により，実際に対側の動きと支持肢のAPAsを誘発することができた[71]．これは，ネコの一次運動野が意識的・不随意的双方に関連する姿勢調整を含んでいるためである．さらにネコでは，皮質脊髄ニューロンの活動が，全身の平衡を維持するAPAsに関連するCoPの偏位のパラメーターに比例している[72]．APAsにおける一次運動野の役割は，ヒトの研究においても観察されている．Palmerら[73]は，経頭蓋磁気刺激（transcranial magnetic stimulation；TMS）を用いて被験者が左上肢を外転している間に，左右M1の観察を行っている．この場合，左広背筋でAPAsが先行することがわかっており，左のM1に刺激を送ると左広背筋のAPAs生成に遅延をもたらすが，実際の運動のタイミングに変化は認められなかった．一方，右M1への刺激は，実際の運動の活性化を遅延させることが報告されている．類似した研究として，Massionら[69]は両側前腕への荷重課題における一次運動野や補足運動野の機能を報告している（図2-50）．そこでは，荷重側の一次運動野，運動前野，補足運動野，大脳基底核がタイミング調整などAPAs生成に関与することとされている．

大脳基底核

基底核のAPAs関与は，パーキンソン病患者の重度のAPAs障害についてのViolletらによる報告から応用できる[74]．近年では，両上肢での操作課題において，負荷側を支配する脳領域の先行的活動が，基底核，SMA，視床に局在したと報告されている（図2-51）[75]．これは，

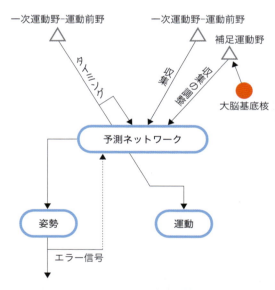

図2-50 両側前腕への荷重課題における概念図
前腕を保持する際は，姿勢と運動の両者のパラレルモデルが存在し，一つは前腕の姿勢調整を行い，一方は荷重課題の運動を行う．両者とも一次運動野や基底核などの調整により予測的なタイミングをコントロールする．脳卒中やパーキンソン病患者は予測ネットワークに収集される大脳皮質からの情報が欠落している．脳卒中患者は新たに学習されるAPAsに関しては障害を受けやすいが，これまで学習した運動へのAPAs生成への障害は少ないと報告されている．
（Massion J, et al: Acquisition of anticipatory postural adjustments in a bimanual load-lifting task: normal and pathological aspects. Exp Brain Res 128: 229-235, 1999 より改変）

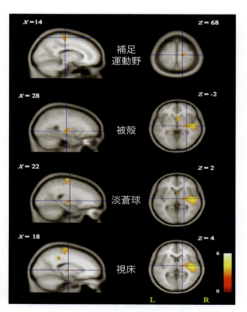

図2-51 上肢負荷における対側の基底核-視床-大脳皮質ネットワークを構成する局在部位
（Ng TH, et al: Neuromagnetic brain activity associated with anticipatory postural adjustments for bimanual load lifting. Neuroimage 66: 343-352, 2013 より）

十分に学習された手指の動きに関与すると報告されている基底核−視床−大脳皮質運動ネットワークの考えかたと類似する[76]．つまり，APAsと随意運動指令の神経構造に，姿勢と随意運動の両方の指令が基盤となるという見解が一部支持されたものといえる．

小脳

　小脳もまたAPAsの制御に深く関与する．Babinskiは，小脳病変が随意運動と平衡バランス間の調整を乱すとし，小脳が姿勢制御に関与していることを報告した[77]．この見解は，小脳が（知覚された姿勢に応じて）行動の結果を予測することができ，フィードバック制御に関連する時間遅延を克服するための内部モデル（順モデル）を担うという考えと一致する[78]．患

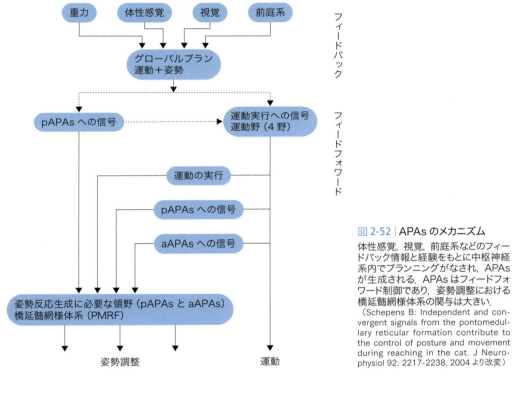

図 2-52 APAsのメカニズム

体性感覚，視覚，前庭系などのフィードバック情報と経験をもとに中枢神経系内でプランニングがなされ，APAsが生成される．APAsはフィードフォワード制御であり，姿勢調整における橋延髄網様体系の関与は大きい．
（Schepens B: Independent and convergent signals from the pontomedullary reticular formation contribute to the control of posture and movement during reaching in the cat. J Neurophysiol 92: 2217-2238, 2004 より改変）

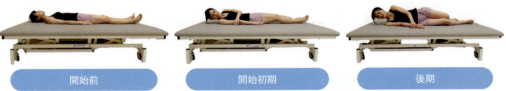

開始前：現状の身体や頭部の位置（体性感覚や前庭系），視覚（中心視，周辺視）の情報を処理し，寝返りの方向や身体軸をあらかじめ内部モデルを用いて予測する段階．一見身体の動きは認められなくても，各筋群のわずかな収縮やBoSへの適応が伴い始める．

開始初期：寝返り運動が始まる瞬間にAPAsのシステムに基づき両側（タイミングは状況に応じて変化する）の体幹に収縮が入り，支持側の腹横筋，内腹斜筋など，個人の運動パターンに応じた先行的な深部筋の収縮が入る．これには眼球と頭部の調整や予測的な運動・反射も含む．

後期：運動実行中にリアルタイムで末梢からのフィードバックと上位中枢のフィードフォワードに基づく予測を統合させ，エラー修正が行われる．実際のベッドスペースやその後の起き上がりへの移行など，状況に応じてAPAsは常に修正される．

図 2-53 寝返りにおけるAPAsのイメージ

者に対するいくつかの研究では，そのような関与について積極的に結論づけている．小脳病変を患う患者は，対象物を持ち上げたり動かす際に把持力を正常に予期して調整することができない[79]．つまり，小脳病変がAPAsの可塑性を無効にする可能性が示唆される[80]．

APAs生成メカニズム

Schepens[81]はAPAsを**予測的先行随伴性姿勢調整（pAPAs）**と**随伴的予測的姿勢調整（aAPAs）**に分類し，随意運動と姿勢調整の中身を詳細に報告している[82]（図2-52）．両者の関係性は複雑であるが，運動の直前にpAPAsが先行し，続いてaAPAsが実行され，運動実行中も常に両者の関係性は存在する．寝返りにおけるAPAsのイメージも参考にしてほしい（図2-53）．

寝返り・起き上がりとペリパーソナルスペース

ペリパーソナルスペース（peripersonal space）（図2-54）とは，視覚，触覚，聴覚情報などの高度な多感覚統合にて身体を覆う領域であり，知覚領域（perceptual space）やグレーゾーンともいわれ[83]，主に四肢を伸ばせる範囲内の空間情報処理に用いられる用語である．

身体図式（body schema）とペリパーソナルスペースは密接に絡み合っており，身体図式は一般的には触覚，固有受容感覚，運動感覚情報といった，自身の身体情報処理と絡み合わせた表現で用いられやすい[84]．両者の関係性を表2-2に示す[83]．

健常者の場合，無意識にベッドの広さ，反力，空間情報を自身の身体感覚と照らし合わせて処理し，リスクのない最適で効率的な運動を作り出すことが可能である．一方，脳卒中など麻

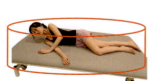
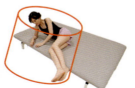
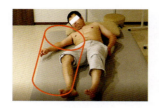
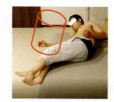

図2-54｜健常者と脳卒中患者のペリパーソナルスペースのイメージ

健常者の場合，左右上下にペリパーソナルスペースが広がり，姿勢に合わせてアップデートされる可塑的要素（plastic）をもち合わせている．脳卒中患者の場合，麻痺側の空間が狭まっていたり，姿勢変化に合わせた情報処理が困難になる．結果的に麻痺側上肢を忘れたり，支持面に合わせた姿勢制御ができなくなる．

表2-2｜ペリパーソナルスペースと身体図式の違い

	ペリパーソナルスペース	身体図式
感覚入力	視覚 聴覚 触覚	固有受容感覚 運動覚 触覚
機能的特性	防御的な運動 随意的な行動	行動に対する身体知識
神経メカニズム	頭頂-前頭皮質のバイモーダルニューロン	前頭前皮質と頭頂葉

神経メカニズム的にペリパーソナルスペースにはバイモーダルニューロンの関与が実験で示唆されている[86]．
バイモーダルニューロンは，物体が身体に触れたときと，物体が身体周辺に見えたときの双方に反応する（例：体性感覚と視覚）．

（Cardinali L, et al: Peripersonal space and body schema: two labels for the same concept? Brain Topogr 21: 252-260, 2009 より）

痺に伴う身体図式が低下した場合，寝返りの際にベッドのスペースの広さに過剰に恐怖心を示したり，麻痺側上肢の位置を無視する寝返りを行う．結果的に，肩の痛みが生じるなど，自身の身体と空間情報との関係性をうまく処理できない場合が多い．

また，車椅子をベッドに効率的な角度でセッティングするような高度な空間情報処理を求められる動作において，特に左片麻痺患者の場合は転倒リスクを伴うセッティングで移ろうとする場面がみられる．一般的に左片麻痺患者はオープンスペースでの視空間処理に障害を受けやすく，<u>視覚情報でのオンライン修正が困難である</u>[85]．この問題はペリパーソナルスペースの欠如と関係性が深い可能性がある．

過緊張と痙縮の関係性

寝返りや起き上がり場面では抗重力活動が多く要求されるため，痙縮様の過緊張が上下肢に出現しやすく動作の妨げになりやすい．ここでは脳卒中後の過緊張と痙縮を臨床的観点から整理する．

Liら[87]は神経徴候と臨床症状を具体的に提示している．臨床場面では寝返りの際に肘が曲がる過緊張場面を「痙縮が出ている」と表現する療法士もいるが，具体的な中身を考えるうえで表2-3に示した点は参考になる．痙縮は過緊張を引き起こす多数の要因の1つであり，筋がストレッチする際に速度依存性で認められ，他の病因に伴う亢進と区別できる[88]．脳卒中発症後13か月以内に行った24名の有痛性の患者の研究では，12名が肘関節の受動的伸展に対する抵抗性を高め，そのうち5名だけが痙縮を有していたという報告もある[89]．したがって，過緊張の中身を臨床的に評価していく必要がある．たとえば，寝返り場面で肘が曲がるにしても，寝返る前は肘が伸びているのか？　他動的運動に抵抗を示すのか？　随意的に意識すればコントロールできるのか？　定型的な連合反応パターンでない身体部位はあるのか？　その他の動作では出現するのか？　睡眠時は緩んでいるのか？　疼痛は出現するのか？などである．

また，痙縮は反射亢進だけでなく，筋の機械的性質の変容でも説明できる[90]．機械的抵抗の増大は，筋線維内の生理学的変化や腱の柔軟性の変容で引き起こされる．このような筋性質

表2-3 | 脳卒中後の臨床徴候との関連

網様体脊髄系の興奮性増大の脊髄内ネットワーク入力による脊髄反射の過敏	・速度依存性の抵抗と安静時の筋緊張の増大 ・正常な刺激（様々なスピードによる他動的ストレッチ）や不快刺激（皮膚や自律神経系）に対する過剰反応 ・大幅な筋緊張の変動（歩行時における姿勢変化など）
網様体脊髄路の興奮性のバランス不全に伴う皮質脊髄路の随意的な活動の減少と定型的な同時収縮，放散の出現	・痙性様同時収縮（運動制御不全），たとえば肘を伸ばそうと試みた際に肘が曲がる現象など ・定型的シナジーパターン（肩関節内転・内旋，肘・手関節・手指の屈曲） ・連合反応（運動活動の異常な拡散）
脱抑制した網様体系と他の大脳皮質や脳幹内のセンター間の相互作用	・筋緊張の流動的変動（夜間や睡眠時など） ・疼痛の上昇（網様体系とのコネクション） ・怒りや不安など感情の変化に伴う筋緊張の上昇（網様体系とのコネクション） ・呼吸機能に応じた変化（急性期にあくびをすると手が緩んだり，咳をすると曲がるなど） ・交感神経性症状との関連（脳卒中後の複合性局所疼痛症候群など）

（Li S, et al: New insights into the pathophysiology of post-stroke spasticity. Front Hum Neurosci 9: 192, 2015 より）

の変化は二次的な麻痺様症状や適応性の問題に悪影響を及ぼす．麻痺した四肢が短縮位で固定されるとサルコメアが減少し，拘縮や短縮をますます強め[91]，伸張反射を増大させ，通常の2倍の硬さになるという報告もある[92]．

したがって，過緊張をコントロールするためには徒手的な介入のみならず，普段の自己管理や薬物，環境調整が重要になる．

前庭系の関与

前庭系は，空間内の頭部の動きを検出することによって自己運動情報（self-motion）を検出する．これにより，自身の運動に主体感を与え，視線の安定化，バランスおよび姿勢の制御において重要な役割を果たす[93]．寝返りの場合，頭部の回転と眼球運動の制御は必須であり，起き上がりが加われば，さらなる重力との関係性，頭頸部の角度，運動の加速度など，多くの情報処理が要求される．小脳疾患などにより前庭システムに障害を呈する患者は，めまいや頭頸部のコントロールに大きな問題を呈する．また，一般的な被殻出血などの病巣でも前庭系システムを過剰に活用した姿勢コントロールになり，頭頸部が固定的になる患者も少なくない．ここでは前庭システムと寝返りや体幹機能について考察していく．

近年の研究では，内耳の前庭感覚器官を神経支配する求心性線維に注目が集まっている[94,95]．感覚器官は，三次元すべてにおいて角加速を感知する**三半規管**と，三次元すべてにおいて線形加速（すなわち重力および並進運動）を感知する2つの**耳石器（球形嚢および卵形嚢）**がある．三半規管は内側前庭核を経由して頭頸部の運動ニューロンに影響を及ぼし，耳石器は外側前庭核を通じて脊髄運動ニューロンを支配する（図2-55）．内耳神経はこれらの器官の受容器からの信号を前庭核に送信する．寝返りにおいても頭頸部の動きから角加速や線形加速を感知することで，適切な四肢の位置，頭頸部の位置のコントロールをサポートする．

前庭系の3つの役割[93]
1. 日常生活のなかで，明瞭な視覚を確保するための注視の制御
2. 外部情報と内部情報をもとに姿勢の安定に必要な頸部，四肢の運動を生成
3. ナビゲーションや上肢のリーチなど，複雑な自発的動作のサポート

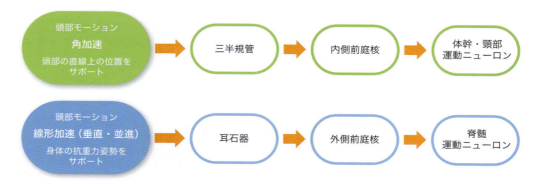

図2-55 | 三半規管と耳石器の役割

前庭と視覚入力の統合

前庭系に関連する視覚情報として**オプティカルフロー（光学的流動）**は重要な役割を果たす．これにより，自己運動の重要な感覚的な手がかりを提供し，自身が静止しているときでも強力な感覚を生成できる．オプティカルフローは，より低い周波数での自己運動中に安定した視線を確保するために，**前庭動眼反射（vestibulo-occular reflex；VOR）** を補完する眼球運動の生成を誘発する．頭部の回旋で視界がぶれず，滑らかで連続した視覚世界を維持する際は，オプティカルフローを含む大量の視覚情報と前庭情報を統合する必要がある．脳領域において，この役目を頭頂葉の背側 MST 野，腹側頭頂間野（ventral intraparietal area；VIP）が担うと報告されている[96]．寝返りや起き上がりでは，このような前庭と視覚入力の統合は必須の機能といえる．

多種感覚統合

前庭核への入力は，三半規管や耳石器からの情報だけでなく，体性感覚，固有感覚，視覚入

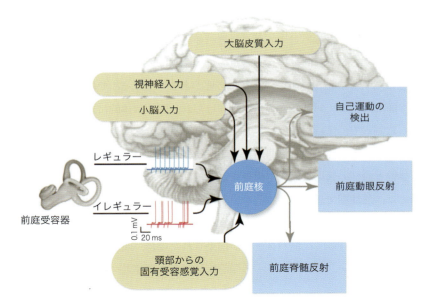

図 2-56 | 前庭核での多種感覚統合
（Cullen KE: The vestibular system: multimodal integration and encoding of self-motion for motor control. Trends Neurosci 35: 185-196, 2012 より）

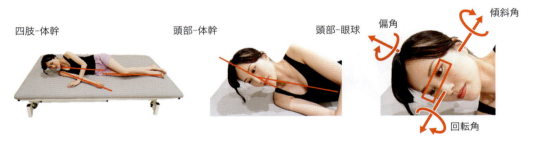

図 2-57 | 寝返りにおける四肢-体幹-頭部-眼球の協調運動

力ならびに運動関連信号もまた，環境との相互作用において移動のリファレンスを提供してくれる．つまり前庭処理における初期の特徴は，知覚の多種感覚統合である．図2-56は環境との相互作用における，前庭情報以外からの入力を表している[93]．視神経，小脳，大脳皮質，頭頸部からの固有感覚情報などに基づいて，自身の運動検出，注視の安定，姿勢の安定を担う．このような前庭核への情報に基づき，寝返りや起き上がりは四肢-体幹-頭部-眼球の協調運動のなかで遂行される（図2-57）．

前庭と体性感覚/固有受容感覚の統合

　体性感覚/固有受容性の入力は，脊髄後根を介して前庭核に到達する[97]．この入力に敏感な小脳および大脳皮質領域は前庭核に直接投射するという報告もある[98,99]．また，除脳あるいは麻酔下において，受動的な頸部固有受容刺激は前庭核ニューロンの活動に影響を及ぼす[100]．このような多くの領域から前庭核への感覚入力により，身体運動の詳細な知覚や姿勢の安定化が可能となる．また，前庭小脳の吻側室頂核での前庭感覚および固有感覚情報の統合は姿勢コントロールに不可欠であり，自己運動を知覚する高次の機能を担う．たとえば，前庭脊髄反射によって生じる運動は，身体に対する頭の位置の変化を踏まえて実行される必要がある[101]．

　体幹の垂線に対する重量方向を決定するためには，頭部の向きに関する情報と，体幹に対する頭部の向きに関する情報とを組み合わせる必要がある．図2-58では頭部と体幹の関係性を示している．頭部は重力に対してαの角度に向けられ，頭部は体幹に対してβの角度に向けられている．したがって，体幹は垂直に対して$\alpha+\beta$の角度で配向される．角度αに関する知覚情報は耳石器から得られ，角度βに関する情報は頸部の固有受容器から得られる[102]．この情報により，体幹と頭部の適切な連鎖が構築される．

　臨床場面では，急性期で意識が不鮮明な患者は，重力に対して体幹や頭部が屈曲位で重力を知覚できない．これにより前庭核に情報が入りづらく，適切な体幹や四肢の緊張が得られづらい．一方，回復期に移行して代償パターンが構築された場合，頭頸部を過剰に過伸展させることで代償する患者も多い．これにより，外側前庭核から脊髄運動ニューロンが刺激され，四肢

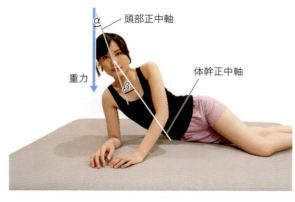

図2-58 | 体幹に対する頭部の垂直軸検出

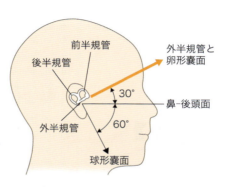

図2-59 | 体幹に対する頭部の垂直軸検出
（Dickman JD: The Vestibular System. Oxford University Press, 2012 より）

が突っ張りやすい傾向が起こる．病棟でのベッドサイドで起き上がる際に，前庭系が過剰に興奮し，手足がつっぱり，起き上がりに難渋するケースが多い．

図2-59は前庭受容器の方向づけを矢状面から示している[103]．前述したが，内耳の5つの前庭受容器は，機能的にお互いを補完する．またこれらは，三次元空間における特定の平面における動きに最も敏感であるよう空間的に整列されている．ヒトでは，三半規管は両方とも，鼻-後頭面に対して前上方に傾斜している（図2-59）．ヒトが歩いたり走ったりすると，頭は通常約30°下がり，視線は数m先に向けられる．この方向は，外半規管-卵形嚢面を地面に対して平行にし，頭部を重力に対して垂直方向に安定させる[103]．寝返りや起き上がりでも特に第2～3相における眼球方向の安定によって，頭部の垂直方向へのオリエンテーションが容易になるため，介入時は運動方向や頭部と目線に配慮する必要がある．図2-60に簡単ではあるが，発症6か月が経過した脳卒中の症例に対する前庭系への介入についてまとめた．

歩行

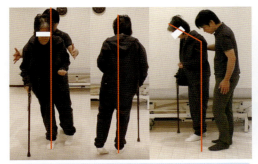

介入時

頭頸部は屈曲位で視線は床面へ固定化し，歩行スピードはゆっくりであった．踵に対して体幹や頭部の側方偏位が大きく，ふらつきが強かった．

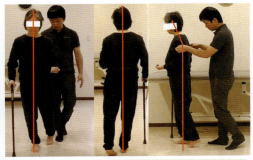

介入2か月後

頭頸部が伸展し，眼球が分離した．歩行スピードが上がり，歩行時の踵に対する体幹や頭部の位置が垂直位に定位しやすくなった．

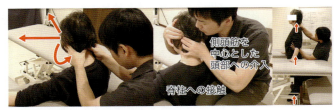

頸部伸筋群を中心とした介入．眼球運動や頸部の回旋も行う

図2-60 ｜ 前庭系に対するアプローチ

後頭下筋，側頭筋，耳介筋群，翼突群の過緊張を改善しながら，体幹に対して頭部が空間上で安定するよう意識した．そのなかで目標物への定点と頸部の回旋運動などを促し，眼球の分離運動も誘導した．さらに，立位や立ち座りにおいて，手や足部からの感覚入力に対して頭部の位置や眼球方向が固定しないよう，頸部伸筋群を修正した．眼球情報，体性感覚情報，前庭情報が正しく前庭核に入力されることで，頭頸部や四肢の運動が安定し，歩行の改善に寄与した．

脳卒中 前庭リハビリ 動画　検索

https://youtu.be/geD0GQRu9j8

臨床応用

　寝返り，起き上がりの治療について，1．非麻痺側治療，2．端座位，3．座位→臥位，4．麻痺側治療の4つに分類し，それぞれの評価と治療について解説する．4つの関連性を探っていくことで片麻痺患者の寝返り・起き上がりを多角的に捉えやすくなる．共通する要素として，これまで述べてきたコアスタビリティの評価と治療を症例に適応させていく．

1．非麻痺側の治療
非麻痺側の治療は麻痺側の治療を進めていくうえで重要となる．麻痺側を上にした側臥位で安定させるためには，非麻痺側が床反力に対して適応し，伸展の要素を作る必要がある．脳卒中患者の場合，杖歩行など麻痺側を押し付ける習慣が構築されることで，体幹や肩関節に屈曲活動が生じやすくなる．

2．端座位での評価と治療
座位バランスのなかでコアコントロールを拡大させることは，結果的に寝返りや起き上がり機能の改善につながることが多い．これは立位やADL活動でも同様だが，臥位での治療は重力や摩擦の影響を受けやすい．したがって支持基底面が少ない空間のなかで治療を進めていくことが，結果的に寝返りや起き上がりの自立や質の向上につながる．

寝返り　起き上がり治療

3．端座位→背臥位の評価と治療
抗重力コントロールだけでなく，従重力コントロールを経験させておくことは，身体分節間の筋活動の学習に重要である．CoMの制御は抗重力と従重力とで筋活動量や運動パターンは異なる．立ち上がりの場合は着座へのコントロール，上肢のリーチの場合は，リーチしてから元のポジションに戻すまでの従重力コントロールが重要である．

4．麻痺側の評価と治療
1～3にて非麻痺側上肢や体幹の治療を行うことで，麻痺側の肩甲骨や肩甲上腕関節を制御しやすくなる．そして，麻痺側の上肢や骨盤帯の動きのなかでCoMの移動が追従してくると，寝返りや起き上がりがスムーズになりやすい．頸部–肩甲骨–体幹–骨盤–下肢の分節的な活動が可能となることで，歩行やADLの問題に良い影響を与えることができる．

症例紹介と治療前後の比較

脳卒中 寝返り 肩の痛み 動画　検索
https://youtu.be/967n_E0F7Fc

　30代男性．左片麻痺．2年前に右被殻出血発症後，半年間の回復期リハビリテーション病棟入院を経て，短下肢装具を活用し生活していた．1年前に大動脈置換術を施行後，歩行中の転倒が認められたため，復職前の身体調整目的で当施設でのリハビリテーションを週1回実施した．麻痺側表在・深部ともに中等度の感覚障害を認め，左上肢は屈曲位，随意的なリーチは肩関節内転・肘関節屈曲により直線的なリーチが困難であった．下肢は内反底屈が強く，立位時に反張膝を強く認め，下肢全体にクローヌスが生じやすかった．また，手術に伴う体幹や脊柱の可動域制限が強く，寝返り時には左肩前面のストレッチに伴う疼痛が生じていた．起き上がり時の肩関節の疼痛軽減を目的に3回の介入を行った経過を報告する．

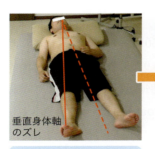

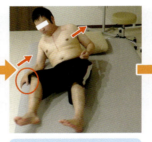

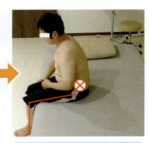

背臥位姿勢はベッドに対して垂直位の姿勢をとれず，麻痺側肩甲骨の過剰な後退を認め，肘と手指は屈曲し，骨盤や上部体幹は従重力方向に崩れている．

前腕支持 (on elbow) まで重心を移動できず，ベッド縁を引き込み，体軸の回旋が乏しい状態で起き上がる．麻痺側上肢は後方に引っ張られ，左肩前面の伸張痛が生じる．

骨盤後傾，体幹の屈曲が強く，CoMも後方，下方に落ちているように見える．下腿と足底はフロントポジションで床面に接地できていない．

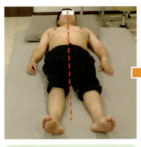

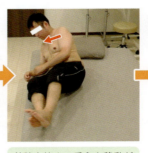

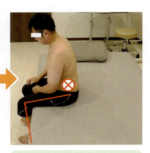

背臥位姿勢はベッドに垂直で定位し，肘関節や手関節が伸展位であった．上部体幹や骨盤の抗重力活動は軽度改善し，肩甲骨後退も軽減した．

前腕支持まで重心の移動が可能となり，ベッド縁で引き込まなくなった．体軸の回旋と肩甲骨の前方突出の姿勢連鎖 (postural chain) が改善し努力量も軽減した．

骨盤後傾，体幹の屈曲が軽減し，CoMが前方に移動できるようになってきた．下腿と足底はリアポジションで床面に測定が接地できる．

脳卒中後の肩の痛みと症例の治療戦略

脳卒中後の肩の痛みに関連する文献は数多くあり，大規模なコホート研究では脳卒中を患った 11 か月後に 72% の症例で肩の痛みが認められたとの報告がある[104]．その種類は肩関節の亜脱臼，インピンジメント症候群，ローテーターカフの損傷，腱炎，関節包炎，末梢神経損傷，複合性局所疼痛症候群（complex regional pain syndrome；CRPS），痙縮，拘縮など多岐にわたる[105-108]．また，これらのうちの 1 つの問題というわけでなく，複合的に絡み合った結果生じるとも考えられている（図 2-61）[109]．多くの文献で，脳卒中後の肩の痛みと運動麻痺の重症度に相関がある[105-107]．他にもリスク要因として発症後の期間，感覚障害，可動域の低下，痙縮，糖尿病などが挙げられているが，運動麻痺の重症度に比べるとエビデンスは乏しい．

そして，特に疼痛が生じやすい部位は肩甲上腕関節とされている．その理由として，関節窩と上腕骨頭の接点はわずか 10% で，関節包や靱帯，筋によって保護されており潜在的に不安定な構造であるという点が挙げられる．関節包や靱帯により様々な方向へ動かせるぶん，特に運動時はストレスがかかりやすい．

肩関節亜脱臼は片麻痺患者に共通する症状であり，50% の片麻痺患者にみられるとの報告もある[104]．本症例の場合，亜脱臼に痙縮や短縮が加わり，寝返り時において上肢の重みが上腕二頭筋起始部周囲をストレッチしたために起こった伸張痛と考え，亜脱臼の改善や寝返り時の体幹のローテーションと肩甲骨，上肢の**姿勢連鎖（postural chain）**を生み出していく治療を行った．

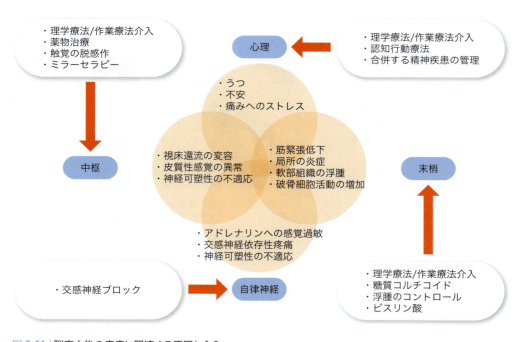

図 2-61 | 脳卒中後の疼痛に関連する原因と介入
（Harrison RA, et al: Post stroke pain: identification, assessment, and therapy. Cerebrovasc Dis 39: 190-201, 2015 より）

背臥位，側臥位での非麻痺側の治療

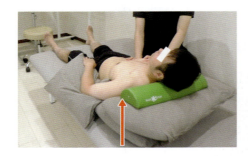

―姿勢に合わせた背臥位の設定―
本症例は開胸手術による胸郭の可動域制限や脊柱の伸展制限に加え，脳卒中に伴う両側体幹の低緊張を認めていた．そのため，背臥位での治療では，枕を背部から重ねることで，脊柱の伸展制限に伴う腰椎前弯を軽減させ，体幹の低緊張が増大しないよう配慮した．麻痺側上肢も肩甲骨が重力方向に崩れないよう枕で補正したが，肘関節の屈筋群に強い短縮が認められた．結果的に背臥位セッティングのみで肘が完全に緩むことは困難で，上腕筋や回内筋起始部を中心とした機械的な短縮の治療が必要と判断した．

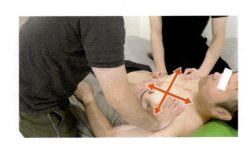

―胸郭の可動性改善―
上記セッティングにて，大胸筋や腹直筋，肋間筋などの短縮をハンドリングのなかで改善させていった．手術部周囲は筋だけでなく皮膚の伸張性も失われ，鎖骨や頸部前面の広頸筋なども手術部の方向に引き込まれていた．セラピスト2名で安定と運動を意識しながら少しずつ筋の長さの改善を図っていった．

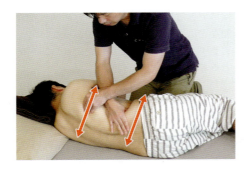

―上部体幹と下部体幹の分節的な運動―
背臥位において胸郭部周囲や胸椎を中心とした伸展方向への可動性が得られてきた段階で，非麻痺側の屈曲活動を伸展に促すため，麻痺側を下にした側臥位での治療に変更した．側臥位は背臥位姿勢よりも骨盤の回旋運動を誘発しやすく，下部肋骨や腹斜筋の短縮を改善するうえで有益であった．短縮の改善だけでなく，体幹が支持面上で安定したなかで，骨盤の回旋や肩甲骨の前方突出がコントロールできるようハンドリングにて感覚入力した．

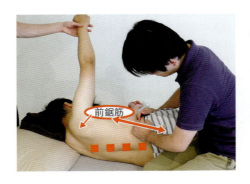

―骨盤と腰椎の分節運動と非麻痺側の伸展―
骨盤に対し，回旋だけでなく，下制や挙上などコアスタビリティに必要な骨盤帯の安定と腰椎部のダイナミックスタビリティに必要な構成要素を構築していった．麻痺側上肢を外転挙上位に安定させておくことで，肋骨下部から上部への運動連鎖，前面に引き込まれた前鋸筋や広背筋のアライメントの後方への定位を構築させやすかった．

臨床 Q & A

Q なぜ非麻痺側を治療するのですか？

A 脳卒中の治療は一般的に麻痺側の治療が優先されますが，非麻痺側にも多くの問題があります．神経学的には，半球間抑制に伴う非麻痺側の過剰な緊張や体幹の両側性の麻痺により，非麻痺側の体幹の弱さやグローバル筋群（表面筋）優位の代償が生じます．これらに加え，環境因子の問題が加わってきます．麻痺側の不安定性から非麻痺側で代償的に引き込んだり，杖を過剰に押し付ける歩行などが長期的に続くと，非麻痺側の体幹の伸展が困難になります．上肢は限定的な範囲内での自由度となり，バリエーションが減少します．研究では，非麻痺側の弱化や不器用さ，麻痺側への悪影響が指摘され，両側の治療や管理が求められています[110,111]．上肢と体幹の関係性は歩行やリーチ動作など多くのバランス制御に関連してきます．したがって，非麻痺側の過剰な過活動を治療で改善することは重要といえます．

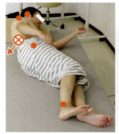
崩れた重心ライン

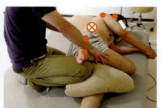
適切な治療セッティング

【麻痺側下の側臥位治療の注意点】
麻痺側を下にする側臥位治療では，床反力が麻痺側に伝わりやすく，麻痺側の筋緊張を高めたり感覚入力を促すうえで活用できます．また，非麻痺側のプッシングが強い症例は麻痺側下のほうが安定した側臥位を保持できる場合があります．麻痺側の肩関節などに過剰なストレスが加わらないようアライメントを整えたりポジショニングをとることは重要です．

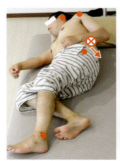
崩れた重心ライン

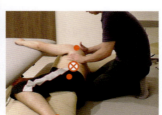
適切な治療セッティング

【非麻痺側下の側臥位治療の注意点】
非麻痺側を下にする側臥位治療は，非麻痺側体幹の伸展活動や麻痺側の肩甲骨と骨盤の治療を促すうえで行いやすいのが特徴です．背臥位の場合，肩甲骨の内側面や仙骨周囲の動きを促しづらくなります．側臥位は脊柱の回旋も誘導しやすく，適切に確保できれば股関節の伸展や骨盤の回旋などに幅広く活用できます．左図のように重心ラインが崩れた姿勢で行うと，支持側である非麻痺側の過剰な押し付けや屈曲を助長させる場合があるので注意が必要です．

端座位での評価と治療

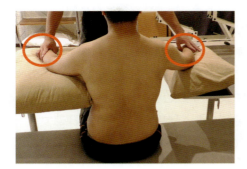

―両側上肢からの感覚情報と正中軸の構築―
体幹のコアコントロール,腹腔内圧を高めるために,手・上肢のセッティングを調整した.ロードトランスファーとしての機能を果たす肩甲帯周囲のアライメントを修正するため,肩甲上腕関節の外旋と肩甲骨の下制・内転・外旋・後傾を誘導していった.これにより脊柱の伸展や骨盤の中間位へ多少保持しやすくなり,直接的なコア筋群への介入がしやすくなった.

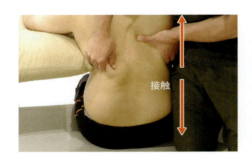

―両側上肢からの感覚情報と正中軸の構築―
上記セッティングにより短縮した広背筋や前鋸筋,僧帽筋の下部線維の伸張を促しながら,脊柱の分節的な伸展を誘導した.本症例の場合,非麻痺側の体幹の屈曲や屈屈が出現しやすいため,療法士の身体を接触させ,伸展方向へのリファレンスを活用した.また,CoMを移動できる幅が広がってくると,麻痺側の痙縮様の肘関節の屈曲や手指の屈曲が緩みやすくなった.

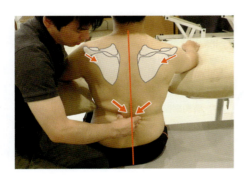

―多裂筋の促通と脊柱の抗重力伸展活動―
座位姿勢が安定してくることで,多裂筋を中心としたローカルマッスルの活性化が得られ,分節的な脊柱の安定性が徐々に得られてきた.胸腰筋膜を介しながら,呼気に合わせて腹腔内圧コントロールを促し,分節的な骨盤の後傾と前傾を誘導していった.腹直筋の短縮が強いため,骨盤運動のなかで求心性・遠心性運動を用いて伸張を促した.また,脊柱起立筋を働かせながら肩甲骨の外旋・下制を誘導した.

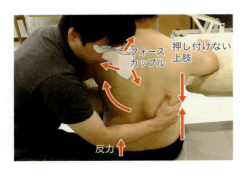

―麻痺側への重心移動と抗重力伸展活動―
坐骨からの反力が得られた段階で,骨盤帯の挙上・下制や回旋運動を誘導した.左坐骨への重心移動と左肩甲骨の上方回旋・前方突出を誘導しつつ,右内腹斜筋や腰方形筋などの深部筋の収縮を促し,非麻痺側の代償固定ではない体幹側屈を誘導した.麻痺側の重心移動時に非麻痺側上肢をテーブルへ押し付けないよう腹腔内圧を高め,安定性を促した.

> 臨床 Q & A

Q 麻痺側の痙縮と体幹のバランス活動はどう関係するのですか？

A 体幹は姿勢バランスを担う身体の中心であり，網様体系は体幹の抗重力活動や各関節の姿勢制御への関与が報告されています[112]．姿勢が安定することで上肢の痙縮が軽減することは，臨床でよく経験します．体幹のバランスが乏しいと転倒しそうになり，四肢に力が入り，肘や指が曲がるという考えもあります．また，上肢の過緊張は体幹の不安定性や網様体系の活動の影響を受けやすく，たとえば覚醒が低い患者の肘は緩みやすい傾向があります．逆に，意識を多く活用し，集中する課題でも痙縮は悪影響を受けることがあります．ここでは痙縮と網様体の関係性を少し掘り下げてみます．

網様体は図 2-62[87]のようにそれぞれ役割が異なります．網様体脊髄路と前庭脊髄路は解剖学的に明確に区別され，背側網様体脊髄路は脊髄のストレッチ反射に対して強力な抑制効果を担います．これは皮質網様体路と延髄内の腹内側網様体系に由

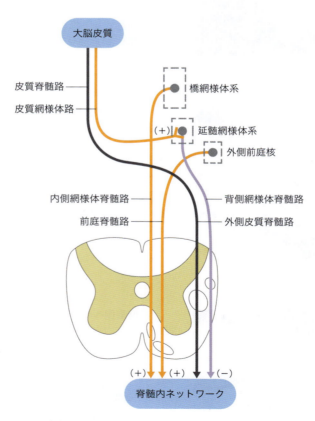

図 2-62 ｜ 痙縮と網様体の関係
（Li S, et al: New insights into the pathophysiology of post-stroke spasticity. Front Hum Neurosci 9: 192, 2015 より改変）

来し，皮質網様体線維を介して運動野からの促通情報が入力されます．一方，内側網様体脊髄路や前庭脊髄路は脊髄のストレッチ反射に対して興奮性を担います．内側網様体脊髄路は外側と異なり，大脳皮質や内包からの指令に影響を受けません．これは前庭脊髄路も同様で，外側前庭核に由来し交差せずに下降します．内側網様体脊髄路と前庭脊髄路は，脊髄内において外側皮質脊髄路や背側網様体脊髄路と離れた位置を下降します．両者のバランスが不均衡になった際に異常なストレッチ反射や痙縮が出現しやすくなります．脳卒中患者の場合，内包に障害を受けることが多く，皮質脊髄路および皮質網様体路の両者に損傷を受け，抑制性の線維が障害を受けます．結果的に，内側網様体脊髄路や前庭脊髄路が優位になり痙縮が出現しやすくなると報告されています．

臨床場面で痙縮を軽減させるためには何を考えていくべきでしょうか？　これらのシステムは脳内のことなので目に見えるわけではありません．しかし，脳システムを理解した治療の組み立ては介入の幅を広げます．

痙縮や異常な脊髄反射をコントロールするためには皮質脊髄路や背側網様体脊髄路など，①大脳皮質とのリンクをつなげ，障害を受けた抑制性下行路を興奮させる介入，②異常な前庭脊髄路や内側網様体脊髄路の興奮性下行路を抑制させる介入の2つが重要であると筆者は考えています．単純に網様体機能を高めるという発想だと痙縮が強まる可能性があります．大脳皮質とのリンクにおいては注意，識別，言語指示，視覚情報，皮膚情報を中心に個別に適応させていきます．特に手は大脳皮質とのリンクが強いため，手への介入は重要といえます．一方，抑制性下行路の興奮には，無意識化の情報である筋・筋膜・関節・内臓からの固有受容感覚の調整が重要であると考えます．本症例の場合も，左右の手から感覚情報や体幹の深部筋からの情報，セラピストの言語を駆使しながら，興奮性の下行路と抑制性の下行路のバランスを調整するよう意識しています．

これらのシステムからの臨床アイデアは幅広いため，治療効果に焦点を当てた介入による仮説検証作業が求められます．

端座位 → 背臥位での評価と治療

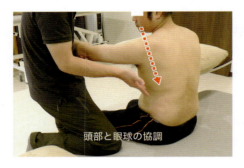

―眼球のオリエンテーション―
麻痺側へ臥位を移行するなかで眼球-頭部-体幹を中心とした姿勢コントロールを促す．声かけと上肢の水平外転を活用しながら麻痺側後方への眼球運動を誘導する．本症例の場合，姿勢が不安定な場面で眼球の麻痺側での固定が困難であり，頭頸部が右側屈する代償戦略を用いた．少しでも身体情報をモニターできるよう，非麻痺側の手をテーブル上にセッティングし，手からの感覚入力にも配慮した．

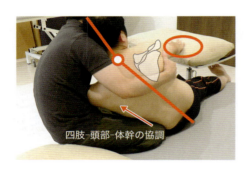

―頭部-体幹-四肢のオリエンテーション―
頭頸部が過度な側屈ではなく伸展・右回旋が伴うよう，セラピストの体幹や大腿部のリファレンスを活用した．また，非麻痺側の肋骨周囲筋の伸展 → 脊柱の伸展，右回旋 → 骨盤の右回旋 → 大腿部の外旋 → 膝伸展という下降性運動連鎖を意識しながら，少しずつ従重力方向に誘導した．頭部と体幹の角度が崩れないようにし，三半規管への角加速による適切な入力を意識した．

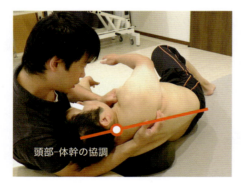

―頸部-体幹のオリエンテーション―
頭部の線形加速度が過剰に反応し，前庭系の興奮に伴い下肢に過剰な伸展や上肢の屈曲が生じないよう，体幹-頭部-眼球運動に配慮し，枕上で，ゆっくりとしたスピードで体幹から頭部へと分節的に従重力コントロールを促した．また，頸部の固有受容感覚や言語誘導による視覚の注視など，前庭系への多重感覚統合を意識していった．これにより過剰な四肢の伸展が伴わない臥位姿勢へと移行できた．

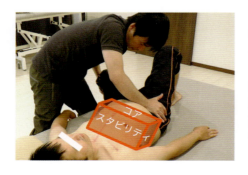

―活動的な背臥位（active spine）へ―
脊柱の回旋・伸展を伴った背臥位姿勢で，骨盤は脊柱や股関節を固定的に引き込まない分節的な状態を確保していった．これにより非麻痺側股関節屈筋群の屈曲固定が軽減し，骨盤の右回旋に伴い，麻痺側の下肢が楽に持ち上がるようになった．この状態から麻痺側股関節を屈曲させて，コアスタビリティと腹腔内圧を保った機能的な膝立ち姿勢へと誘導していった．

臨床 Q & A

Q 起き上がりの際に，介助量に応じた注意点はありますか？

A 寝返りや起き上がりの誘導において，単純な介助方法と促通を意識した介助では介入方法が異なります．介助は安全性や他職種が行えることを重要視しますが，促通は機能改善や潜在能力の発揮を目的とします．したがって，急性期や重度の介助量を要求される場面や，自力で起き上がれる患者でも，目標によっては代償パターンを用いず，個別性に応じた介入方法を提供する必要があります．また，技術を必要としますが，患者の潜在性を活用できたほうが，療法士にかかる負担も少なく怪我につながりにくくなります．以下に，急性期，中等度，軽度の各脳卒中患者における起き上がりの誘導方法の例を挙げました．

【急性期・重度麻痺など】

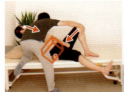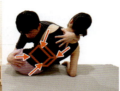

重症患者であっても，近位部からコアスタビリティを意識したコンプレッションを加え，腹腔内圧を高めた状態で座位⇔臥位を誘導する．

意識障害や麻痺の影響により，体幹の緊張をつくりだすことが困難な場合が多いです．また，患者の四肢と体幹の姿勢連鎖・運動連鎖は乏しく，CoM を安定させることが困難です．基本は近位部から体幹のコアスタビリティを意識し，四肢や頸部が体幹に集まるよう誘導します．四肢や頸部の位置に How to はなく，四肢の重さが誘導に対して軽くなったり，追従してくるポイントを療法士が感知することが重要です．身体誘導の基本事項は起き上がりのコンポーネント（➡13頁）を参考にしてください．

【回復期・中等度麻痺など】

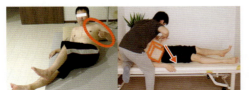

肩の痛みが出現する原因を探索し，コンポーネントを意識した座位⇔臥位の誘導を行う．

回復期は急性期に比べ，神経系の自然回復により筋緊張を動員しやすくなります．また，意識レベルも清明になり，自身でのプランニングや外部刺激への認識が高まります．そのため，近位部だけでなく，中間関節（肘・膝）や末梢部位（手・足部）からの介入も可能になる症例が増える傾向があります．左図のように，肘からの介入や一側・両側の選択も増えます．もちろん言語指示やテーブルなどの視覚情報を用いた起き上がりの工夫も可能になります．

【軽度麻痺など】

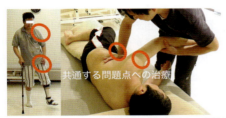

動作が自立していても，長期的にみると問題となる部位がある場合は，起き上がりなど生活全般にわたって，介入していくことが重要である．

時期に限らず軽度麻痺で意識が清明な患者の多くは，自立して起き上がれます．重要なポイントは起き上がりの自立の可否ではなく，症例の問題となるコンポーネントを促通させることです．代償が少ない起き上がりができれば，良い歩行や良い上肢機能の活用につながります．言語指示による意識やタッチの強さに配慮しながら，可能な限り末梢部位からの誘導を意識した介入にします．また，床やソファなど，環境条件ごとの運動パターンの変化も評価することが重要です．

麻痺側の評価と治療

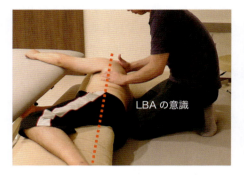

―非麻痺側を下にした伸展を伴う側臥位―
臥位→座位→臥位など姿勢変換における抗重力・従重力的な活動を通じ，非麻痺側体幹の側屈が生じない機能的な側臥位セッティングを行った．麻痺側股関節は体幹筋群に収縮が入りやすい股関節中間位で枕を調整し，上腕骨頭と大腿骨頭が垂線ライン（londitudinal body axis；LBA）に沿うよう意識した．これにより，菱形筋や僧帽筋下部の過緊張が軽減し，肩甲骨の外転や上方回旋を誘導しやすくなった．

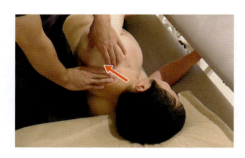

―頭頸部と肩甲骨の分離―
肩関節の治療の際，僧帽筋上部に加え肩甲挙筋・胸鎖乳突筋・広頸筋の強い短縮を認めた．これにより肩甲骨が挙上・前傾に引き込まれ，翼状肩甲が認められるようになった．ハンドリングのなかで短縮を改善し，肩甲骨の下制・内転・後傾・外旋を誘導しながら胸椎の伸展と多裂筋群の収縮を誘導した．胸椎伸展と肩甲骨の下制の予測的連鎖反応（APAs-chain）が得られてから，体幹の屈曲が伴わない肩甲骨の前方突出を誘導していった．

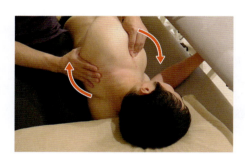

―胸郭と肩甲骨の分離―
ローカルマッスルの活動が得られるにつれ，ロードトランスファー筋群に分類される大胸筋や広背筋の誘導を促すことで，よりダイナミックな肩甲骨の運動を促していった．大胸筋や小胸筋は心臓手術の影響で内側への引き込みが強く，胸骨周囲の線維を中心にモビライゼーションを行った．広背筋は前鋸筋とセットに前方へ引き込まれ，本来の体幹伸展と肩関節内旋が機能しない状況であった．前鋸筋とともに後方にリアライメントし，二関節筋としての分節性を発揮できるよう誘導した．

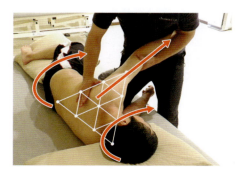

―骨盤-体幹-上肢-頸部の姿勢連鎖―
頭頸部と肩甲骨の分節性が得られてきた段階で，肩甲骨の前方突出，肩甲上腕関節外旋，頸部の右回旋，骨盤の右回旋が連鎖するよう誘導した．本症例の場合，左側の骨盤，肩甲骨の後退が共同しやすく，肘関節や手指の屈曲を助長しやすかった．このリーチ動作において非麻痺側の肘や前腕まで代償が生じないよう誘導し，起き上がりにおける前腕支持（on elbow）→手支持（on hands）へとつなげていった．

臨床 Q & A

Q 手のリーチがどのように寝返りや起き上がりに関連するのですか？

A 上肢の運動や手の位置は，適切な前庭情報処理，頭部の位置，眼球運動のために重要であると数多くの研究で報告されています[113,114]．寝返りや起き上がりは，短時間での体幹や上下肢に合わせた適切な頭頸部のコントロールが要求されます．したがって，麻痺側上肢や手の治療により適切な固有受容感覚情報を中枢神経系に届けることは重要です．また運動学的に，上肢の位置は骨盤にも大きく影響するため，寝返りの介助量や努力量を軽減させるための，上肢と骨盤の一般的な関係性を以下に示します．

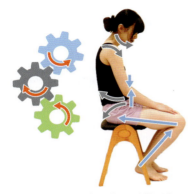

骨盤の後傾 → 腰椎屈曲 → 胸椎屈曲 →
肩甲骨外転 → 上肢の内旋

【体幹屈曲に伴う姿勢連鎖】

一般的な脳卒中患者は，重力に抗することが困難で体幹が屈曲傾向になります．したがって左図のような姿勢連鎖が生じやすいので，基本的には逆パターンへと誘導していく必要があります．しかし，感覚を理解するためには自身の得意なパターンに誘導して逆パターンを取り入れるほうが知覚的な気づきにつながる場合も多い（salience approach）ため，重力に崩れた左図の運動パターンではなく，従重力活動を伴う左図パターンに誘導することで促通の幅が広がるため，そのことを意識した練習をしておく必要があります．

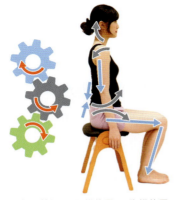

骨盤の前傾 → 腰椎伸展 → 胸椎伸展 →
肩甲骨内転 → 上肢の外旋

【体幹伸展に伴う姿勢連鎖】

脳卒中患者のなかには腰椎を過伸展し，骨盤前傾，上肢外旋位の伸展パターンで座位姿勢を保持する方もいます．一見姿勢が綺麗で安定しているように見えますが，その姿勢から上図の屈曲パターンに移行できないこともあります．両者の姿勢を課題に応じて自由に切り替えられることこそが姿勢コントロールです．見かけにだまされないよう，両者の姿勢を切り替え，抗重力的にも従重力的にも動けるための運動学習が重要です．

第2章 学習ポイント

- [ ] 寝返り/起き上がりの4相の特徴を理解する
- [ ] 各相の解剖学・運動学的側面を理解する
- [ ] 各相における神経メカニズムを理解する
- [ ] 症例介入における4つの視点を理解する
- [ ] 症例介入におけるQ&Aを理解する

引用文献

1) Sekiya N, et al: Kinematic and kinetic analysis of rolling motion in normal adults. J Jpn Phys Ther Assoc 7: 1-6, 2004
2) Sarnacki SJ: Rising from Spine on a Bed: A Description of Adult Movement and Hypothesis of Developmental Sequences. Richmond, VA: Virginia Commonwealth University, 1985
3) Horak FB: Postural orientation and equilibrium: what do we need to know about neural control of balance to prevent falls?. Age Ageing Suppl 2: ii7-ii11, 2006
4) Bouisset S: Relationship between postural support and intentional movement: biomechanical approach. Arch Int Physiol Biochim Biophys 99: A77-A92, 1991
5) Yiou E, et al: Adaptability of anticipatory postural adjustments associated with voluntary movement. World J Orthop 3: 75-86, 2012
6) Richter RR, et al: Description of adult rolling movements and hypothesis of developmental sequences. Phys Ther 69: 63-71, 1989
7) Ford-Smith CD, et al: Age differences in movement patterns used to rise from a bed in subjects in the third through fifth decades of age. Phys Ther 73: 300-309, 1993
8) Barra J, et al: Perception of longitudinal body axis in patients with stroke: a pilot study. J Neurol Neurosurg Psychiatry 78: 43-48, 2007
9) Neumann DA: Kinesiology of the Musculoskeletal System. 3rd ed, p370, Elsevier, 2016
10) Kibler WB: The role of core stability in athletic function. Sports Med 36: 189-198, 2006
11) Panjabi MM: The stabilizing system of the spine.: Part I. function, dysfunction, adaptation, and enhancement. J Spinal Disord 5: 383-389; discussion 397, 1992
12) Bogduk N: Clinical Anatomy of the Lumbar Spine and Sacrum. 3rd ed, Churchill-Livingstone, New York, 1997
13) Solomonow M, et al: The ligamento-muscular stabilizing system of the spine. Spine 23: 2552-2562, 1998
14) Akuthota V, et al: Core strengthening. Arch Phys Med Rehabil 85 (3 Suppl 1): S86-S92, 2004
15) Smith CE, et al: Dynamic trunk stabilization: a conceptual back injury prevention program for volleyball athletes. J Orthop Sports Phys Ther 38: 703-720, 2008
16) Richardson C, et al: Therapeutic Exercise for Spinal Segmental Stabilization in Low Back Pain: Scientific Basis and Clinical Approach. Churchill Livingstone, Edinburgh (NY), 1999
17) Hides JA, et al: Multifidus muscle recovery is not automatic after resolution of acute, first-episode low back pain. Spine 21: 2763-2769, 1996
18) Yu SH, et al: The effects of core stability strength exercise on muscle activity and trunk impairment scale in stroke patients. J Exerc Rehabil 9: 362-367, 2013
19) Ebenbichler GR: Sensory-motor control of the lower back: implications for rehabilitation. Med Sci Sports Exerc 33: 1889-1898, 2001
20) Richardson C, et al: Therapeutic exercise for spinal segmental stabilization in low back pain: scientific basis and clinical approach. Churchill Livingstone, Edinburgh, 1999
21) Vleeming A, et al: The posterior layer of the thoracolumbar fascia. Its function in load transfer from spine to legs. Spine (Phila Pa 1976) 20: 753-758, 1995
22) http://www.anatomy-physiotherapy.com/articles/musculoskeletal/spine/lumbar/259-the-

thoracolumbar-fascia-anatomy-function-and-clinical-considerations
23) McGill S: Low Back Disorders: Evidence-based Prevention and Rehabilitation. Champaign (IL), Human Kinetics, 2002
24) Yu SH: The effects of core stability strength exercise on muscle activity and trunk impairment scale in stroke patients, J Exerc Rehabil 9: 362-367, 2013
25) McGill SM: Low back stability: from formal description to issues for performance and rehabilitation. Exerc Sport Sci Rev 29: 26-31, 2001
26) Hodges PW, et al: Inefficient muscular stabilization of the lumbar spine associated with low back pain: a motor control evaluation of transversus abdominis. Spine 21: 2640-2650, 1996
27) Porterfield JA, et al: Mechanical Low Back Pain: Perspectives in Functional Anatomy. 2nd ed, WB Saunders, Philadelphia, 1998
28) Bogduk N: Clinical Anatomy of the Lumbar Spine and Sacrum. 3rd ed, Churchill-Livingstone, New York, 1997
29) Corry IS, et al: Botulinum toxin A in hamstring spasticity. Gait Posture 10: 206-210, 1999
30) Gibbons SGT, et al: Strength versus stability: part 1. concepts and terms. Orthop Division Rev 2: 21-27, 2001
31) Behm DG, et al: The use of instability to train the core musculature. Appl Physiol Nutr Metab 35: 91-108, 2010
32) Lyons K, et al: Timing and relative intensity of hip extensor and abductor muscle action during level and stair ambulation: an EMG study. Phys Ther 63: 1597-1605, 1983
33) Konin JG: Facilitating the serape effect to enhance extremity force production. Athl Ther Today 8: 54-56, 2003
34) Michael A: Effects of proprioceptive exercises on pain and function in chronic neck- and low back pain rehabilitation: a systematic literature review. BMC Musculoskelet Disord 15: 382, 2014
35) Tony Everett: Human movement: An Introductory Text. 6th ed, pp15-16, Churchill Livingstone, 2010
36) Zattara M: Posturo-kinetic organization during the early phase of voluntary limb movement. J Neurol Neurosurg Psychiatry 51: 956-965, 1988
37) Hirashima M: Sequential muscle activity and its functional role in the upper extremity and trunk during overarm throwing. J Sports Sci 20: 301-310, 2002
38) Van Ingen Schenau GJ, et al: The unique action of bi-articulate muscles in complex movements. between lower extremity injury, low back pain, and hip muscle. J Anat 155: 1-5, 1987
39) Kebaetse M, et al: Thoracic position effect on shoulder range of motion, strength, and 3-D scapular kinematics. Arch Phys Med Rehabil 80: 945-950, 1999
40) Kellie C: Core stability training for injury prevention. Sports Health 5: 514-522, 2013
41) Barr KP, et al: Lumbar stabilization: a review of core concepts and current literature. Part 2. Am J Phys Med Rehabil 86: 72-80, 2007
42) Hebert JJ, et al: The relationship of transversus abdominis and lumbar multifidus activation and prognostic factors for clinical success with a stabilization exercise program: a crosssectional study. Arch Phys Med Rehabil 91: 78-85, 2010
43) Minick KI, et al: Interrater reliability of the functional movement screen. J Strength Cond Res 24: 479-486, 2010
44) McGill SM, et al: Endurance times for low back stabilization exercises: clinical targets for testing and training from a normal database. Arch Phys Med Rehabil 80: 941-944, 1999
45) Borghuis J, et al: The importance of sensory-motor control in providing core stability: implications for measurement and training. Sports Med 38: 893-916, 2008
46) Cook G, et al: Pre-participation screening: the use of fundamental movements as an assessment of function. Part 1. N Am J Sports Phys Ther 1: 62-72, 2006
47) Cook G, et al: Pre-participation screening: the use of fundamental movements as an assessment of function. Part 2. N Am J Sports Phys Ther 1: 132-139, 2006
48) Chorba RS, et al: Use of a functional movement screening tool to determine injury risk in female collegiate athletes. N Am J Sports Phys Ther 5: 47-54, 2010
49) Kiesel K, et al: Can serious injury in professional football be predicted by a preseason functional movement screen? N Am J Sports Phys Ther 2: 147-158, 2007
50) Peate WF, et al: Core strength: a new model for injury prediction and prevention. J Occup Med

Toxicol 2: 3, 2007
51) McGill SM, et al: Coordination of muscle activity to assure stability of the lumbar spine. J Electromyogr Kinesiol 13: 353-359, 2003
52) Cresswell AG, et al: Changes in intra-abdominal pressure, trunk muscle activation, and force during isokinetic lifting and lowering. Eur J Appl Physiol 68: 315-321, 1994
53) Ekstrom RA, et al: Electromyographic analysis of core trunk, hip, and thigh muscles during 9 rehabilitation exercises. J Orthop Sports Phys Ther 37: 754-762, 2007
54) Hodges PW: Feed-forward contraction of transversus abdominis is not influenced by the direction of arm movement. Exp Brain Res 114: 362-370, 1997
55) Hubscher M, et al: Neuromuscular training for sports injury prevention: a systematic review. Med Sci Sports Exerc 42: 413-421, 2010
56) Willardson JM: Core stability training: applications to sports conditioning programs. J Strength Cond Res 21: 979-985, 2007
57) Aruin AS: The Organization of Anticipatory Postural Adjustments, Journal of Automatic Control 12: 31-37, 2002
58) Allison GT, et al: Feedforward responses of transversus abdominis are directionally specific and act asymmetrically: implications for core stability theories. J Orthop Sports Phys Ther 38: 228-237, 2008
59) Caronni A, et al: Anticipatory postural adjustments stabilise the whole upper-limb prior to a gentle index-finger tap. Exp Brain Res 194: 59-66, 2009
60) Morris SL, et al: Corset hypothesis rebutted: transversus abdominis does not co-contract in unison prior to rapid arm movements. Clin Biomech (Bristol, Avon) 27: 249-254, 2012
61) Andersson EA, et al: Diverging intramuscular activity patterns in back and abdominal muscles during trunk rotation. Spine (Phila Pa 1976) 27: E152-E160, 2002
62) Urquhart DM, et al: Regional morphology of the transversus abdominis and obliquus internus and externus abdominis muscles. Clin Biomech (Bristol, Avon) 20: 233-241, 2005
63) Richardson C, et al: Techniques for active lumbar stabilisation for spinal protection: a pilot study. Aust J Physiother 38: 105-112, 1992
64) Snijders CJ, et al: Biomechanical modelling of sacroiliac stability in different postures. Spine: State of the Art Reviews 9: 419-432, 1995
65) Hodges PW: Is there a role for transversus abdominis in lumbo-pelvic stability? Man Ther 4: 74-86, 1999
66) Cavallari P: The organization and control of intra-limb anticipatory postural adjustments and their role in movement performance. Front Hum Neurosci 10: 525, 2016
67) Bolzoni F, et al: Transcranial direct current stimulation of SMA modulates anticipatory postural adjustments without affecting the primary movement. Behav Brain Res 291: 407-413, 2015
68) Massion J, et al: The supplementary motor area is implicated in the coordination between posture and movement in man. C R Acad Sci III 308: 417-423, 1989
69) Massion J, et al: Acquisition of anticipatory postural adjustments in a bimanual load-lifting task: normal and pathological aspects. Exp Brain Res 128: 229-235, 1999
70) Viallet F, et al: Coordination between posture and movement in a bimanual load lifting task: putative role of a medial frontal region including the supplementary motor area. Exp Brain Res 88: 674-684, 1992
71) Gahéry Y: Postural and kinetic coordination following cortical stimuli which induce flexion movements in the cat's limbs. Brain Res 149: 25-37, 1978
72) Yakovenko S, et al: A motor cortical contribution to the anticipatory postural adjustments that precede reaching in the cat. J Neurophysiol 102: 853-874, 2009
73) Palmer E, et al: The processing of human ballistic movements explored by stimulation over the cortex. J Physiol 481: 509-520, 1994
74) Viallet F, et al: Performance of a bimanual load-lifting task by parkinsonian patients. J Neurol Neurosurg Psychiatry 50: 1274-1283, 1987
75) Ng TH, et al: Neuromagnetic brain activity associated with anticipatory postural adjustments for bimanual load lifting. Neuroimage 66: 343-352, 2013
76) Boecker H, et al: Role of the human rostral supplementary motor area and the basal ganglia in motor sequence control. J Neurophysiol 79: 1070-1080, 1998
77) Babinski J: De l'asynergie cérébelleuse. Rev Neurol 7: 806-816, 1899

78) Imamizu H, et al: Human cerebellar activity reflecting an acquired internal model of a new tool. Nature 403: 192-195, 2000
79) Müller F, et al: Impairments of precision grip in two patients with acute unilateral cerebellar lesions: a simple parametric test for clinical use. Neuropsychologia 32: 265-269, 1994
80) Diedrichsen J: Cerebellar involvement in anticipating the consequences of self-produced actions during bimanual movements. J Neurophysiol 93: 801-812, 2005
81) Schepens B: Independent and convergent signals from the pontomedullary reticular formation contribute to the control of posture and movement during reaching in the cat. J Neurophysiol 92: 2217-2238, 2004
82) Massion J: Movement, posture and equilibrium: interaction and coordination. Prog Neurobiol 38: 35-56, 1992
83) Cardinali L, et al: Peripersonal space and body schema: two labels for the same concept? Brain Topogr 21: 252-260, 2009
84) Holmes NP, et al: The body schema and multisensory representation(s) of peripersonal space. Cogn Process 5: 94-105, 2004
85) Rossit S, et al: No neglect-specific deficits in reaching tasks. Cereb Cortex 19: 2616-2624, 2009
86) Rizzolatti G: Afferent properties of periarcuate neurons in macaque monkeys, Somatosensory responses. Behav Brain Res 2: 125-146, 1981
87) Li S, et al: New insights into the pathophysiology of post-stroke spasticity. Front Hum Neurosci 9: 192, 2015
88) Sheean G: The pathophysiology of spasticity. Eur J Neurol 9(Suppl.1), 2002
89) O'Dwyer N: Spasticity and muscle contracture following stroke. Brain 119: 1737-1749, 1996
90) Thilmann A: The mechanism of spastic muscle hypertonus. Variation in reflex gain over the time course of spasticity. Brain 114: 233-244, 1991
91) Mirbagheri M: Changes of elbow kinematics and kinetics during 1year after stroke. Muscle Nerve 37: 387-395, 2008
92) Friden J: Spastic muscle cells are shorter and stiffer than normal cells. Muscle Nerve 27: 157-164, 2003
93) Cullen KE: The vestibular system: multimodal integration and encoding of self-motion for motor control. Trends Neurosci 35: 185-196, 2012
94) Angelaki DE, et al: Vestibular system: the many facets of a multimodal sense. Annu Rev Neurosci 31: 125-150, 2008
95) Goldberg JM: Afferent diversity and the organization of central vestibular pathways. Exp Brain Res 130: 277-297, 2000
96) Angelaki DE, et al: Visual and vestibular cue integration for heading perception in extrastriate visual cortex. J Physiol 589: 825-833, 2011
97) Cullen KE, et al: Signal processing in the vestibular system during active versus passive head movements. J Neurophysiol 91: 1919-1933, 2004
98) Manzoni D: The cerebellum and sensorimotor coupling: looking at the problem from the perspective of vestibular reflexes. Cerebellum 6: 24-37, 2007
99) Wilson VJ, et al: Cortical influences on the vestibular nuclei of the cat. Exp Brain Res 125: 1-13, 1999
100) Goldberg JM, et al: Vestibular control of the head: possible functions of the vestibulocollic reflex. Exp Brain Res 210: 331-345, 2011
101) Kennedy PM, et al: Interaction effects of galvanic vestibular stimulation and head position on the soleus H reflex in humans. Clin Neurophysiol 113: 1709-1714, 2002
102) Tresilian J: Sensorimotor Control and Learning: An Introduction to the Behavioral Neuroscience of action. pp368-369, Palgrave Macmillan, 2012
103) Dickman JD: The Vestibular System. Oxford University Press, 2012
104) Van Ouwenaller C, et al: Painful shoulder in hemiplegia. Arch Phys Med Rehabil 67: 23-26, 1986
105) Ratnasabapathy Y, et al: Shoulder pain in people with a stroke: a population-based study. Clin Rehabil 17: 304-311, 2003
106) Wanklyn P, et al: Hemiplegic shoulder pain (HSP): Natural history and investigation of associated features. Disabil Rehabil 18: 497-501, 1996
107) Gamble GE, et al: Poststroke shoulder pain: a prospective study of the association and risk factors

in 152 patients from a consecutive cohort of 205 patients presenting with stroke. European J Pain 6: 467-474, 2002

108) Bohannon RW, et al: Shoulder pain in hemiplegia: Statistical relationship with five variables. Arch Phys Med Rehabil 67: 514-516, 1986

109) Harrison RA, et al: Post stroke pain: identification, assessment, and therapy. Cerebrovasc Dis 39: 190-201, 2015

110) Pandian S: Motor impairment of the ipsilesional body side in poststroke subjects. J Bodyw Mov Ther 17: 495-503, 2013

111) Desrosiers J: Performance of the 'unaffected' upper extremity of elderly stroke patient. Stroke 27: 1564-1570, 1996

112) Drew T, et al: Cortical and brainstem control of locomotion. Prog Brain Res 143: 251-261, 2004

113) Han BI: Vestibular rehabilitation therapy: review of indications, mechanisms, and key exercises. J Clin Neurol 7: 184-196, 2011

114) Daghestani L: Coordination of a step with a reach. J Vestib Res 10: 59-73, 2000

Chapter 3

立ち上がり/着座

概要

立ち上がり/着座（STS）とは？

立ち上がり/着座 STS（sit to stand：sit TS/stand to sit：stand TS） は日常生活における必須動作である．立ち上がりから歩行，立ち上がりから上肢活動，立位から座位を経て臥位になるなど，他の ADL を遂行するための主動作，中間動作となる基本動作といえる．したがって，STS に関する知識や実際の患者の動作分析は専門性を問わず重要である．STS の分析において重要なことは，姿勢が移行していく過程を理解し，筋骨格系や神経系の側面から問題点を捉えることである．そのなかで，**質量中心（center of mass；CoM）** と **圧力中心（center of pressure；CoP）** の位置を理解することは動作分析に役立つ（図 3-1）．

立ち上がりにおいて CoP は CoM の影響を受けながら移動する．CoP は文字どおり圧の中心であり，座位では坐骨や足部に垂直抗力が伴っており，両者の圧の中間地点が CoP である．座位の場合は坐骨のほうが圧は強いため，CoP も坐骨側に偏位する．立ち上がりや歩行では常に床反力に合わせて CoP は移動し，**CoM の垂線（center of gravity；CoG）** と CoP の距

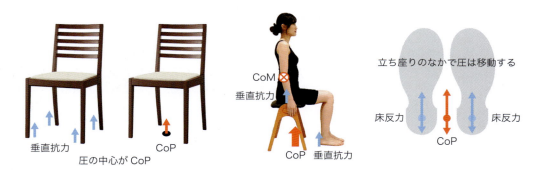

図 3-1 ｜ 垂直抗力，CoP，CoM の関係性

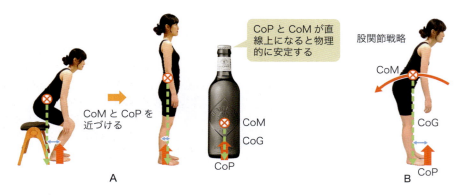

図 3-2 ｜ STS における CoM，CoP，CoG の関係性

離が離れるほどバランスを崩しやすい．立ち上がりはCoMとCoPを重力ラインに近づけて**姿勢安定（postural stability）**を高めていくプロセスともいえる（図3-2-A）．一般的に脳卒中患者の場合，CoPが非麻痺側前方に移動しやすい傾向がある[1]．たとえば股関節戦略の立位では，CoMが後方に移動し，バランスを保持するために底屈が助長されるとCoPは前方に移動する（図3-2-B）．

支持基底面

立位において足と地面との接触点によって囲まれた領域が**支持基底面（base of support；BoS）**である．安定した**直立姿勢（upright stance）**を維持するためには，重心を支持基底面上で保つ必要がある．支持基底面の大きさは足の配置によって異なる（図3-3）．AよりBのほうが支持基底面は横方向に広がるため安定する．Cは前後に広がるが横方向への安定性は低下する．Dは杖の位置により大きく広がるが，一方で片麻痺患者の場合は麻痺側への荷重やバランスが低下するリスクもある．杖への押し付けが強くなるほど重心は杖方向に移行するため，踵上でのバランス経験が低下し，体幹の屈曲や股関節への戦略が必要となる．

座位の場合（E）も同様で，骨盤が後傾すると支持基底面が大きくなり，前傾すると小さくなる．また，浅く座ると大腿部の支持基底面が減り，深く座ると大きくなる．後傾位で深く座ると安定性は広がるが，動く際には筋活動を多く必要とする．支持基底面が大きく・重心が低いと安定性が増すぶん，筋緊張は下がりやすい．筋活動を高めたい場合は骨盤の前傾，浅く座る，

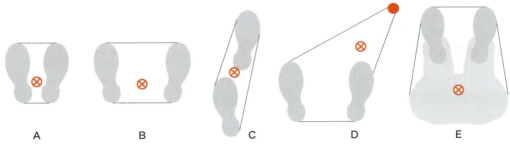

図3-3│BoSと姿勢の関係性

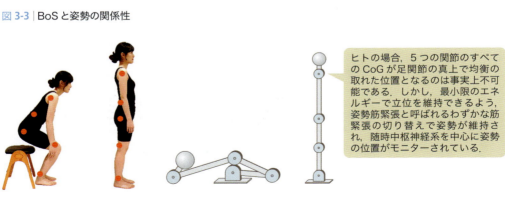

図3-4│倒立振り子モデルと立ち上がりの関係

（Tresilian JT: Sensorimotor Control & Learning: An Introduction to the Behavioral Neuroscience of Action. pp399-400, Palgrave Macmillan, 2012をもとに作成）

高座位が最も有効である．しかし，同時に不安定性も高まるため，治療場面では患者の能力に適応させる必要がある．

直立姿勢を維持するためには，重心を支持基底面上に保たなければならない．身体は，各身体部位に対して回転することができる連結したセグメントから形成される．直立は，一連のセグメントが互いの上にくることで釣り合っている．これは**倒立振り子モデル**と呼ばれ，支えるための力を必要としない[2]．立ち上がり動作も，座位→立位へ各身体関節を垂直上に調整していく過程といえる（図3-4)[2]．

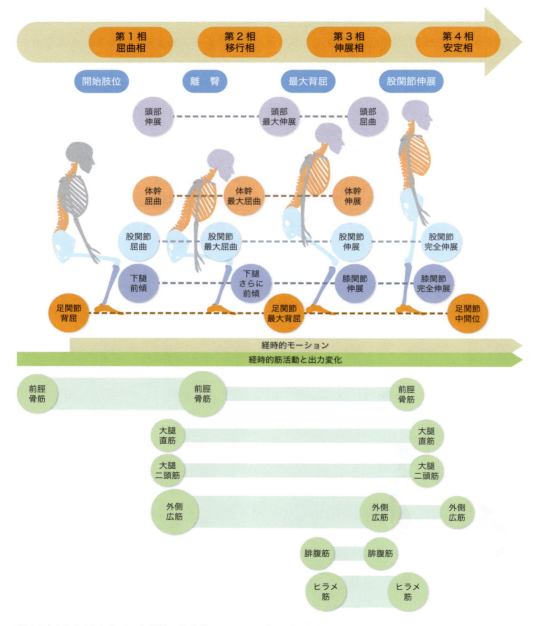

図 3-5 ｜立ち上がりにおける各関節の経時的モーション・筋活動と出力変化

立ち上がり（sit to stand）における4つの相

Schenkmanら[3]は立ち上がりを図3-5に示す4相に分類している．前脛骨筋は動作開始前に筋活動が発生しており，移行相における離臀時に最大となる．離臀より前脛骨筋から主たる筋活動は外側広筋を主とした大腿部の筋へと移行し，伸展相より腓腹筋・ヒラメ筋が作用し始める．

第1相（屈曲相：flexion momentum）

第1相（屈曲相：flexion momentum）は安楽座位から離臀（lift-off）までの過程であり，離臀に向けた準備期で動作全体の27％を占める．効率的なSTSのためには第1相でアップライトスタンス（➡222頁）を維持することが重要となる．

第1相を達成させるために必要な運動要素として，①股関節屈曲120°，②膝関節屈曲90〜115°，③CoGが足部の前方2cmの位置に移動する，④体幹屈曲0〜16°，⑤頸部伸展30°，⑥肩甲上腕関節屈曲11〜53°が挙げられる[4,5]．健常者でも運動の可動域は異なるが，運動要素を理解しておくと臨床での評価・治療の際に役立つ．

また，第1相を効率的に行うための要素として"**モーメンタム（momentum）**"と呼ばれる慣性を伴う重心移動がある．開始姿勢から股関節屈曲90°までは股関節屈筋により重心の前方移動が行われるが（図3-6），90°を超えると股関節屈筋の収縮は必要なくなり，前方移動はモーメンタムと重力によって行われる．反対に，股関節伸筋群がこのモーメンタムを制御するため

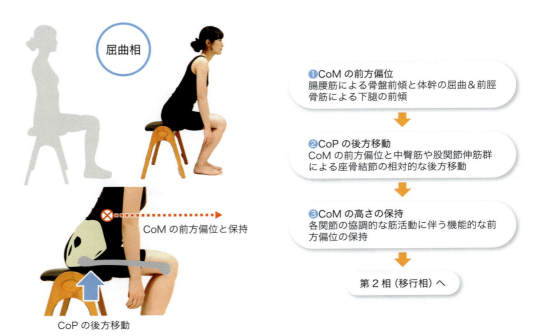

図3-6 | 第1相におけるCoMとCoPの関係

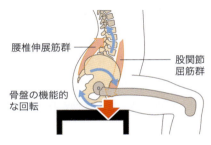

図 3-7 | 腰椎伸展に伴う骨盤前傾
（Neumann DA, et al: Kinesiology of the Musculoskeletal System: Foundations for Rehabilitation, 3rd ed, p366, Mosby, 2016 より）

に遠心性収縮を起こす[4,5]．

第 1 相で失敗すると，離臀時に過剰努力を要することになる．臨床場面では，立ち上がりができない原因が第 1 相にあるにもかかわらず，第 2 相の離臀時の失敗が問題として取り上げられやすい．

立ち上がりにおいて，股関節屈筋群と脊柱起立筋群の協調的活動に伴う腰椎伸展（lumber extension）と骨盤前傾は重要である（図 3-7）[6]．それに加え，中臀筋，ハムストリングス起始部，股関節周囲の深層筋の収縮など，股関節安定筋の先行的な機能低下を認めるケースは多い．

坐骨周囲の筋群が低緊張で骨盤底筋群が機能しないと，骨盤が機能的に回転しない．そのため，開始姿位から第 1 相に移行する際の坐骨周囲の筋活動を評価することは重要である．また，立ち上がりの際に CoM の前方移動を保持するためにはコアスタビリティが重要である．しかし，腹腔内圧を高めることばかりに注意が向き，骨盤の前傾と体幹屈曲に合わせた腹直筋群の求心性収縮を誘導すると，その後の伸展相への切り

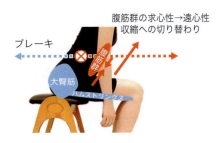

図 3-8 | 大臀筋とハムストリングスのブレーキ作用

替えが困難になる．患者によっては腹直筋が過剰収縮，短縮している場合もあるので，遠心性収縮を促しながらの骨盤前傾誘導も重要である．

また，慣性（モーメンタム）を制御する大臀筋やハムストリングスのブレーキ作用を評価することは重要である（図 3-8）．

健常者と片麻痺患者の立ち上がりを比較すると，片麻痺患者の場合は骨盤前傾というより胸椎レベルの屈曲で代償しており，CoM が前方移動せず，足底への重心移動が不十分な場合が多い（図 3-9）[7]．そのため，見た目の可動域を評価するのでなく，CoM の重心移動を確認する必要がある．CoM の移動にはコアコントロールが重要であり，詳しくは 55 頁を確認してほしい．

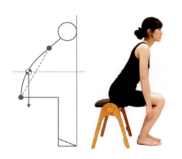
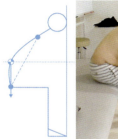
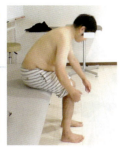

図 3-9 | 健常者と片麻痺患者の CoM の比較
（Messier S, et al: Dynamic analysis of trunk flexion after stroke. Arch Phys Med Rehabil 85: 1619-1624, 2004 をもとに作成）

第2相（移行相：momentum transfer）

　第2相は移行相（momentum transfer）で，骨盤前傾から足関節最大背屈までの過程である．膝関節の伸展が始まり，体幹が前傾位から伸展運動に切り替わるまでの離臀を指し，動作全体の約9％を占める．前脛骨筋はこの相でも重要な役割を果たし，機能的な第3相への移行を促通する．

　第2相では体幹の最大屈曲（0〜16°），股関節最大屈曲（約120°），膝関節最大屈曲（90〜115°）が生じ，CoGが足部へ移行し，重心制御のために前脛骨筋の求心性収縮とヒラメ筋の遠心性収縮が協調的に活動し始める[5]．また，大腿四頭筋と股関節伸筋群の活動ピークが第2相にあり，最も筋出力が必要な相でもある．

　CoMの前方移動は第1相に生じたモーメンタムにより継続しており，最大で足部の前方7cmの位置まで移動する．CoMの前方移動が終了するとともにモーメンタムも消失する．第2相は支持基底面が狭いうえにCoMの前方移動や最大筋活動を伴う時期であり，最も不安定になる．したがって，トランスファー場面で介助者が伸展をサポートする機会は多い．また，足関節最大背屈を作り出せることで，下腿三頭筋や足底筋膜の伸張が促され，足部内在筋群が活性化し，力強い足底の床反力生成が可能となる（図3-10）．水平抗力や垂直抗力が生成できなければ，上行性運動連鎖，足関節，膝，股関節の伸展モーメントが困難で，上肢支持などを用いる屈筋優位の代償戦略となる．

　背屈は前脛骨筋の求心性の活動が重要になるが，立ち上がりは前方へのモーメンタムを制御

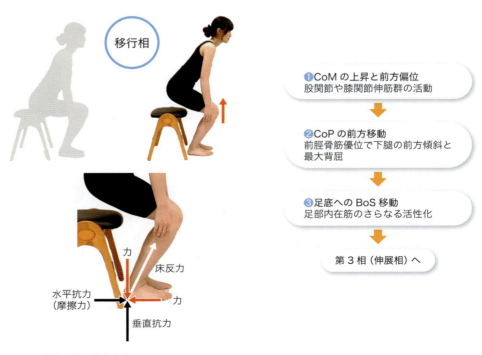

図3-10　第2相の抗力方向

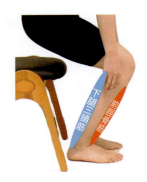

図 3-11 | 最大背屈時における前脛骨筋と下腿三頭筋の関係

する必要があり，下腿三頭筋は第2相でブレーキ的な役割を担う（図3-11）．したがって下腿三頭筋が低緊張の場合，膝が過剰に前方移動したり，背屈が強調されすぎて距腿関節でのインピンジメントや不安定性が生じやすい．

また，下腿三頭筋が短縮した場合，背屈を制限するため離臀困難や反張膝につながりやすい．前脛骨筋の作用ばかりにとらわれず，拮抗筋の活動も常に評価する必要がある．

脳卒中患者の場合は腓骨筋の機能低下も生じやすく，背屈制限の問題を詳細に評価しなければならない．

SitTS では CoM が最大で足部の約 7 cm まで前方移動する[8]．CoM の前方移動が STS を遂行するうえで重要なのは想像に難くないが，実際に筋電図を用いた研究では，足部の位置により筋活動の機能的リンクが変化する（図3-12）．足部を後方に位置させた場合には腓腹筋と大腿直筋などの二関節筋が優位になり，前方に位置させた場合には前脛骨筋，ヒラメ筋，外側広筋といった単関節筋が優位になりやすい[8]．前方の位置は CoM をより前方に誘導しなければならず，後方への崩れに対しての前面筋の大きな制御が求められる．そのため単関節筋による固定が必要となり，関節に負担がかかりやすくなる．脳卒中患者はハムストリングスの短縮などで，前方位での立ち上がりは困難な場合が多い．一方，下腿三頭筋の痙縮や短縮により背屈制限がある場合は，後方位でのセッティングも難しくなる．治療を通じて様々な足の位置で対応できる姿勢制御を獲得することが重要といえる．

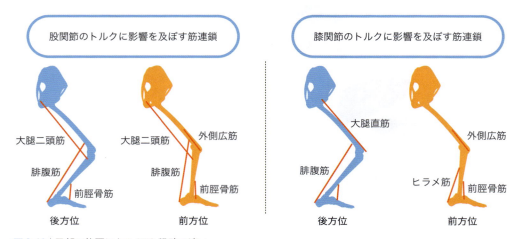

図 3-12 | 足部の位置による STS 戦略の違い
〔Khemlani MM, et al: Muscle synergies and joint linkages in sit-to-stand under two initial foot positions. Clin Biomech (Bristol, Avon)14: 236-246, 1999 をもとに作成〕

第3相(伸展相:extension)

　第3相は伸展相(extension)である．足関節最大背屈から直立位までの過程で，下腿筋群の活動が特に重要である．CoGが前方移動し足部を越えると，水平方向から垂直方向の運動に切り替わる．股関節と膝関節の伸展が始まり，足関節底屈も若干生じる．関節運動の広がりとともに，体幹は伸展していくが，頸椎は頭頂部が最上位になるように屈曲する．上肢はリラックスさせると，自然な位置に戻る．この相で体幹と下肢が伸展した後に，頸椎は頭部を適切な位置に定位するためにわずかな屈曲・伸展運動を行う[4]．

　第2相から第3相へ切り替わる際には前脛骨筋やヒラメ筋といった下腿筋群の協調性が重要になる．また，第3相の後半では骨盤の前後傾のコントロールも必要である．評価や治療場面ではこれらに着眼することで効率的なSTS獲得が可能となる．第3相は動作全体の約65%で，両足底で構成されたBoSから逸脱せず，CoMは上方へ移動し，CoPは前後方向に偏位する．

　一般的に，CoMを足部上で制御する場合，図3-13[2]に示すように身体セグメント間に応じて大きく変わる．可能な限り足関節戦略の下でのバランス保持が重要であり，CoMが**安定性限界(limit of stability)**を超えるとステッピングなどの代償戦略が生じる．バランス保持の詳細は歩行の章(→195頁)を参照してほしい．

立位保持における姿勢筋緊張

　図3-13では，4つの姿勢すべてにおいて，重力に抗した立位を保持している．ヒトが実施する姿勢戦略は，環境や課題によって異なる．たとえば，姿勢1で崖の端から景色を眺めて

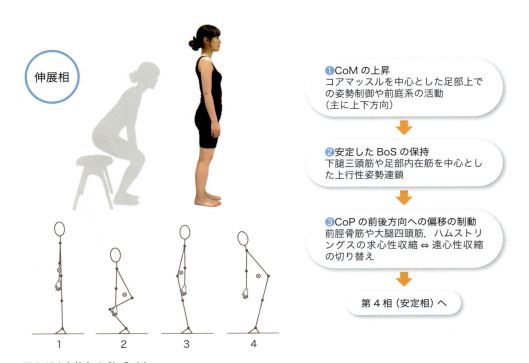

図3-13｜立位タイプとCoM
(Tresilian JT: Sensorimotor Control & Learning: An Introduction to the Behavioral Neuroscience of Action. pp399-400, Palgrave Macmillan, 2012 をもとに作成)

いたり，姿勢2で床から重いものを持ち上げる場合もある．姿勢2, 3, 4は努力量を必要とし，長期間保持することは困難である．特に姿勢2は数十秒後に疲労を呈する．一方，姿勢1は，非常に長い時間姿勢を維持できる．水平地面で姿勢1を保つ際，CoGは通常，足関節軸の前方数cmに位置する（一般的には5 cm未満）（図3-14）[2]．これは，足関節に身体を前方傾斜させる重力トルクが存在することを意味する．前方傾斜を避けるためには，反対のトルクを生成する必要がある．このトルクの一部は，足関節結合組織（靱帯および軟骨）の弾性，関節包内の摩擦，および下腿三頭筋の収縮によって生成され，特にヒラメ筋は立位保持において随時収縮している．図3-14の姿勢では，身体のCoGが膝関節軸のわずか前方で，股関節軸のわずか後方に位置していることがわかる．そして，大腿骨を前方（膝関節伸展），および骨盤を後方に回転させる重力トルクが存在する．この場合は，関節軸から重力の作用線までの距離が短くトルクは小さいため，重力トルクを平衡に維持するためにはわずかな対向トルクを発生させる必要がある．膝と股関節の両方において，この反対のトルクの大部分は，関節の周りの靱帯および他の軟組織によって受動的に生成される．したがって，わずかな筋活動が膝屈筋群（ハムストリングス）または股関節屈筋に必要とされる．

常に身体をモニターしながら重力トルクに拮抗して下肢，体幹，頭部を整列させて保持する筋活動は，**姿勢筋緊張（postural tone）**と呼ばれる．この活動により前後左右への偏位に対して姿勢を保持することが可能となる（図3-15）．

足で囲まれた全領域にまでBoSを拡張するためには，筋活動が重要である．CoGが足部のBoS内にある限り，筋活動で生成される関節トルクで転倒を防げる．一方，CoGがBoSの外側に移動すると，筋が発揮するトルクの大きさにかかわらず，身体は傾斜し始める．これが生じた場合，ステッピング，あるいは何かを把持するといった戦略によってBoSを広げる必要がある．一般的にBoSが広がると筋緊張は低下しやすい．

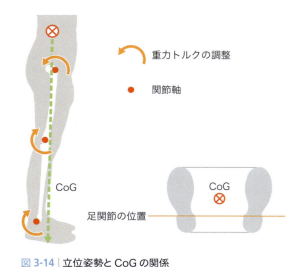

図 3-14 | 立位姿勢とCoGの関係
（Tresilian JT: Sensorimotor Control & Learning: An introduction to the behavioral neuroscience of action. pp399-400, Palgrave Macmillan, 2012 をもとに作成）

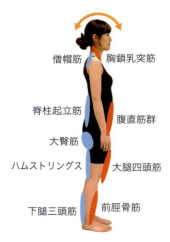

図 3-15 | 立位姿勢における主な姿勢筋

第4相（安定相：stabilization）

第4相は安定相（stabilization）であり，立位姿勢の維持である．一見静止しているように見えるが，立位は常にわずかに揺れ（sway）ながら保持されている（図 3-16)[9]．これは中枢神経系が自律的な運動（呼吸など）や外界の情報をモニターしているフィードバック機構といえる．

姿勢は①外乱・内乱のない静的スタンス，②外乱のある環境スタンス，③内乱のある行動スタンスの3つに影響を受け，これにより第4相の保持も異なってくる．たとえば，刺激の少ないリハビリテーション室内での立位保持，人通りの多い場所での立位保持，尿意を呈している場面での立位保持では姿勢戦略も異なる．

CoPの位置は，フォースプラット（force plat）と呼ばれる装置によって測定できるため，CoGの位置よりも推定が容易である．CoGが水平面内を移動するとCoPも移動するが，CoPがCoGと同じように動くわけではない．図 3-16 に示したように，CoGの水平方向の動きはCoPの動きと異なる．この図は，静的スタンスでの短時間について，身体のCoG（赤実線）の水平移動と前後方向のCoP（青点線）の動きを示している．最も明白な違いは，CoPは静的スタンスで常に得られるパターンであり，CoG モーションよりも実質的に大きな振幅をもつという点である．

直立姿勢の維持には以下の2つの機能が重要である[10]．
(1) **姿勢安定（postural stability）**：身体のCoGを支持基底面上に保持する
(2) **姿勢定位（postural orientation）**：身体セグメントの配列を維持する（特定の身体配列の維持）

両者ともフィードバック機構に基づいて生成されるが，姿勢安定はBoS上でのCoGの維持であり，姿勢定位は最も筋活動の少ない位置で身体各部位を垂直上に配列させる．たとえば，装具で身体セグメントの配列を垂直位置に維持したとしても，姿勢筋が協調的に働かなければ機能的な直立姿勢を維持できない．機械的な配列を優先させるあまり，支持基底面上での安定の範囲が狭まることもある．両者が機能することで姿勢制御が確立する[11]．

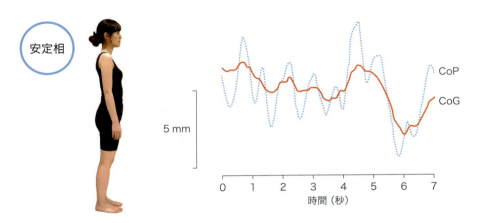

図 3-16 ｜ 立位姿勢における CoP と CoG の偏位
（Winter DA: Human balance and posture control during standing and walking. Gait Posture 3: 193-214, 1995 より改変）

立位時における揺れ（sway）のメカニズム

静的立位姿勢での振幅は，様々な要因の影響を受けるが，以下の5つのグループに分類できる．

（1）**個人の身体的特徴および状態**：たとえば，子どもや高齢者は成人よりも揺れるし，疲労の有無で揺れは変化する．ほかにも女性は妊娠の後期に揺れる傾向がある[12]．

（2）**姿勢**：静的姿勢はあまり変化していないように見えるが，足部の位置は揺れに強い影響を受ける．ワイドベース（支持基底面が広い）のほうがスモールベースに比べ揺れは少ない．ヒトの胸郭に軽く触れるとわずかな揺れを評価できる．個人によって前後，左右差があり，療法士の接触に依存しやすいタイプ，依存しにくいタイプなどの個別性も認められる（図3-17）．

（3）**床面の特徴**：滑り度，勾配など支持面の物理的特性は，揺れに影響を及ぼすことがある．たとえば，硬い表面より柔らかい表面のほうが揺れる傾向がある[13]．非常に滑りやすい表面では揺れを最小限に抑えるよう固定した姿勢になる．

（4）**固有感覚，前庭，視覚情報**：姿勢制御にはすべての知覚情報が関連するが，暗い場所や霧の中では特に揺れる傾向がある[14]．初期研究では，閉眼だと揺れが50％も増加すると報告されているが，近年では違いは少ないという報告もある[15]．プッシャー症候群の患者の場合，視覚情報のない真っ白な空間だと開眼位でも中心座標が構築できず崩れやすい[16]．

（5）**心理的要因**：心理的状態が姿勢の揺れに影響を及ぼす．たとえば，記憶や推論のような特定の認知課題を実行することは，ヒトが揺れる量に変化をもたらす[17]．ほかにも崖の端に立っている場合や，心配事を抱えている場合も揺れは変化する[18]．緊張が高いと揺れは少なくなる傾向があり，脳卒中患者では静的立位保持において揺れはほとんど認められない．ほかにも二重課題における静的立位保持の動揺に関連する報告は多々あり，認知的要素が姿勢に関与する可能性がある[19,20]．バランスを保つことが難しい状況下で，計算などの認知的課題が行われるとパフォーマンスが落ちやすい．脳卒中患者のなかでも歩行中の会話が複雑になると，いったん歩くのを止めて会話を始める方も多い．歩行自立であっても二重課題になるとバランスを崩す患者もいるため，認知課題と姿勢の関係性はリハビリテーション中に評価しておく必要がある（図3-18）．

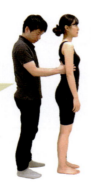

図3-17｜揺れ（sway）の評価

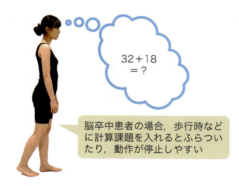

図3-18｜二重課題と歩行

着座（stand to sit）とは？

着座の4相

着座はCoMの**従重力（gravitational forces）**方向へのコントロールが大きく要求される（図3-19）．第3～4相で大腿部や坐骨に支持基底面が増えるが，それまでは空間上での身体の安定性とオリエンテーションが必要となる．

開始時は一般的に骨盤後傾が求められるため，膝関節を屈曲方向に「曲げる」戦略ではなく「緩む」戦略を用いる．骨盤後傾には体幹の伸展活動や股関節伸筋群の活動が重要であり，これらの活動が乏しい場合，CoMの過剰な後方移動に伴い，**安定性限界（limits of stability；LoS）**を超えやすくなる．ほかにもハムストリングス遠位部の活動が強くなり，脛骨のスムーズな前方移動ではなく，膝関節屈曲と下方向へのCoMの移動が大きく生じるサスペンション戦略（→229頁）となる．そのため，脳卒中患者で体幹の低緊張が強い場合，骨盤前傾の戦略を用いやすい．前傾させることで股関節筋群の過剰な屈曲活動や体幹の前方偏位が生じやすく，前庭系の活動がより優位になる．相反的に，股関節や体幹伸筋群の活動は弱くなるため，①上肢で支持しながらの着座，②尻もちをつくような着座，③足の位置や着座のゴールとなる床面の位置を視覚フィードバックで補う着座になりやすい．第2相ではCoMの制御のために骨盤前傾が伴いやすく，股関節の分節的な屈曲と骨盤後傾→前傾コントロールが重要となる．第2～3相はCoMとCoPの足部上での制御が強く求められ，下腿三頭筋や前脛骨筋の協調的な活動が重要となる．一般的にCoMが後方偏位すると前脛骨筋の活動が優位となり，LoSを失いかけると背屈反応が出現する．また，前方偏位に対して下腿三頭筋のブレーキ作用が重要となる．

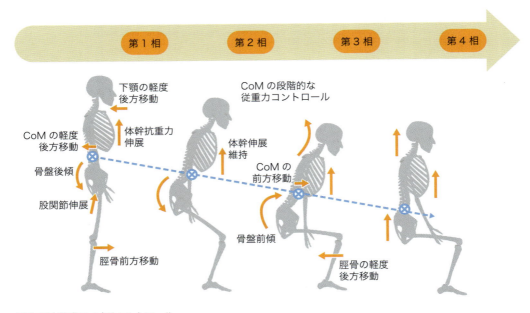

図3-19 着座の4相とコントロール

着座と立ち上がりの違い

図3-20は着座と立ち上がりの運動軌跡の違いを表している[20]．立ち上がりに比べ，着座は股関節戦略を多く用いている．一方，足関節戦略は立ち上がりのほうが大きい．様々な理由が考えられるが，着座は座る場所を確認しづらく，運動方向の検出が困難になる．そのため，より視覚や前庭系に依存する必要があり，姿勢の不安定性が要求されやすい（図3-21）．姿勢の不安定性が上昇すると前庭系に依存しやすい股関節戦略が用いられる．前庭系は下行性運動連鎖が主体となりやすく，頭頸部の位置に対して体幹や足部の運動パターンが決定されやすい．結果的に頸部からの固有受容感覚が重要となり，眼球運動はフィードバック優位で固定的になる．さらに従重力コントロールを要求されるため，ハムストリングスや下腿三頭筋の遠心性収縮，等尺性収縮を伴いやすい．

着座は開始姿勢が立位であり，空間レベルでのより高度なコントロールが要求される．ここでは，空間上での処理について詳しく述べる．

ADLやダイナミックな運動になるほど，空間レベルでの姿勢制御が求められる．

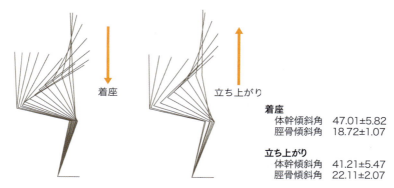

図 3-20 | 着座と立ち上がりにおける運動軌跡の違い
（Dubost V, et al: Decreased trunk angular displacement during sitting down: an early feature of aging. Phys Ther 85: 404-412, 2005 より改変）

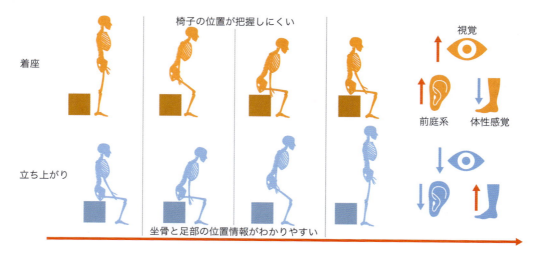

図 3-21 | 着座と立ち上がりにおける感覚の働き

Bernstein[21]は，**①行動，②空間，③筋-関節連鎖，④緊張**の4つの制御構造レベルで階層理論を提案している．この階層内における空間レベルでは，筋-関節連鎖（シナジーとも呼ばれる）のレベルの出力を，環境および課題の文脈（context）に適合させる[22]．Bernsteinは，シナジー効果のレベルが低い課題は身体分節運動の制御を中心に行い，より高いレベルの空間では，外部刺激に合わせて運動の**冗長性（自由度）を制御する**と述べている．シナジーレベル（たとえば，関節の動き）に加えて，空間レベルにおける姿勢制御をBardyら[23]は概念化している（図3-22）．空間内における知覚は多くの視覚，前庭，体性感覚情報が入力されるため，最初にCoMやCoPの偏位を重心レベルで感知し，筋-関節のシナジーと照合しながら姿勢戦略を形成する．姿勢制御は，シナジー形成（たとえば，関節や筋）の多くのコンポーネント（成分変数）により，さまざまな課題や環境との調整のなかでバランスを維持させている[24]．筋-関節連鎖のシナジー作用は，空間レベルでのCoPおよびCoMのような集団変数を生成する．

まとめとして，姿勢制御は，**個人，環境，課題の相互作用**から構築される[25]．つまり，生体力学，代謝，思考などの身体内部情報のみが姿勢制御に影響を及ぼすわけではない[26]．療法士による治療においても，単関節の運動や臥床中心のメニューでだけでなく，空間上でのコントロールに積極的にチャレンジしていくことで姿勢制御は改善していく．常に筋や関節への評価と重心移動の評価，課題や環境的側面への評価を考えていく必要がある．

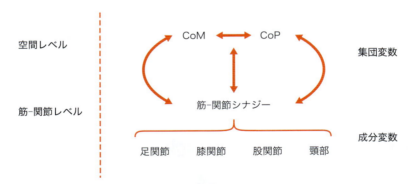

図 3-22 | 空間レベルと筋-関節レベルでの運動制御
（Bardy BG, et al: Postural coordination modes considered as emergent phenomena. J Exp Psychol Hum Percept Perform 25: 1284-1301, 1999 より）

解剖学・運動学的/神経学的側面

【立ち上がりなどのバランス制御に必要な6つの要素】

Oliveira ら[27]はバランス制御に必要な6つの要素を挙げている（図3-23）．以下に各要素の詳細を述べる．

感覚様式と統合

姿勢制御には，体性感覚，視覚，前庭の3つの感覚様式が主に関与している．これらのシステムからの情報の統合は，適切な姿勢制御にとって重要である．感覚情報は動的に調節され，環境条件の変化によって修正される[28]．複数の感覚情報源について，起立におけるバランスを制御するために，中枢神経系（central nervous system；CNS）は状況に応じて1つのシステムを別のシステムに対して優先させる[29]．固有受容感覚が欠損した場合，動揺に対して，視覚情報と前庭情報が重要となる[30]．このような感覚入力を選択する機能は，**感覚情報の重みづけ（sensory re-weighting）**[31]と呼ばれる．たとえば，不安定な表面上に立つとき，CNSは感覚情報の重みづけによる前庭および視覚への情報を増加させ，体性感覚入力への依存性を減少させる．一方，暗闇ではバランスコントロールは体性感覚と前庭フィードバックに依存する．

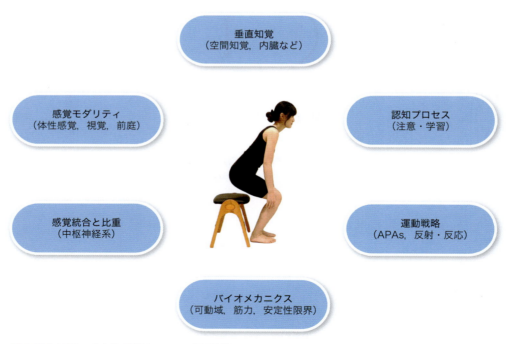

図3-23 ｜ 空間レベルと筋-関節レベルでの運動制御

（de Oliveira CB, et al: Balance control in hemiparetic stroke patients: main tools for evaluation. J Rehabil Res Dev 45: 1215-1226, 2008 をもとに作成）

感覚情報の重みづけは，日常生活において頻繁に生じる．たとえば，コンサートなど人が多い状況下で立ち上がる際，視覚システムは，体性感覚および前庭系からの情報と拮抗し，物体と人との相対的な動きを脳に伝える．このような環境状況下に応じて，脳は常に感覚情報をモニターしながら身体にリスクの少ない選択をしている．感覚情報の重みづけは「歩行」の項（➡211頁）でも取り上げているので参考にしてほしい．

　脳卒中患者は，バランス障害と足関節の固有受容感覚の低下が正の相関を示している[32,33]．バランスに関与する3つの感覚系の異常な相互作用は，異常な姿勢反応の原因となる可能性がある[34]．脳卒中患者は固定化したシステムに不適切に依存する可能性がある．また，慢性脳卒中患者の場合，視覚入力への過剰な依存は，時間の経過とともに発生する学習された代償機構である可能性がある[35]．単一のシステムに依存すると様々な環境や課題に適応できなくなる可能性が生じる．

バイオメカニクス

　バイオメカニクス的要素はこれまで述べてきたため，ここでは脳卒中の臨床と照らし合わせながら簡単にまとめる．姿勢安定性は，BoS 上で CoG の**安定性限界（Limit of Stability：LoS）**を保つ機能である．これらの限界は固定化されておらず，課題，動作，個々のバイオメカニクス的要素，環境側面[36]に応じて変化する．したがって，運動，緊張，筋力，可動域の障害は姿勢制御に影響を及ぼす可能性がある．CNS は LoS の内部表象が備わっており，それを用いてどのようにバランスを維持するかを選択する．バランスを維持するうえで最も重要なバイオメカニクス的制限は，BoS の質と大きさである[31]．脳卒中患者の場合，麻痺側下肢の弱化，運動制御の低下，疼痛により，BoS が変化する可能性がある[37]．足関節における前後の筋の相反関係が低下するために，立位時は CoP が麻痺側下肢の前方に偏移しやすい．バランス障害と下肢筋力低下との間には正の相関が存在する[38,39]．さらに，体幹機能の低下が全体的なバランスに悪影響を与える[40]．

　表 3-1 は健常者と転倒しない脳卒中患者，転倒しやすい脳卒中患者の STS のパラメータを

表 3-1 健常者と脳卒中患者の立ち上がりの比較

	健常者	転倒しない脳卒中患者	転倒しやすい脳卒中患者
要する時間（秒）	1.88±.48	2.73±1.19	4.32±2.22
下肢の荷重の左右差	17.41±5.96	41.86±20.87	52.87±18.42
最大の垂直抗力（%体重）	114.32±9.06	左右差 107.19±8.75	103.26±6.49
垂直抗力の割合（%体重/秒）	85.96±42.4	55.23±31.24	23.78±17.38
横方向への左右差（cm）	6.73±3.22	12.05±6.00	21.05±9.91
前後への CoP の左右差（cm）	8.48±2.20	10.23±3.35	13.13±7.16

(Cheng PT, et al: The sit-to-stand movement in stroke patients and its correlation with falling. Arch Phys Med Rehabil 79: 1043-1046, 1998 より改変)

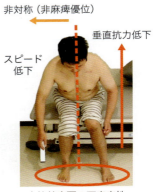

非対称（非麻痺優位）
垂直抗力低下
スピード低下
支持基底面の不安定性

比較している[41]．転倒しやすい脳卒中患者は立ち上がりに時間を要するだけでなく，垂直抗力を十分に生み出せない．そのため立位姿勢において各関節が屈曲姿勢になりやすい．

長時間座位に伴う立ち上がりへの弊害

図3-24は長時間車椅子座位に伴う脳卒中患者の立ち上がり時の問題を示している．回復期などで寝たきりを予防するために長時間車椅子座位を強いられる患者は多い．寝たきりに比べ，抗重力姿位のため循環器系などにメリットはあるが，「寝たきり」「座りっぱなし」の両者に問題がある．たとえば立ち上がりの際，股関節屈筋群が図3-24の流れにより，立位時に急に伸張されることでストレッチ反射が生じ，下肢が床面から浮きやすくなる．これにより適切な床反力が入力されないため，立位時に不安定姿勢になりやすい．一方，股関節伸筋群は伸張位に固定されるため，求心性収縮を生み出すためのアクチンやミオシンの滑走不全が生じる．これにより支持が不十分になり，立位姿勢に悪影響を及ぼす．このように過剰に屈曲位に保持された状態を<u>異常な動員状態（biased recruitment）</u>，伸筋群のようにストレッチ姿位で長時間固定され弱化する状態を<u>過剰伸張に伴う弱化（over-stretch weakness）</u>と呼ぶ[42]．ほかにも立ち上がり時に膝関節が屈曲する患者の場合，ハムストリングスの遠位部が屈曲姿位に固定され，膝関節伸展に伴うストレッチ反射が生じる可能性がある（図3-25）．

寝たきりの場合，腹直筋が伸張位で固定され，ストレッチウィークネス状態に陥ると，起き上がり時に求心性収縮が困難となり，介助量増大につながる．重要なポイントは適時姿勢を変え，短縮位や伸張位をコントロールすることである．

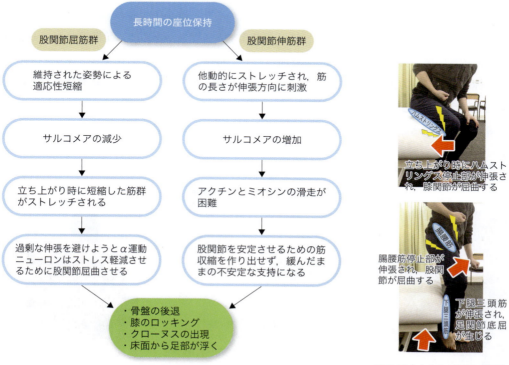

図3-24｜長時間の座位保持に伴う短縮と立ち上がりパターン

図3-25｜立ち上がり時の異常反射

頭頸部アライメントと立ち上がりの関係

　脳卒中患者の場合，体幹屈曲に伴う頸部の過伸展，胸椎の過剰な後弯を伴いやすい．この姿勢は，視覚情報に依存する床面や支持面への注視，前庭系への依存に伴う頭頸部の固有受容感覚の固定に影響を受けた可能性もある．

　Thigpen ら[43]は頭部の前方偏位と肩甲骨前傾・肩峰の前方移動を，**forward head and rounded shoulder posture（FHRSP）**と定義づけしている．この姿勢は肩関節の疼痛が出現しやすい姿勢とされ，脳卒中患者の肩の痛みにも関連する姿勢である．立ち上がりにおいて，頭部や上肢の位置は CoM の移動に大きく影響を及ぼすと報告されており，FHRSP では頭部の CoM と体幹の CoM を垂直上に位置させることが困難になる（図 3-26）．これにより，姿勢の不安定性が生じやすく，また，屈曲姿勢に伴い体幹の CoM が後方偏位しやすく，前方移動に努力を必要とする（図 3-27）．研究では，僧帽筋上部・下部線維により FHRSP 患者が過活動になりやすく，一方，前鋸筋の活動は不活性となる結果が示されている．また，胸椎の後弯が強いと肩甲骨の上方回旋が制約を受けやすく[44]，小胸筋の短縮に伴う肩甲骨の前傾・内旋が誘発されやすい[45]．これにより，立ち上がりの第 3 相が特に悪影響を受けやすい．立ち上がり場面において，頭頸部や肩甲骨の位置は常に評価しておく必要がある．

　図 3-28 は鎖骨に焦点を当てた三次元イメージである[46]．一般的に FHRSP の場合，鎖骨は挙上・前方突出・前傾を伴いやすい．一方，頭頸部は過伸展位であっても，肩甲骨が後方突出している場合は，鎖骨が下制・後退・後方回旋している可能性もあるので，注意して評価する必要がある．

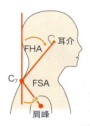

FHA：頭部の前方偏位角度
FSA：肩甲帯の前方偏位角度

図 3-26 | FHRSP と頭部重心との関係

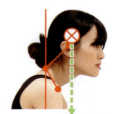

FHRSP の場合，頭部の重心が体幹より過度に前方に偏位しやすい

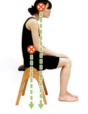

頭部の CoM と体幹の CoM の偏位による不安定性

図 3-27 |
FHRSP と CoM との関係

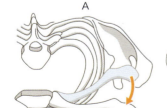

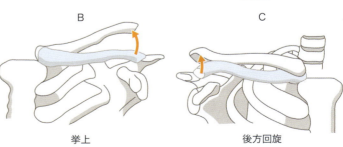

図 3-28 | 鎖骨の三次元イメージ
（Ludewig PM, et al: Motion of the shoulder complex during multiplanar humeral elevation. J Bone Joint Surg Am 91: 378-389, 2009 より）

上肢と立ち上がりの関係

　立ち上がりでは上肢が固定的にならず自由な状態にあることが重要である．なぜなら，上肢の運動が前方・垂直方向への重心移動に関与するからである．重心移動の変化により，それに対応する体幹・下肢の筋活動も変化させるため，肩甲帯・上肢の運動は全身の運動に影響を及ぼすといえる．

　Carrら[47]は，上肢の位置の違いによる水平・垂直方向へのモーメンタム（推進力）を研究した（図3-29）．上肢をポインティング（屈曲88.2°の位置にセッティング）した状態では水平方向へのCoGのモーメンタムが増加した．このことはCoMを維持したまま体幹を前方移動できることを示唆しており，効率的な立ち上がりの達成に貢献するものである．また，垂直方向への推進力も同様に，肩関節90°ポインティングが最も大きく，上肢固定が最も小さくなる．上肢を挙上した状態で立ち上がると，CoGの垂直へのモーメンタムが増加し，下肢による力生成も大きくなる．脳卒中患者の場合，痙縮による体幹固定は，前方や垂直方向への推進力が大きく制限されることになる．そのため，動作時に麻痺側上肢が固定的にならない身体機能は重要である．また，上肢を固定した条件下では，伸展相に入ってからも，下腿が前傾し足関節背屈が継続して起こる傾向がある．

　脳卒中患者は前脛骨筋の活動が過剰なケースも多く，相反的に小趾側の筋群や腓骨筋などの活動が弱まりやすい．上肢が自由になることで，立位時の後方への重心移動や足部内在筋の活動にも大きな影響がある．背屈→底屈に切り替えていく姿勢制御において，上肢機能は重要である．

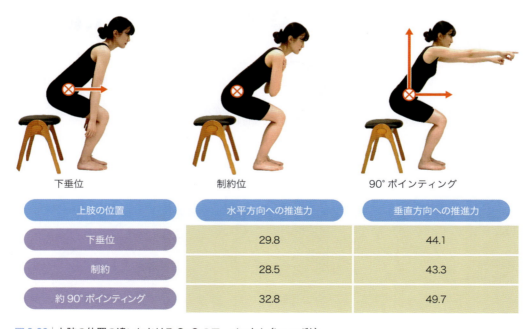

上肢の位置	水平方向への推進力	垂直方向への推進力
下垂位	29.8	44.1
制約	28.5	43.3
約90°ポインティング	32.8	49.7

図 3-29 ｜ 上肢の位置の違いにおける CoG のモーメンタム（kg.m/秒）
（Carr JH, et al: The effect of arm movement on the biomechanics of standing up. Hum Mov Sci 13: 175-193, 1994 をもとに作成）

足組み動作に伴う立ち上がりへの弊害

　これまでの研究では，ヒトが軟部組織，筋の重量，荷重を変化させるため，足組み座位は一般的に好まれやすいことが示唆されている．脳卒中患者の場合，股関節外転筋群の短縮や，バランスの不安定性により足組みができない患者もいる（図 3-30）．その場合は，治療を通じて足組み動作からの ADL 獲得，拡大につなげていく必要がある（図 3-31）[48]．一方，股関節外転筋群や体幹筋の弱化により，足組み動作を車椅子で長時間使用している患者もいる．足組みは装具や下衣の着脱などで必要とされるため，動作遂行できる必要性はあるが，代償的な姿勢固定に用いられている場合は注意が必要である．

　脳卒中患者に足組みの戦略を用いることは少なからずデメリットがあると思われる．これまでの研究で，足組み動作は股関節屈曲の不十分な範囲が腰椎屈曲によって代償され，腰椎の回転モーメントが増加する可能性が示唆されている[49,50]．骨盤が側方傾斜すると，腰椎は側方への不安定性を補うため側屈・側弯姿勢を伴いやすい[51]．習慣的な足組みにより，股関節外転筋のストレッチウィークネスや屈筋群の屈曲動員変位が生じ，筋や関節に疼痛が生じる可能性がある[52]．研究では足組み姿勢を少なくとも 3 時間とることで，骨盤の傾斜や側屈が有意に増加する可能性が示され，体幹や頭部の位置に悪影響を及ぼすことが報告されている[53]．麻痺側股関節外転筋のストレッチウィークネスが生じた場合，立ち上がりの重心移動時に CoM が麻痺側に偏位しやすく，より非麻痺側での過剰努力が要求される傾向がある．

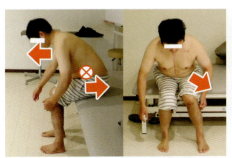

第 2 相での骨盤後傾や麻痺側臀部周囲の低緊張に伴う崩れを股関節内転や非麻痺側過剰努力で代償する

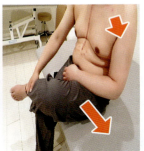

股関節の外旋とともに骨盤の下制と CoM の麻痺側偏位が生じる

図 3-30 ｜ 立ち上がりと足組みにおける共通運動パターン

CoM の後方偏位，麻痺側への重心の崩れ，坐骨からの反力低下，上肢の低緊張，股関節の自由な屈曲，外旋コントロールの低下の問題は安定した姿勢制御における足組みを困難にさせる．

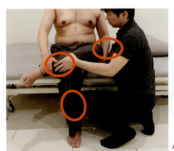

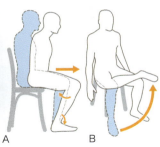

図 3-31 ｜ 足組みのハンドリング

ハンドリングのなかで，麻痺側臀部，麻痺側下肢，非麻痺側下肢の 3 点支持をサポートしながら重心コントロールの学習を促す．A のように足組みに必要な骨盤，体幹の前方傾斜，股関節−膝関節−足関節の分節的な連鎖を作ることは重要である．

（May BJ: Prosthetics & Orthotics in Clinical Practice: A Case Study Approach. pp13-14, F.A. Davis Company, 2011 をもとに作成）

運動戦略

ヒトの姿勢戦略は，足関節，股関節，ステッピングが一般的に用いられる[53,54]．歩行の章で一覧を掲載しているので確認してもらいたい（→ 229 頁）．これらの戦略には，筋シナジー，運動パターン，関節トルク，摩擦力が関与している[55]．

足関節戦略では，筋の活性化が遠位から近位に生じる上行性連鎖が中心となり，CoM は主に足関節のトルクで動かされる[56]．股関節戦略では，筋の活性化が主に股関節，体幹，頭部などで生じ，股関節，膝関節，足関節にトルクを加える下行性連鎖となる．ステッピング戦略では，股関節外転筋の収縮と足関節筋群の同時収縮で始動し，CoM の移動に対し，新たな支持基底面に適応させるよう非対称に下肢がステップする[54]．足関節戦略は，立位時にわずかな揺れを生じながら，体幹を垂直位に保つことに効果がある．股関節戦略は，より速くより大きな CoM の動きに優れている．股関節戦略は適切な前庭情報を必要とするが，足関節戦略は正確な体性感覚情報に依存する[55]．足関節戦略は，BoS の狭小化や足底筋群の弱化がある場合は適切に使用できない[57]．姿勢が変化していく場面において，足関節戦略から股関節戦略への協調的な移行が生じる．ステッピング戦略は，BoS を CoM の動きに適応させるための完全に独立した戦略である[55]．対照的に，ほかの戦略は，CoM を BoS 内に保持する．

まとめると，バランス制御は，CoM を偏位させる外力へのフィードバック応答，もしくは歩行時の内在トルクの生成や，腕を上げる際に先行的にバランス調整するフィードフォワードプロセスといえる[56]．つまり，<u>反応的（reactive）</u>か<u>予測的（proactive or anticipatory）</u>かの違いである．それは，CNS が不安定性を予測して検出し，筋収縮の適切なパターンをプログラムする能力に依存することでもある[58]．

図 3-32 は運動と感覚の相互作用を構造化したものである[59]．感覚情報をもとに CNS 内で筋シナジーの決定が行われ，姿勢制御に影響を及ぼす．シナジー効果の選択には 2 つの要素が影響する．

❶神経系により身体がどのように動いているかを決定するための感覚入力を評価し，この情報を用いて適切なシナジーを活性化させなければならない．❷環境条件および姿勢のゴールに

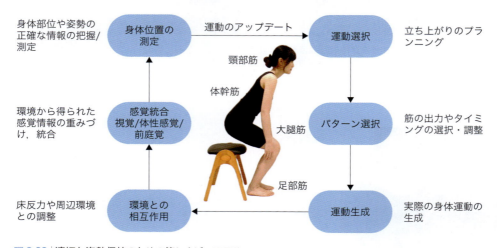

図 3-32 │ 適切な姿勢保持のための筋シナジーモデル
(Barbara JH, et al: Musculoskeletal Interventions: Techniques for Therapeutic Exercise. p373, McGraw-Hill Education, 2014 より改変)

より，シナジー効果の選択的抑制，増強のための基礎を形成しなければならない．

　立ち上がり時における脳卒中患者の運動戦略として，壁やテーブルなどを非麻痺側上肢で引き込み CoM の前方移動を代償し，頻繁にステッピング戦略を使用する場合がある[60]．また，BoS を維持するために，脳卒中患者の場合は股関節戦略を主に使用し，足関節戦略を用いることは少ない（図3-33）．また，CoM を偏位させるための推進力の生成，CoM が BoS の限界を超えないような姿勢制御が不十分である[61]．

　これらの戦略は，脳卒中患者の転倒の頻度が高いことからも推測できるように，姿勢安定に有効な戦略とはいえない[62]．この原因は，筋活動の弱化，シナジーの時空間的協調の変化によって引き起こされる[55]．軽度の運動障害および高い機能レベルを有する脳卒中患者の場合，異常な運動パターンにもかかわらず，良好な予測的姿勢反応を示す場合がある[63,64]．最適で予測的な姿勢戦略を引き出すためには，患者にとって知覚しやすい感覚情報の提供や明確なゴール設定，運動パターンの修正などが求められる．たとえば，テーブルを引っ張るのではなく，適切な支持，手からの感覚入力として上肢をセッティングすることで，正中位が知覚しやすくなり，左右への運動偏位の軽減や垂直抗力の生成が期待できる．

認知プロセス

　運動反応および筋シナジーの活性化は，感覚フィードバックならびに期待，注意，経験，環境，意図によって影響を受ける．脳卒中患者が課題を行う場合，課題の難易度が増すにつれて，大きな注意が要求される．注意の分配性低下は，不安定性の増加と転倒率の増加につながる可

第1相
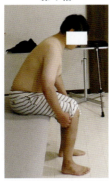
・CoM の前方移動が困難
・非麻痺側優位の移動
・骨盤後傾での体幹屈曲
・股関節外転・外旋位での座位で，支持基底面が広く体幹低緊張を伴う
・緩慢もしくは過度に早急な CoM の前方移動

第2相
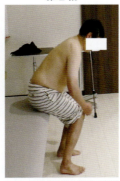
・最大背屈位まで移行できず，底屈と股関節屈曲優位の離臀
・床面への視覚依存
・前庭情報に依存する頭頸部の過伸展と固定
・非麻痺側屈曲による CoM の後方位での固定

第3相
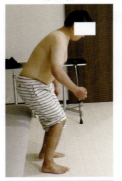
・足部からの情報が不十分でテーブルなどを用いた支持基底面の増大
・不安定性に伴う体幹・四肢の屈曲
・固定化された眼球運動
・非麻痺側重心での垂直抗力生成

第4相
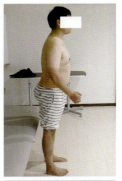
・底屈，ロッキングに伴う後方重心とそれを代償するための股関節屈曲
・過剰な脊柱起立筋の活動と腰椎の過伸展
・CoP と CoG の距離拡大
・揺れがみられず固定的

図3-33 脳卒中患者（右片麻痺）が陥りやすい立ち上がり時の運動戦略

能性がある[65,66]．

垂直知覚

　空間における適切な方向（オリエンテーション）は姿勢制御にとって重要である．座位や立ち上がりにおいて正常な垂直知覚が欠落した脳卒中患者の場合，介助量に影響する場合が多い．健常者は，視覚的なフィードバックを用いずに，重力の垂直位を 0.5 秒以内に識別することができる．**視覚的垂直知覚（subjective visual verticality；SVV）**は，姿勢の垂直性からは独立したシステムである．**身体的垂直知覚（subjective postural verticality；SPV）**は多重感覚統合に基づく身体表象で認識する垂直知覚であり[67]，脳卒中の患者，特に視空間無視患者で変容している可能性がある．

　脳卒中患者の一部には，非麻痺側の体重を支えることに抵抗を示す症状があり，歴史的に「プッシング」または「プッシャー症候群」と呼ばれる．プッシングは，麻痺側に崩れている姿勢を非麻痺側に誘導した場合，非麻痺側に落ちる恐怖心を訴える[68]．重度のプッシャー症候群の研究では，重力に関連する身体姿勢が変容すると報告されている．興味深いことに，プッシャー症候群の患者は，視覚的垂直知覚を決定する視覚および前庭入力処理の障害を受けていないことが示されている[69]．

　Barra ら[70]は健常者と片麻痺・対麻痺患者との垂直知覚を視覚遮断状態で調査した（図3-34）．図内の A では，片麻痺・対麻痺患者が傾斜に対して垂直位を知覚していないことがわかる．B では，片麻痺患者は麻痺側の傾斜から垂直位になっても変化を知覚しておらず，非麻痺側に移動して初めて垂直位を知覚できる．治療のなかでは麻痺側と非麻痺側への適切な感覚入力・感覚統合を促しつつ，非麻痺側への重心移動も促していかなければ，脳の知覚過程（特に前庭系）への入力が困難であることが示唆される．

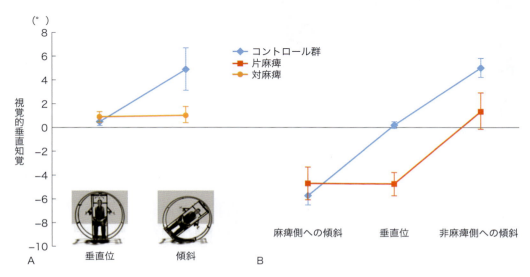

図 3-34 健常者と片麻痺患者の垂直知覚
〔Barra J, et al: Humans use internal models to construct and update a sense of verticality. Brain 133(Pt 12): 3552-3563, 2010 より〕

図3-35では，これまで述べてきた用語をもとに，立ち上がりに必要とされる神経システムを示した[71]．垂直姿勢における平衡においては，CoMがBoS上に位置し，CoPと垂直線上で保つことで可能となる．立ち上がり時におけるBoSの急速な移動や，素早い上肢の振り，前後方向への足部のセッティングにより，身体の動揺が生じやすくなる．したがって，平衡を失う危険を最小限に抑えるために，<u>CNSは，来るべき身体動揺の前に，体幹および下肢の筋群を活性化する先行随伴性姿勢調節（anticipatory postural adjustments；APAs）を用いる</u>[72]．

立ち上がり時において，固有受容感覚を中心に筋紡錘からの情報が脊髄内に入力され，網様体，小脳，前庭系を介してα運動ニューロンとγ運動ニューロンの協調的な作用により姿勢制御が構築される．網様体脊髄路および前庭脊髄路系は，立ち上がりなどのバランス活動において重要である[73]．前庭系の活動は，特に立ち上がりにおける第3相の抗重力活動に関連する．前後左右の頭部の位置を三半規管や球形嚢・卵形嚢が感知し，外側前庭脊髄路を中心に同側下肢伸筋のα運動ニューロンおよびγ運動ニューロンの活性化を担う（➡46頁）．網様体システムは，すべての感覚系，運動前野，補足運動野からの求心性入力を受けるので，APAs生成に重要な役割を果たす[71]．<u>橋延髄網様体系（pontomedullary reticular formation；PMRF）</u>は，姿勢制御に重要な役割を担う．網様体脊髄路の病変により，ネコや霊長類は運動を含む日常生活での直立姿勢を維持することを困難にする[74]．この姿勢制御に基づく腹内側系システムが立ち上がりや歩行などのバランスの基盤となる．トランスファーやトイレ動作など数多くの生活場面で立ち上がりの自立が求められるため，このような姿勢制御メカニズムを理解することは大切である．

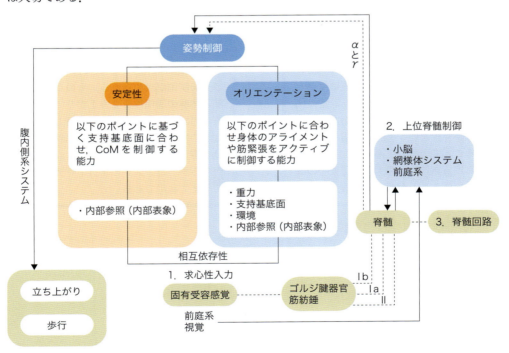

図3-35 ｜ 立ち上がりと歩行の姿勢制御モデル
(Sousa AS, et al: Biomechanical and neurophysiological mechanisms related to postural control and efficiency of movement: a review. Somatosens Mot Res 29: 131-143, 2012 より改変)

臨床応用

　立ち上がりを再獲得する治療について，本章では 1. 体幹，2. 上肢，3. 下肢，4. 立ち上がり ⇔ 着座の 4 つに分類し，それぞれの評価と治療を解説する．4 つの関連性を探っていくことで片麻痺患者の立ち上がりを多角的に捉えることが可能である．症例介入では，この 4 つを実際にどのように展開するかについてのアイデアを提示しているので参考にしてほしい．

1. 体幹
立ち上がりの第 1 相（屈曲相）において，CoM の抗重力活動を伴った前方移動は重要である．脳卒中患者の場合，CoM の正中上での前方移動が困難な場合が多い．したがって，開始時の座位姿勢から前方移動場面において，基本となる体幹の治療場面を提示する．

2. 上肢
立ち上がりにおいて，麻痺側，非麻痺側ともに上肢コントロールが向上することで，身体全体の姿勢連鎖が向上する．これにより，第 1～2 相が安定し，下肢の筋出力や CoM の前方，抗重力方向への移動も向上する．立ち上がりと上肢の関係を症例への治療のなかで検討していく．

STS 治療

3. 下肢
立ち上がりの第 2 相への移行は下腿コントロールと CoM の制御が特に重要となる．足部内在筋−下腿−大腿−骨盤の関係性を追求し，効率的な立ち上がりを目指していく．適切な下肢の準備状態が成立することで床反力を得られ，脳卒中患者における非対称姿勢，不安定姿勢の改善につなげることが可能となる．

4. 立ち上がり ⇔ 着座
第 3～4 相は BoS が少なく，空間上での姿勢制御が求められる．そのなかで足部と体幹の関係性を立ち上がりにおける抗重力活動，着座における従重力活動のなかで構築させる必要がある．着座における姿勢制御は一般的に軽視される傾向があるが，コアスタビリティを高めていくうえで有用である．

症例紹介と治療前後の比較

脳出血 立ち上がり 動画 東京 検索
https://youtu.be/VKtmqXoLYJk

　40代男性，右片麻痺．半年前に左橋梗塞発症後，半年間の回復期リハビリテーションを経て，当施設で週2回の介入となった．症例は両側体幹周囲の麻痺が強く，さらに右側の肩甲帯や股関節周囲の弱化が強く認められた．症例のニーズとして，座位を20分以上保つと歩行の振り出し時に床面に引っかかる転倒傾向が認められた．約2か月間の介入により，振り出し時の尖足が改善し，ふらつきが軽減した．以下にSTSに焦点を当てた介入について経過報告する．

| 第1相 屈曲相 | 第2相 移行相 | 第3相 伸展相 | 第4相 安定相 |

介入前

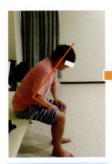 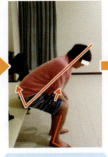 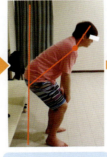 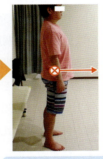

- 手を膝上にセッティングできず，肩甲骨の後退や挙上が目立つ．非麻痺側の上肢でCoMの前方移動を代償する．そのため体幹の屈曲も強い．
- 麻痺側上腕の内旋は強まり股関節の過剰な屈曲と肘にて垂直抗力を得ようとする．足部方向にCoMを移行できず，骨盤後傾と後方重心が目立つ．
- 伸展活動が乏しく，体幹の屈曲や頭頸部の過伸展が目立つ．矢状面でわかりづらいが，非麻痺側への荷重優位の立ち上がりとなる．
- CoMを踵上でコントロールすることが困難なため，骨盤の前方偏位と腰椎の過前弯で代償．頭頸部周囲の緊張が強い．

介入後（10回のセラピー）

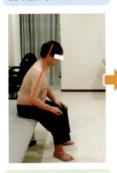 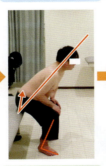 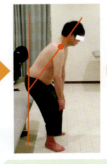 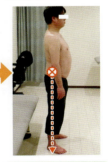

- 膝上に手をセッティングした状態での体幹の屈曲でも保持可能．肩甲骨の後退や頸部周囲の過緊張は軽減．骨盤の後傾も改善傾向にある．
- 坐骨からの垂直抗力が骨盤の前傾に伴い上方に得られやすくなっている．脛骨の前方移動に伴う背屈も改善している．
- 体幹の屈曲が軽減し，踵上での伸展コントロールが可能．股関節伸展筋の活動も得られやすくなっている．
- CoMを踵上で保持できるようになり，股関節伸展や足関節戦略が可能となった．頸部の過伸展も改善した．

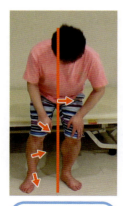
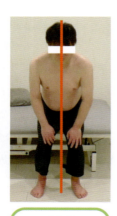

介入前　介入後

前額面の場合，非麻痺側への重心の偏位が目立ち，非麻痺側上肢で支持する．膝関節が内側下方向に崩れ，下腿が内旋位となり，内側アーチが崩れるパターンとなる．足関節底屈筋群の過緊張や短縮も強く，踵を床面で安定して接触させることが困難である．
→介入後は左右差が軽減し，肩甲骨や股関節の崩れも軽減し，足部上での垂直抗力が得られやすくなっている．

STSにおける5つの連鎖

Khemlaniら[8]は立ち上がりにおいて，5つの関節運動連鎖を強調している（図3-36）．その5つは足関節，膝関節，股関節，肩関節，肘関節からなり，立ち上がりの評価において重要といえる．これらの関節のトルクや筋緊張を評価することで，上肢，体幹，骨盤帯，脛骨，足部の運動・姿勢連鎖を確認できる．本症例の場合，麻痺側肘関節は屈曲，前腕回内位で，肩甲骨は挙上・前傾・後退が強い．また，両側体幹の活動は乏しく，股関節は腸腰筋などの屈筋群の活動が伸展筋群に比べて過剰に強い．これにより，肩関節や股関節の伸展モーメントを作り出せず，従重力方向に崩れるため，全体的に屈筋優位の活動となり，非麻痺側上肢に依存しやすい．連鎖は筋骨格的な運動連鎖も重要だが，神経的な筋の動員パターン，タイミング，スピードなどの姿勢連鎖も含まれる．

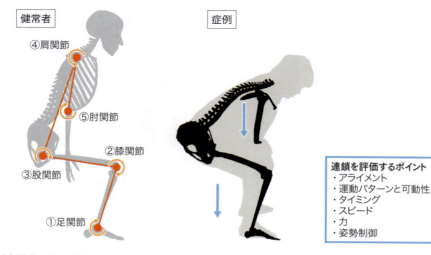

図3-36 | STSの5つの連鎖
〔Khemlani MM, et al: Muscle synergies and joint linkages in sit-to-stand under two initial foot positions. Clin Biomech(Bristol, Avon)14: 236-246, 1999をもとに作成〕

体幹の評価と治療（主に第1相の改善に向けて）

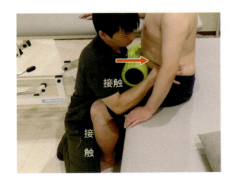

―両側の腹横筋，内腹斜筋活動の促通―
端座位において第1相となる屈曲相の改善を行った．具体的には CoM が下方向に下がらないよう，コアスタビリティを中心に腹腔内圧を高めていった．本症例の場合，脊柱起立筋群の過剰な固定が目立っており，両側の腹斜筋は低緊張が強かった．また，骨盤帯周囲の筋群も低緊張を強く認めていたため，ハンドリングでは療法士の前腕や大腿部を使用して接触させ，低緊張部位の不安定性をサポートした．また，エクササイズ用ロールを用いたことで，療法士の胸部を用いた前方への圧が症例の体幹に伝わりやすくなった．

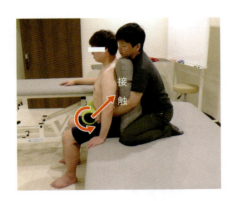

―背面のリファレンス活用―
主に内腹斜筋や腹横筋の活動を意識しながら，重力方向に崩れていく筋を垂直方向にアライメント修正，コンプレッションを加えていった．次に肩甲骨や仙骨などの位置を知覚しやすいよう，枕の接触面を用いたセッティングを行った．さらにエクササイズ用ロールを用いて，下部体幹から斜め上方向に圧を加え，骨盤帯-体幹-肩甲骨の連結を促していった．過剰な圧は脊柱起立筋群の固定を強めやすいため，ロールを回転させたり引き寄せたりしながら，運動方向のバリエーションを工夫した．

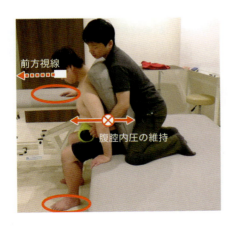

― CoM の前後移動と腹腔内圧の維持―
内腹斜筋や腹横筋を中心とした筋活動が高まり，腹腔内圧が上昇してきた段階で，CoM の前方移動を誘導し，抗重力的な第1相を促していった．前方移動の際は視線が床面に向きやすいため，言語指示を用いて前方への視線を誘導した．また，非麻痺側へ CoM が偏位しないよう，麻痺側手の接触刺激や坐骨からの感覚を，骨盤の傾斜を加えて強調した．さらに，前方移動だけでなく，後方移動しながら初期ポジションに戻る際も，骨盤の機能的な後傾・回転が生じるよう，CoM の下方偏位に注意した．症例には，前傾-後傾の骨盤の回転と前後移動のなかで，足部上への重心移動の変化を常に意識してもらった．

臨床 Q & A

Q 腹腔内圧を高める際にどのようなことに注意すればよいですか？

A 脳卒中患者の場合，一般的に**腹腔内圧（internal abdominal pressure；IAP）** が低下していて，結果的に脊柱の安定や分節的な運動が困難になります．症例のように，前方からロールを当てて腹腔内圧を高めつつ，他領域で緊張が抜けないよう，体側部や骨盤底も安定させる必要があります（図3-37-A）．イメージとして，低緊張が強いと風船が膨らまず，空気が低緊張部位から漏れるような感覚です（図3-37-B）[75]．適切に風船を膨らませるようなイメージで腹腔内圧を高めるためには，圧の方向と程度が重要になります（図3-37-C）[75]．同じ右片麻痺でも個々に応じて体幹の低緊張部位は異なり，刺激への反応も違います．骨盤底を安定させるためには，足部や下肢のアライメントの修正が重要な場合もあります（図3-38）．同じく，横隔膜が収縮するためには肩甲骨の安定や頭頸部の位置が重要な場合もあります．症例に合わせ，適切な低緊張部位のサポートやリファレンスが必要です．

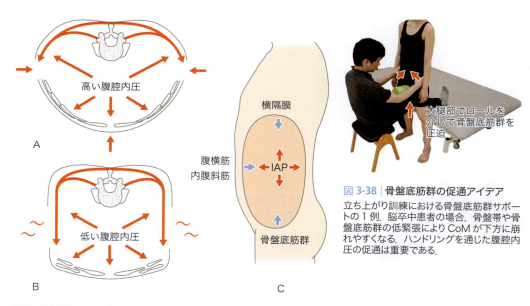

図 3-37 | 腹腔内圧の概要
Aは腹腔内圧の向上を示している．腹腔内圧が高まることで腹横筋や内腹斜筋を外側へ押し出し，胸腰腱膜が伸張する結果，脊柱の安定が生み出される．一方，Bのように腹腔内圧を高められなければ，腹横筋などの収縮が得られず脊柱は安定しなくなる．片麻痺患者の場合，片側，両側の体幹機能に問題があり，腹腔内圧が低下しやすい．弱い（空気が漏れるイメージ）部位への促通や安定が治療上重要となる．Cは腹腔内圧を矢状面から提示しており，各方向からの安定が腹腔内圧上昇に求められることがわかる．図3-38は骨盤底筋群への間接的な圧による腹腔内圧の上昇を示している．
（Burdett RG, et al: Biomechanical comparison of rising from two types of chairs. Phys Ther 65: 1177-1183, 1985 より）

図 3-38 | 骨盤底筋群の促通アイデア
立ち上がり訓練における骨盤底筋群サポートの1例．脳卒中患者の場合，骨盤帯や骨盤底筋群の低緊張によりCoMが下方に崩れやすくなる．ハンドリングを通じた腹腔内圧の促通は重要である．

上肢の評価と治療（主に第2相の改善に向けて）

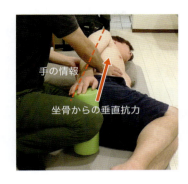

―坐骨安定と上行性連鎖―

第2相での症例の上肢は空間でのコントロールが困難で，骨盤と肩甲帯や上肢の連結が乏しかった．本症例の場合，中殿筋や坐骨周囲の低緊張が強く，麻痺側坐骨周囲の知覚が困難であった．そのため，坐骨に対してエクササイズ用ロールを置き，垂直方向に圧迫させ，骨盤帯の知覚を高めた．この状態で，肩甲骨と肋骨周囲のアライメント修正を行い，手からの感覚情報を加えた．さらに言語により手や上肢の位置，感覚などを質問していった．これにより，骨盤帯−体幹−上肢の連鎖を構築させ，立ち上がりにおける空間での上肢コントロール改善を図った．

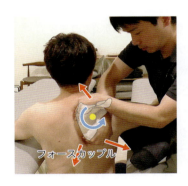

―フォースカップルの構築―

次に座位姿勢で両側にテーブルを置き，身体の正中軸を把握しやすいセッティングから開始した．症例の肩甲骨周囲，特に菱形筋や僧帽筋下部，広背筋，前鋸筋は低緊張が強く，僧帽筋上部は代償的に過緊張となっていた．そのため第1相において，安定性が乏しい肩甲骨の影響を受けて，上肢の質量に対し肩甲骨は外転方向に強制的に引っ張られ，体幹の屈曲活動を強めていた．したがって，治療場面ではフォースカップル（➡119頁）を中心に，適切な僧帽筋上部の求心性・遠心性コントロールや僧帽筋下部の胸椎方向への収縮活動を促していった．

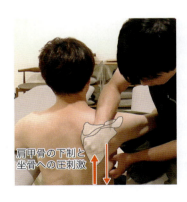

―肩甲骨−骨盤の連鎖―

肩甲骨が下制・内転・後傾などの活動が得られた段階で，前鋸筋から腹斜筋への収縮を促し，肩甲骨と骨盤が連鎖できるよう意識した．肋間や肩甲骨から坐骨方向に圧を加え，坐骨からの床反力が得られると，肩甲骨周囲の筋の収縮が高まった．そのなかで，体幹が安定し，肩甲骨が胸郭上を滑りながら上方回旋が得られた段階で，上腕三頭筋や三角筋後部の低緊張に対して収縮を促した．本症例の場合，上腕骨頭が1横指程度亜脱臼を認め，さらに上腕二頭筋と大胸筋の短縮により，内旋方向に引き込まれていた．

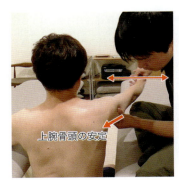

―上腕−体幹の連鎖―

肩甲上腕関節が不安定なため，関節窩に骨頭をはめ込みながら，水平内転・外転運動を行った．水平外転の際は，上腕骨外旋，肩甲骨下制，後傾，外旋，内転のような三次元の動きを意識して誘導した．水平内転では，骨頭の関節窩への安定を維持しつつ，上腕骨外旋位の保持，肩甲骨の外転，上方回旋，内旋から外旋などの運動を誘導した．三角筋後部や三頭筋の活動，大胸筋の抗重力活動，遠心性収縮が得られてきた段階で，肘や手の動きへ移行した．

臨床 Q & A

Q 立ち上がりは足の問題ではないのですか？

A 立ち上がりと上肢機能について前述（→ 86頁）しましたが，ここではもう少し深く考えてみます．Burdettら[75]の研究で，肘かけを使用するときと使用しない時との立ち上がりを比較しており，肘かけを使用した場合，股関節の屈曲モーメントが50％も低下したと報告されています．脳卒中患者の場合，肩甲骨周囲の低緊張により上肢の質量が従重力に対して崩れ，結果的に下肢への負担が大きくなります．これにより股関節戦略を強めたり，過剰な大腿四頭筋やハムストリングスの収縮を必要とし，最終の股関節伸展が阻害されやすくなります．そのため，上肢の治療に加え，日々の車椅子使用の際に麻痺側上肢をポジショニングしておくことは，下肢への負担を軽減させるうえで有用です．立ち上がりにおいては，肩甲骨の上方回旋が重要で，僧帽筋上部，下部，前鋸筋の協調的な活動が必要となります．臨床場面では僧帽筋上部線維の**過剰な予測的活動（anticipated increased activation）**が上方回旋を阻害し，前鋸筋などの不活性化，CoMの前方移動に悪影響を及ぼしやすくなります[76]．脳卒中により肩関節の不安定性が生じると，①肩甲骨の内旋の増大，②下方回旋の増大，③肩甲骨前傾の増大，④上腕骨内旋が誘発されやすいため，立ち上がり時に考慮しておく必要があります（図3-39，表3-2）[77]．たとえば，介助者がトランスファーを行う場合に上肢を強引に引っ張ると，脳卒中患者の場合，上肢の誘導にCoMが追従せず，肩峰下滑液包を損傷する可能性があり注意が必要です．

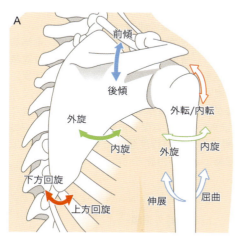

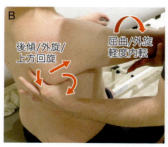

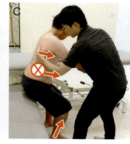

表 3-2 | 肩甲骨と上腕骨の運動学的関係

肩甲骨		上腕骨
前傾	←→	屈曲
後傾	←→	伸展
内旋	←→	内旋
外旋	←→	外旋
上方回旋	←→	屈曲
下方回旋	←→	伸展

図 3-39 | 肩甲骨と上腕骨の関係性と臨床応用

A：肩甲骨と上腕骨の関係
肩甲骨の動きと上腕骨の連鎖を色別に示す（たとえば肩甲骨前傾と上腕骨の屈曲）．トランスファー場面など，上肢の誘導時に肩甲骨が追従するか評価する必要がある．
B：臨床応用
Aの肩甲骨と上腕骨の関係性を考慮しながら前方へのリーチを誘導する．上腕骨のみを強引にリーチ方向に誘導すると肩の軟部組織を損傷するリスクがある．また，上腕骨の強引な外旋にも注意する．上腕骨頭が独立して外旋できるかについても評価する必要がある．
C：立ち上がり誘導
肩関節周囲の軟部組織を損傷しないよう安定させ，肩甲骨とCoMを足底方向に誘導する．セラピストがハンドリングのなかで足底への重心移動や反力を感じ取りながら誘導する．これにより，上肢と下肢のカップリング（下腿三頭筋と三角筋の協調的な収縮）が得られる．
（Kisner C: Therapeutic Exercise: Foundations and Techniques. pp423-424, F. A. Davis, 2012 より）

下肢の評価と治療（主に第3相の改善に向けて）

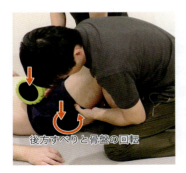
後方すべりと骨盤の回転

―骨盤の後傾と股関節伸展活動―

症例は，第2～3相において骨盤の回転を伴う前傾運動が困難であった．また，軽度の股関節痛が安静時・動作時ともに認められていた．本症例の場合，立ち上がりや歩行時の支持相や遊脚相において股関節戦略が強く，腸腰筋の過剰な収縮が認められていたため，大腿骨頭の前方滑りが強く，インピンジメントによる疼痛と考えた．治療は，療法士2名で腹腔内圧を高め，腰椎周囲の安定性を促しつつ，ハムストリングスと腸腰筋・大腿直筋を伸張させ，大腿骨頭の後方すべりを促した．これにより，低緊張であったハムストリングス起始部や中臀筋後部線維の筋収縮が得られやすくなり，股関節伸展と骨盤前後傾を促しやすくなった．

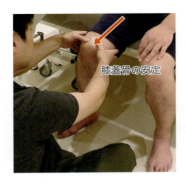
膝蓋骨の安定

―大腿四頭筋の長さの確保と骨盤前傾―

次に，座位にて，膝蓋骨を中心に短縮した大腿直筋や内転筋群の伸張を促した．また，筋を引き出す際に骨盤の前傾と踵への重心移動が連鎖してくるよう誘導していった．本症例の場合，内転筋の停止部やハムストリングスの内側部が，下腿の内旋とともに下方に引き込まれていた．これにより，股関節の外旋と外転に伴う中臀筋や大腿二頭筋外側部の活動が低下していた．したがって，内転筋群の抗重力方向への活動と伸張を促しつつ，腓腹筋内側起始部の求心性収縮も誘導した．結果として，下腿の過剰な内旋が軽減し，距骨下・距腿関節が中間位で安定し，踵骨での荷重感覚が得られ，足関節底屈筋群の緊張が軽減した．

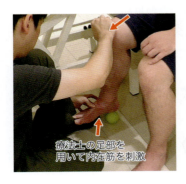
療法士の足部を
用いて内在筋を刺激

―足部内在筋の活性化と床反力の確保―

続いて，エクササイズ用のロールを用いて，大腿と下腿が中間位で保持されたなかで，距腿関節の背屈を誘導した．本症例は，腓腹筋やヒラメ筋の短縮や緊張があり，背屈制限を強く認めていた．緊張を軽減させるために，足底腱膜の伸張や長母趾屈筋の伸張と内側アーチへのリファレンスを用い，足部内在筋への刺激を増やしていった．当初は中足趾節関節の背屈時に内側アーチの下方への崩れが強く認められていた．また，足底腱膜に加え，深層の骨間筋や短趾屈筋，母趾内転筋などの伸張や関節をモビライズしていった．これにより，内側アーチが構築され，距腿関節の背屈時に距骨下関節回内が生じ，機能的な外反を伴いやすくなった．結果として，立ち上がりにおける内側アーチや小趾側の外転筋活動が得られ，立ち上がりの第2相（移行相）における最大背屈が得られやすくなった．

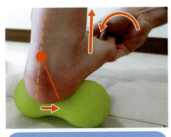
背屈・回内による外反

臨床 Q & A

Q 大腿四頭筋を引き出すと，立ち上がりの荷重にどのように影響しますか？

A 大腿四頭筋は脳卒中患者において萎縮しやすく，歩行や立ち上がり時の求心性収縮による膝関節伸展・遠心性収縮による股関節伸展に悪影響を及ぼします．脳卒中患者は麻痺側，非麻痺側にかかわらず，股関節伸展よりも膝関節伸展の関節モーメントの弱化が報告されています（図3-40）[78]．股関節戦略を中心とした歩行になると，立ち上がり時に大腿四頭筋の短縮に伴い膝関節を前方に移動できず，足部への重心移行が困難になります．図3-41 では重心軸を中心とした**モーメントアーム**を提示しています．脳卒中患者の場合，大腿四頭筋が短縮し，膝関節と重心軸の間が短くなりやすい傾向があります．適切な収縮を得るためには一定の筋の長さが必要になります．また，股関節から重心軸の長さも短縮しやすい傾向があり，股関節の可動性が制限されやすくなります．図3-42 は，荷重時の距骨下関節と下腿との関係を示しています．立ち上がりの荷重時は，踵骨が地面と接触した際に，荷重線と踵骨の BoS とのギャップにより距骨下関節（ST関節）は回内に誘導されます．本症例の場合は回内方向に制限があり，下腿は内転筋や内側ハムストリングスの緊張で内旋位に引き込まれていました．理想的には大腿二頭筋外側部による下腿上部の外旋モーメント，および足部内在筋の活動に伴う距骨下関節回内と下腿下部の内旋モーメントが重要です．大腿二頭筋外側部と外側広筋の作用に伴う下腿の外旋，距骨下関節回内に伴う下腿の内旋が適切な足部への荷重をもたらし，立ち上がり時の CoM の下方偏位の制御や衝撃吸収に重要となります（図3-43）[79]．加えて，距骨と踵骨間の距骨洞に適切な空間を確保し，距骨と踵骨が相互に回転しながら回内外を生み出すことが重要です．後足部の回内と前足部・中足部の回外は内側アーチの確保に欠かせません[79]．

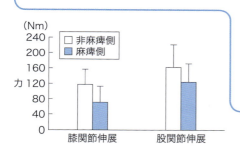

図 3-40 | 麻痺側・非麻痺側の力生成
〔Roy G, et al: Side difference in the hip and knee joint moments during sit-to-stand and stand-to-sit tasks in individuals with hemiparesis. Clin Biomech (Bristol, Avon) 22: 795-804, 2007 より〕

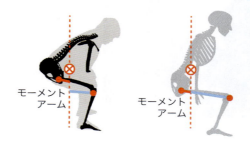

図 3-41 | 症例と健常者のモーメントアームの違い

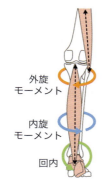

図 3-42 | 距骨下関節と下腿・大腿部の連鎖

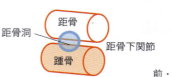 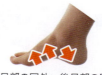

図 3-43 | 距骨下関節の構造と回内外
〔Polastri M: Subtalar Arthroereisis with endorthesis in adult-acquired flatfoot: classification of the postoperative rehabilitation phases. The Foot and Ankle Online Journal 5: 1, 2012 をもとに作成〕

立ち上がり ↔ 着座の評価と治療（主に第 4 相の改善に向けて）

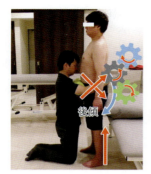

―立位でのコアコントロールと従重力活動―
本症例の立位姿勢は体幹前面筋群と臀筋群の弱化の影響により，前方に偏位しやすい状況であった．そのため，エクササイズ用ロールを用い，低緊張が強い下腹部から大臀筋の方向に圧をセラピストの胸で加え，踵上での姿勢コントロールを促した．過緊張であった脊柱起立筋群や腸腰筋群が前後左右への重心移動のなかでわずかに緩んできた段階で，骨盤の後傾を誘導し，踵上からの床反力を協調させながら着座へと移行し，従重力コントロールを誘導した．

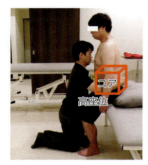

―足部上での CoM 制御―
腹腔内圧が低下しないよう，①麻痺側，非麻痺側の左右差が少ない BoS 内での CoM の上下移動，②頭頸部・眼球を含めた視覚依存の軽減と頸部の抗重力的な伸展の維持，③股関節屈曲戦略が過剰にならない範囲での高座位保持の 3 点を意識しながら誘導していった．腹腔内圧を維持した状態での高座位であれば，大臀筋やハムストリングス起始部の筋活動が得られやすく，その位置からの立ち上がりにおいて大腿四頭筋による膝関節伸展や大臀筋による股関節の伸展が得られた．このように，立ち上がりにおける第 4 相 ⇔ 第 3 相間のモーションを繰り返すことで，抗重力伸展活動を促通していった．

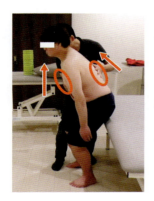

―足部上での CoM 制御―
次にエクササイズ用ロールを用いず，軽度の接触によるハンドリング（light touch handling）にて，腹腔内圧よりも運動方向を優先して着座 ⇔ 立ち上がりを促していった．軽度の接触に切り替えることで，自身のフィードフォワード優位の運動パターンで行ってもらい，高まった腹腔内圧をどのように知覚しながら動かしていくか，症例に思考してもらいながら誘導した．また，軽い接触と言語を組み合わせて，日常生活の立ち上がり場面で，どのような点に注意するべきかも指導していった．

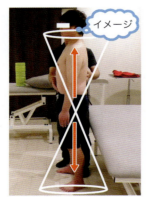

―運動イメージと CoM 制御―
具体的には，膝の前方移動や，足底内の重心移動，腹部や臀部の位置など，症例が過剰な股関節屈曲戦略や非麻痺側への荷重にならないような立ち上がりを誘導した．本症例の場合，呼気に合わせて臀部から足底への重心移動を行うことで，腰背部の代償的な過伸展のパターンが軽減した．着座の際は，自身の姿勢を動画で確認しながら正しい運動パターンをイメージしてもらうよう努めた．さらに，いったん深呼吸してもらい，深い呼気のなかで膝の前方移動と垂直方向への体幹の伸展を意識させ，着座方向への重心の誘導を行った．これにより，過剰な股関節戦略や膝関節が急に緩むサスペンション戦略を軽減することができた．

臨床Q&A

Q ハンドリングをする際に意識していることはありますか？

A ハンドリングは繊細な技術であり，患者の状態や治療の目標によって，圧，タイミング，部位，方向を常に変更します．本症例の場合，当初は強めのハンドリングで圧を増やし，体幹周囲の低緊張を高めていました．このハンドリングについて，あまり本人には意識させず，外部からの感覚入力を中心に脳内での感覚-運動統合を行いました．その後，軽い接触により症例に足の位置や重心の位置を意識させ，運動パターンを改善していく治療に切り替えました．これは運動プランニングを主に用い，感覚-運動統合を促進していく方法です[80]．本症例に対する治療イメージを図3-44に示します．症例には，立ち上がり⇔着座における各身体の空間上での位置，運動速度の切り替えなど時空間的要素をハンドリングを通じて入力します．加えて，ハンドリングによる筋紡錘を介した固有受容感覚情報，視覚，聴覚情報の感覚の重みづけを工夫しながら入力します．そのなかで，症例に視覚による確認をさせず，足底や坐骨の感覚に集中してもらうことや，着座時に着座の正常なパターンのイメージや，膝を前に出すなどの運動プランニングのタイミングを意識してもらうといったように，自身の思考を介した運動イメージを取り入れています．感覚-運動の統合は適切な感覚様式と情報量が重要となります．不要な言語を用い過ぎたり，意味のないハンドリングでは，脳内で適切な処理が行えません．つまり誤った運動出力・運動学習につながる可能性があるので注意する必要があります．環境や身体からの感覚情報は，運動プランニングや実行を促進するために必要とされる身体表象マップの構築と統合に重要です[81]．本症例の場合，ハンドリングの際は図3-45のように斜めラインでの相互作用が目立っていたため，弱化している部分は促通し，過剰な固定は緩めるよう意識しました．矢状面に限らず，前額面であっても斜めラインでの分析は実用的に用いられます．たとえば，座位姿勢での左の臀筋周囲の低緊張⇔右肩甲帯周囲の過緊張や，歩行時の右下肢の伸展と左上肢の屈曲の関係性など，身体は反対側との姿勢・運動連鎖の問題が多く見受けられます（➡ 225頁）．

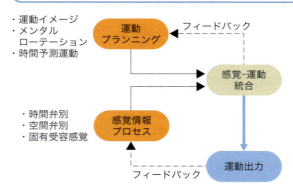

図3-44 ｜感覚-運動の統合と出力

（Porcacchia P, et al: Parieto-motor cortical dysfunction in primary cervical dystonia. Brain Stimul 7: 650-657, 2014 より）

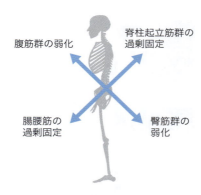

図3-45 ｜斜めラインでの共通問題

> **第3章 学習ポイント**
> - □ STSの4相の特徴を理解する
> - □ 各相の解剖学・運動学的側面を理解する
> - □ 立ち上がりにおける神経メカニズムを理解する
> - □ 症例介入における4つの視点を理解する
> - □ 症例介入におけるQ&Aを理解する

引用文献

1) Geurts AC, et al: A review of standing balance recovery from stroke. Gait Posture 22: 267-281, 2005
2) Tresilian JT: Sensorimotor Control & Learning: An Introduction to the Behavioral Neuroscience of Action. pp399-400, Palgrave Macmillan, 2012
3) Schenkman M, et al: Whole-body movements during rising to standing from sitting. Phys Ther 70: 638-648, 1990
4) Everett T, et al: Human Movement. pp171-190, Elsevier, 2010
5) Pollock A, et al: "Interventions for improving sit-to-stand ability following stroke." 2014
6) Neumann DA, et al: Kinesiology of the Musculoskeletal System: Foundations for Rehabilitation. 3rd ed, p366, Mosby, 2016
7) Messier S, et al: Dynamic analysis of trunk flexion after stroke. Arch Phys Med Rehabil 85: 1619-1624, 2004
8) Khemlani MM, et al: Muscle synergies and joint linkages in sit-to-stand under two initial foot positions. Clin Biomech (Bristol, Avon) 14: 236-246, 1999
9) Winter DA: Human posture and balance during standing and walking. Gait Posture 3: 193-214, 1995
10) Massion J: Postural control systems in developmental perspective. Neurosci Biobehav Rev 22: 465-472, 1998
11) Loram ID: Human postural sway results from frequent, ballistic bias impulses by soleus and gastrocnemius. J Physiol 564: 295-311, 2005
12) Nagai M, et al: Characteristics of the control of standing posture during pregnancy. Neurosci Lett 462: 130-134, 2009
13) Creath R: A unified view of quiet and perturbed stance: simultaneous co-existing modes. Neurosci Lett 377: 75-80, Epub 2004 Dec 19
14) Day BL, et al: Effect of vision and stance width on human body motion when standing; Implications for afferent control of lateral sway. Physiol 469: 479-499, 1993
15) Van Asten WN, et al: Postural adjustments induced by simulated motion of differently structured environments. Exp Brain Res 73: 371-383, 1988
16) Karnath HO: Understanding and treating "pusher syndrome". Phys Ther 83: 1119-1125, 2003
17) Ramenzoni VC, et al: Postural responses to specific types of working memory tasks. Gait Posture 25: 368-373, 2007
18) Wada M, et al: Anxiety affects the postural sway of the antero-posterior axis in college students. Neurosci Lett 302: 157-159, 2001
19) Fraizer EV, et al: Methodological and interpretive issues in posture-cognition dual-tasking in upright stance. Gait Posture 27: 271-279, 2008
20) Dubost V, et al: Decreased trunk angular displacement during sitting down: an early feature of aging. Phys Ther 85: 404-412, 2005
21) Bernstein NA: On dexterity and its development. In: Latash M, et al (eds): Dexterity and Its Development, pp3-244, Mahwah, NJ, Lawrence Erlbaum, 1996
22) Turvey MT: Action and perception at the level of synergies. Hum Mov Sci 26: 657-697, 2007

23) Bardy BG, et al: Postural coordination modes considered as emergent phenomena. J Exp Psychol Hum Percept Perform 25: 1284-1301, 1999

24) Pinter IJ, et al: The dynamics of postural sway cannot be captured using a one-segment inverted pendulum model: a PCA on segment rotations during unperturbed stance. J Neurophysiol 100: 3197-3208, 2008

25) Ko YG, et al: Postural coordination patterns as a function of dynamics of the support surface. Hum Mov Sci 20: 737-764, 2001

26) Bardy BG, et al: Dynamics of human postural transitions. J Ex Psychol Hum Percept Perform 28: 499-514, 2002

27) de Oliveira CB, et al: Balance control in hemiparetic stroke patients: main tools for evaluation. J Rehabil Res Dev 45: 1215-1226, 2008

28) Peterka RJ: Sensorimotor integration in human postural control. J Neurophysiol 88: 1097-1118, 2002

29) Forssberg H, et al: Ontogenetic development of postural control in man: Adaptation to altered support and visual conditions during stance. J Neurosci 2: 545-552, 1982

30) Oie K, et al: Multisensory fusion: Simultaneous re-weighting of vision and touch for the control of human posture. Brain Res Cogn Brain Res 14: 164-176, 2002

31) Horak FB: Postural orientation and equilibrium: What do we need to know about neural control of balance to prevent falls? Age Ageing 35 Suppl 2: ii7-ii11, 2006

32) Keenan MA, et al: Factors affecting balance and ambulation following stroke. Clin Orthop Relat Res 182: 165-171, 1984

33) Niam S: Balance and physical impairments after stroke. Arch Phys Med Rehabil 80: 1227-1233, 1999

34) Nashner LM: Adaptation to altered support and visual conditions during stance: patients with vestibular deficits. J Neurosci 2: 536-544, 1982

35) Bonan IV: Reliance on visual information after stroke. Part I: Balance on dynamic posturography. Arch Phys Med Rehabil 85: 268-273, 2004

36) Shumway-Cook A, et al: Motor control: Theory and Practical Applications. 2nd ed, Lippincott, Williams & Wilkins, 2001

37) De Haart M, et al: Recovery of standing balance in postacute stroke patients: a rehabilitation cohort study. Arch Phys Med Rehabil 85: 886-895, 2004

38) Bohannon R: Ordinal and timed balance measurements: reliability and validity in patients with stroke. Clin Rehabil 7: 9-13, 1993

39) Au-Yeung SS, et al: Does balance or motor impairment of limbs discriminate the ambulatory status of stroke survivors? Am J Phys Med Rehabil 82: 279-283, 2003

40) Verheyden G: Trunk performance after stroke and the relationship with balance, gait and functional ability. Clin Rehabil 20: 451-458, 2006

41) Cheng PT, et al: The sit-to-stand movement in stroke patients and its correlation with falling. Arch Phys Med Rehabil 79: 1043-1046, 1998

42) Sahrmann S: Diagnosis and Treatment of Movement Impairment Syndromes. pp19-20, Mosby, 2001

43) Thigpen CA, et al: Head and shoulder posture affect scapular mechanics and muscle activity in overhead tasks, J Electromyogr Kinesiol 20: 701-709, 2010

44) Finley MA, et al: Effect of sitting posture on 3-dimensional scapular kinematics measured by skin-mounted electromagnetic tracking sensors. Arch Phys Med Rehabil 84: 563-568, 2003

45) Borstad JD: The effect of long versus short pectoralis minor resting length on scapular kinematics in healthy individuals. J Orthop Sports Phys Ther 35: 227-238, 2005

46) Ludewig PM, et al: Motion of the shoulder complex during multiplanar humeral elevation. J Bone Joint Surg Am 91: 378-389, 2009

47) Carr JH, et al: The effect of arm movement on the biomechanics of standing up. Hum Mov Sci 13: 175-193, 1994

48) May BJ: Prosthetics & Orthotics in Clinical Practice: A Case Study Approach. pp13-14, F.A. Davis, 2011

49) Callaghan JP, et al: Low back joint loading and kinematics during standing and unsupported sitting. Ergonomics 44: 280-294, 2001

50) Sahrmann S: Diagnosis and Treatment of Movement Impairment Syndrome. pp51-73, Mosby, 2002

51) Scoliosis Treatment Options: North York Chiropractor Presents. (http://www.drserbinski.ca/blog/tag/postural-scoliosis)
52) Caneiro JP, et al: The influence of different sitting postures on head/neck posture and muscle activity. Man Ther 15: 54-60, 2010
53) Nashner LM, et al: The organization of human postural movements: a formal basis and experimental synthesis. Behav Brain Sci 8: 135-172, 1985
54) Horak FB, et al: Central programming of postural movements: adaptation to altered support-surface configurations. J Neurophysiol 55: 1369-1381, 1986
55) Horak FB, et al: Postural perturbations: New insights for treatment of balance disorders. Phys Ther 77: 517-533, 1997
56) Winter DA: Human balance and postural control during standing and walking. Gait Posture 3: 193-214, 1995
57) Diener HC, et al: Influence of stimulus parameters on human postural responses. J Neurophysiol 59: 1888-1905, 1988
58) McCollum G, et al: The form and exploration of mechanical stability limits in erect stance. J Mot Behav 21: 225-244, 1989
59) Barbara JH, et al: Musculoskeletal Interventions: Techniques for Therapeutic Exercise. p373, McGraw-Hill Education, 2014
60) Maki BE, et al: The role of limb movements in maintaining upright stance: The "change-in-support" strategy. Phys Ther 77: 488-507, 1997
61) Rogers MW, et al: Kinetic analysis of dynamic transitions in stance support accompanying voluntary leg flexion movements in hemiparetic adults. Arch Phys Med Rehabil 74: 19-25, 1993
62) Harris JE, et al: Relationship of balance and mobility to fall incidence in people with chronic stroke. Phys Ther 85: 150-158, 2005
63) Stevenson TJ, et al: Standing balance during internally produced perturbations in subjects with hemiplegia: Validity of the balance scale. Arch Phys Med Rehabil 77: 656-662, 1996
64) Garland SJ, et al: Postural responses to unilateral arm perturbation in young, elderly, and hemiplegic subjects. Arch Phys Med Rehabil 78: 1072-1077, 1997
65) Brown LA, et al: Attentional demands for static postural control after stroke. Arch Phys Med Rehabil 83: 1732-1735, 2002
66) Gustafson Y: Falls and injuries after stroke: time for action!. Stroke 34: 494-501, 2003
67) Karnath HO, et al: The neural representation of postural control in humans. Proc Natl Acad Sci U S A; 97: 13931-13936, 2000
68) Danells CJ, et al: Poststroke "pushing": Natural history and relationship to motor and functional recovery. Stroke 35: 2873-2878, 2004
69) Karnath HO, et al: Understanding and treating "pusher syndrome". Phys Ther 83: 1119-1125, 2003
70) Barra J, et al: Humans use internal models to construct and update a sense of verticality. Brain 133(Pt 12): 3552-3563. Epub 2010 Nov 19, 2010
71) Sousa AS, et al: Biomechanical and neurophysiological mechanisms related to postural control and efficiency of movement: a review. Somatosens Mot Res 29: 131-143, 2012
72) Santos M, et al: The role of anticipatory postural adjustments in compensatory control of posture: 2. Biomechanical analysis. J Electromyogr Kinesiol 20: 398-405, 2010
73) Rothwell J: Meet the brain: Neurophysiology. Int Rev Neurobiol 86: 51-65, 2009
74) Schepens B, et al: Neurons in the pontomedullary reticular formation signal posture and movement both as an integrated behavior and independently. J Neurophysiol 100: 2235-2253, 2008
75) Burdett RG, et al: Biomechanical comparison of rising from two types of chairs. Phys Ther 65: 1177-1183, 1985
76) Ludewig PM: Alterations in shoulder kinematics and associated muscle activity in people with symptoms of shoulder impingement. Phys Ther 80: 276-291, 2000
77) Kisner C: Therapeutic Exercise: Foundations and Techniques. pp423-424, F. A. Davis, 2012
78) Roy G, et al: Side difference in the hip and knee joint moments during sit-to-stand and stand-to-sit tasks in individuals with hemiparesis. Clin Biomech (Bristol, Avon) 22: 795-804, 2007
79) Polastri M: Subtalar Arthroereisis with endorthesis in adult-acquired flatfoot: classification of the postoperative rehabilitation phases. The Foot and Ankle Online Journal 5: 1, 2012
80) Porcacchia P, et al: Parieto-motor cortical dysfunction in primary cervical dystonia. Brain Stimul 7:

650-657, 2014

81) Avanzino L, et al: Sensory-motor integration in focal dystonia. Neuropsychologia 79(Pt B): 288-300, 2015

Chapter

4

上肢のリーチ

概要

リーチとは何か？

　リーチとは「望む場所に随意的に手を近づけるよう位置づけていく行為であり，環境との相互作用である」と定義されている[1]．つまり，単に手を伸ばすという「運動」ではなく「知覚」，「認知」の側面があり，対象物の形状や意味，周辺環境や目的を考慮しておく必要がある．そのため，リーチ動作の理解には解剖や運動学的視点だけでなく，知覚や認知的側面も踏まえた分析が重要となり，大脳皮質を中心とした脳神経科学を深く理解する必要がある．上肢のリーチは課題により多様性があるため，本章では治療でよく用いられる「前方のペットボトルにリーチする」という課題に焦点を当て，「解剖学・運動学的側面」と「神経学的側面」に区別し説明する．

　リーチは大きくは**移送期（transportation）**と**操作期（manipulation）**の2相に分けられ，この2つは独立したチャンネルといわれている[2]．操作期に移行するほどフィードバックの要素が強くなる（図4-1）．本章では動作分析をより明快にするためリーチ動作を第0～4相に分類し解説していく．

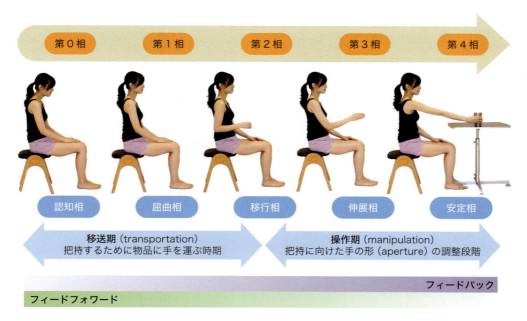

図4-1｜上肢リーチにおける相分類

リーチの4相と筋活動

　Lemonら[3]はリーチにおける筋の時系列的な収縮を報告している．図4-2では彼らの情報を参考に第0〜4相における主な筋群の収縮のタイミングを掲載している．足部，体幹，肩甲帯周囲筋は紙幅の都合上省略しており，上行性姿勢連鎖の詳細は132頁を参考にしてもらいたい．

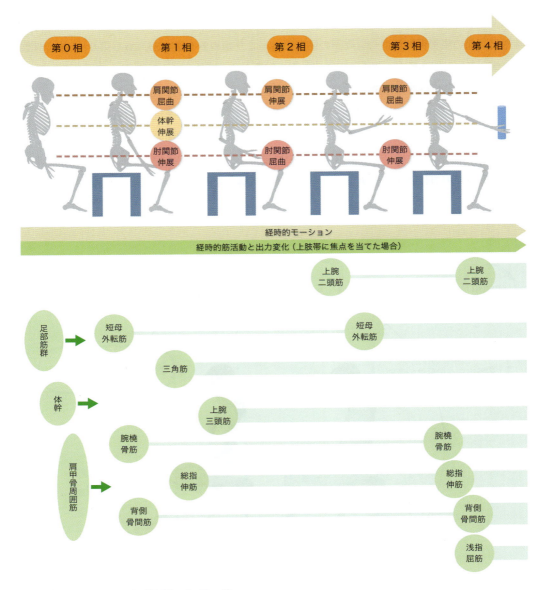

図4-2｜上肢リーチにおける筋活動のタイミング

4 相の役割

これまでの起き上がりや立ち上がりと同じように，上肢のリーチも4相に分類して述べる．上肢では物体への認知に伴う抗重力活動を説明するために「第0相」を組み入れているが，ほかの基本動作においても「第0相」は重要な段階である．

第0相（認知相）の役割

第0相は物品を認知して行動プランニングが形成される段階であり，リーチするための準備段階である．身体上で生じる現象は，頭部や体幹は垂直方向に伸展し，骨盤は軽度前傾し，体幹や足関節の姿勢保持筋群や肩周囲の筋緊張も高まり始める（図4-3）．もし第0〜1相で骨盤が後傾，脊柱が屈曲傾向の場合，重心が後方に残るため，遠位まで上肢を運ぶことができない．また，体幹が屈曲姿勢だと構造的に肩甲骨は挙上・前傾し，上腕は内旋位に引っ張られやすく，リーチ動作に適切な肩甲胸郭関節，肩甲上腕関節のアライメントを抗重力に保持ができない．結果として，屈筋群を優位に使用するため第3相時において肩関節の外転や肘関節屈曲などの運動パターンになりやすい．つまり第0相の段階で，モチベーション，ゴールに対するプランニング形成，前方に腕をリーチさせるための姿勢状態を評価しておくことは重要である．

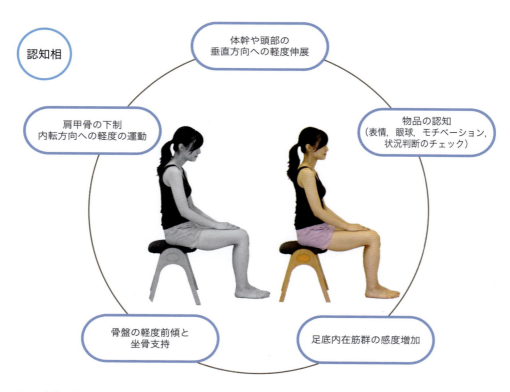

図 4-3 | 第0相における重要な観察ポイント

第1相(屈曲相)の役割

　第1相は肘関節が屈曲方向へ動き始める段階である(図 4-4)．個人差はあるが肘関節の屈曲と協調して肩甲上腕関節における上腕骨頭に伸展モーメントが加わる，より肩甲骨の内側縁の活動(菱形筋や前鋸筋，僧帽筋中部線維など)が生じる．これにより肩甲骨の安定性が得られ，大胸筋や上腕二頭筋などの前面筋群が効果的に伸張され，肩関節屈曲方向への推進力生成に寄与する．また，肩甲上腕関節の外旋を伴うことで，肩甲上腕関節を安定させるローテーターカフが活動し，上肢挙上時の**インピンジメント症候群**を防ぐことができる．

　この相はテーブルの距離に影響を受けやすく，テーブルが近すぎると肩甲上腕関節の伸展がより求められる．肩周囲の低緊張が強い脳卒中患者の場合，肩甲骨の挙上・前傾，肩関節外転パターンで代償されやすい．脳卒中患者の食事場面では，膝上よりテーブル上に麻痺側上肢を置いておくほうが代償が少なく，リーチや補助手としての活用が容易になりやすいため，ポジショニングを考慮する必要がある．

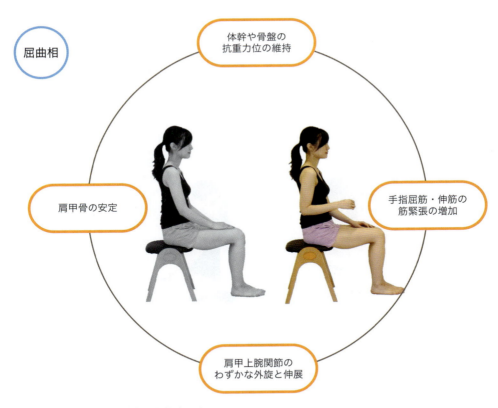

図 4-4 ｜ 第1相における重要な観察ポイント

第2相(移行相)の役割

　第2相では肩甲上腕関節のわずかな伸展から屈曲へ移行し、肘関節も屈曲 → 伸展の移行段階となる(図4-5)。個人差や課題にもよるが、肩関節屈曲45°あたりから肘関節は伸展方向に切り替わり、手関節の軽度背屈や手指の伸展、**予測的な形状づけ(プレシェーピング)** が生じる。後述するが、第2相における上腕二頭筋と上腕三頭筋にはコンパートメンタリゼーションと呼ばれる特殊な収縮形態を認める。この段階はより空間上での制御が求められるため、片麻痺患者の場合、肘や手指の屈曲が強まりやすく、運動失調症患者の場合、企図振戦が生じやすい。空間上でフィードバックを正しく整理させるためには、介助者の誘導、視覚情報の整理、課題難易度の設定が重要である。また、移行相において肘関節の屈曲 → 伸展へと移行できない場合、体幹の前傾姿勢や股関節屈曲戦略を強める代償が伴いやすい。そのため、足底や坐骨においても十分に対象物の方向へ重心の移行ができない場合が多い。つまり、移行相では上肢だけでなく全身を確認し、非麻痺側での体幹側屈や回旋、下肢のプッシングなども評価要素となる。脳卒中患者の主要障害は一般的に屈曲 ⇔ 伸展のスイッチの切り替えが困難になりやすい、つまり、脳が身体の信号を「選択」できないことを意味する。

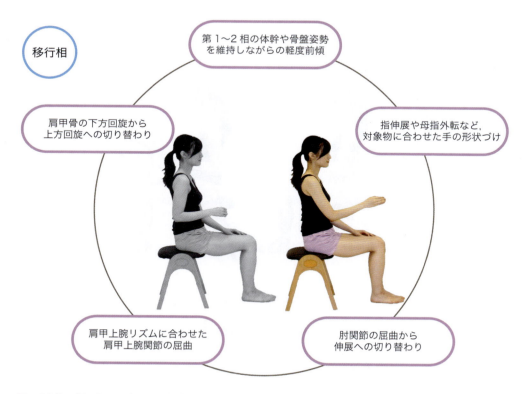

図4-5 | 第2相における重要な観察ポイント

第3相（伸展相）の役割

　第3相は肩甲骨の外転・上方回旋，肩甲上腕関節の外旋，前腕の中間位での保持に加え，肘関節の伸展が最大となる．ここでの上腕三頭筋の活動は，プレシェーピング時の手のアパーチャー（aperture，開き）に大きく関係する（図4-6）．前腕筋群の適度な中間位に保つために，前腕の腕橈骨筋や回内・回外筋，伸筋群の活動が必要となる．また，5指のシンクロナイズ（synchronize）された協調的な分離のためには，手関節の安定と手内在筋の活動が必須である．

　この相では前方への質量中心（CoM）の移動が生じて足底に荷重が加わるため，**立ち上がり時の第2相（➡ 73頁）に類似する**．上肢の伸展相に問題を抱えていた場合，立ち上がりの移行相や伸展相にも問題が生じている場合があり，上肢だけではなく下肢の分析も重要である．脳卒中患者の場合，把持の際に肩関節周囲が低緊張だと，手指の分離に問題がなくても手指が過剰な屈曲になりやすい．また，非麻痺側の肩甲帯の挙上，体幹の代償的な側屈・回旋，麻痺側股関節や足関節の不良肢位といったマルアライメントも認められやすい．

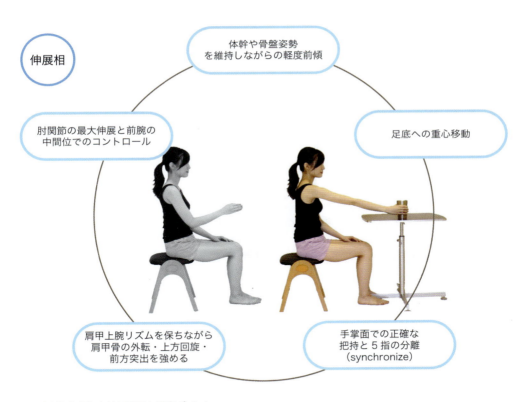

図4-6 ｜ 第3相における重要な観察ポイント

第4相（安定相）の役割

第4相は立体認知感覚と姿勢制御が求められる段階である（図4-7-A）．物品の大きさにもよるが，BoSが足底，臀部，手の3領域となり，前傾姿勢となるので，身体間の細かな分節性が要求される．通常はこの安定相を介して次の課題に移行する．たとえば，コップを口に運ぶ，ボールであれば投球モーションへの移行，ノートであれば両手動作への移行（把持→操作）などである．そのため，ここで立体認知がうまく処理されていなければ，動作がストップしたり拙劣になるなど，モーションに悪影響を及ぼす．食事であれば，お椀内の重さや素材を認知できないと，空間上での上肢コントロールが拙劣になる傾向がある．したがって，第4相では手でのアーチ形成や姿勢制御など身体的側面の評価に加えて，感覚・知覚的側面を評価しておくことは重要である．加えて，上肢のリーチと立ち上がりは共通するコンポーネントが多く，上肢リーチの失敗は立ち上がりの失敗と関連することが多い（CoMの移動，肩甲骨の前方突出，足底接地など）（図4-7-B）．

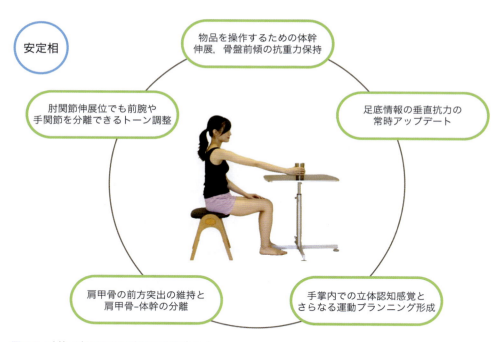

図 4-7-A｜第4相における重要な観察ポイント

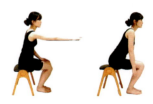

図 4-7-B｜立ち上がりとリーチの共通コンポーネント
CoMの前方への推進や足部，肩甲骨の動きなど類似するコンポーネントが多い．立ち上がり⇔上肢のリーチ場面の共通する問題を臨床推論していくことは重要である．

脳卒中患者がリーチ動作の際に陥りやすい観察ポイント

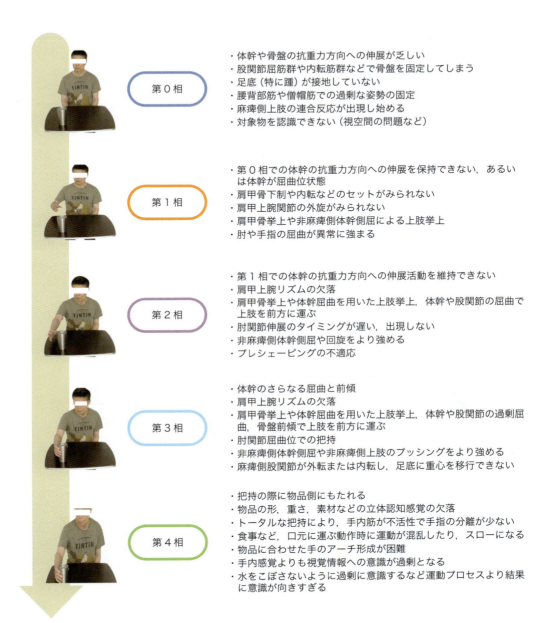

第0相
- 体幹や骨盤の抗重力方向への伸展が乏しい
- 股関節屈筋群や内転筋群などで骨盤を固定してしまう
- 足底（特に踵）が接地していない
- 腰背部筋や僧帽筋での過剰な姿勢の固定
- 麻痺側上肢の連合反応が出現し始める
- 対象物を認識できない（視空間の問題など）

第1相
- 第0相での体幹の抗重力方向への伸展を保持できない，あるいは体幹が屈曲位状態
- 肩甲骨下制や内転などのセットがみられない
- 肩甲上腕関節の外旋がみられない
- 肩甲骨挙上や非麻痺側体幹側屈による上肢挙上
- 肘や手指の屈曲が異常に強まる

第2相
- 第1相での体幹の抗重力方向への伸展活動を維持できない
- 肩甲上腕リズムの欠落
- 肩甲骨挙上や体幹屈曲を用いた上肢挙上，体幹や股関節の屈曲で上肢を前方に運ぶ
- 肘関節伸展のタイミングが遅い，出現しない
- 非麻痺側体幹側屈や回旋をより強める
- プレシェーピングの不適応

第3相
- 体幹のさらなる屈曲と前傾
- 肩甲上腕リズムの欠落
- 肩甲骨挙上や体幹屈曲を用いた上肢挙上，体幹や股関節の過剰屈曲，骨盤前傾で上肢を前方に運ぶ
- 肘関節屈曲位での把持
- 非麻痺側体幹側屈や非麻痺側上肢のプッシングをより強める
- 麻痺側股関節が外転または内転し，足底に重心を移行できない

第4相
- 把持の際に物品側にもたれる
- 物品の形，重さ，素材などの立体認知感覚の欠落
- トータルな把持により，手内筋が不活性で手指の分離が少ない
- 食事など，口元に運ぶ動作時に運動が混乱したり，スローになる
- 物品に合わせた手のアーチ形成が困難
- 手内感覚よりも視覚情報への意識が過剰となる
- 水をこぼさないように過剰に意識するなど運動プロセスより結果に意識が向きすぎる

図 4-8 ｜ 脳卒中患者のリーチにおける観察ポイント

解剖学・運動学的側面

体幹と上肢機能の関係性

　体幹についての細かな内容は寝返り・起き上がりの章を参考にしてほしい（➡ 11頁）．図4-9は，脳卒中群と健常群の上肢挙上時における，体幹と肩甲骨の三次元分析と筋動員パターンを比較した研究[4]）をもとに作成している．脳卒中患者は健常者に比べ，挙上時における体幹の屈曲と回旋を強める傾向がある．特に，上肢を挙上してから降ろしていく"下垂"時において，その傾向はより一層強まっていくことが報告されている．

　また，それに相関するように，適切な肩甲骨の動きに要求される内転と外旋，後傾の運動方向への要素は乏しく，体幹と同様に，上肢を降ろしていく"下制"の際に，肩甲骨の外転・内旋・前傾を強める傾向を示していた．この研究から脳卒中患者には「抗重力活動」と「従重力活動」の両者の問題が潜んでいることがわかる．

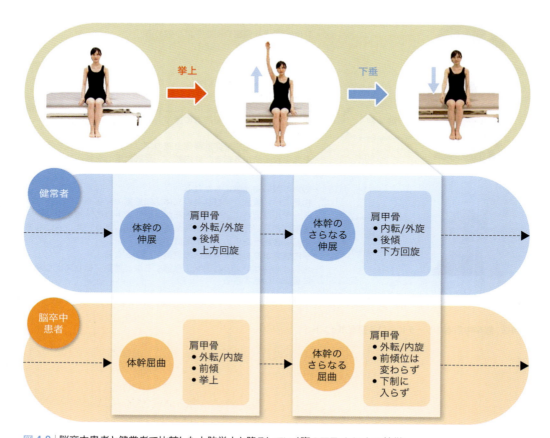

図4-9 脳卒中患者と健常者で比較した上肢挙上と降ろしていく際のアライメントの特徴

（De Baets L, et al: Three-dimensional kinematics of the scapula and trunk, and associated scapular muscle timing in individuals with stroke. Hum Mov Sci 48: 82-90, 2016 をもとに作成）

筋動員パターンにおいては，三次元分析に基づく体幹・肩甲骨のアライメントの影響を受けるかのように，脳卒中患者は僧帽筋上部線維・三角筋などのアウターマッスルを先行的に同時収縮様に活動させ，健常者のような体幹の筋活動を先行して活動させるパターンとは異なる傾向を示した．また，上肢を下垂させる際にも，脳卒中患者の体幹の筋活動は早期段階で低下し，アウターマッスルで上肢を下垂方向へコントロールしていく報告がある[4]．図4-10で呈示している左片麻痺の症例は挙上時に左肩の疼痛が生じている．そのため，両上肢を挙上させ両側体幹伸筋群の緊張を高め，左側を下垂させた後，右側を下垂させる代償戦略を用いて疼痛を誘発しないようにしている．これらの知見は，肩甲骨・体幹のアライメントと筋動員パターンとは関係性があることを示唆しており，両者の機能的な関係を評価しながら治療していくことの重要性をうかがわせている．

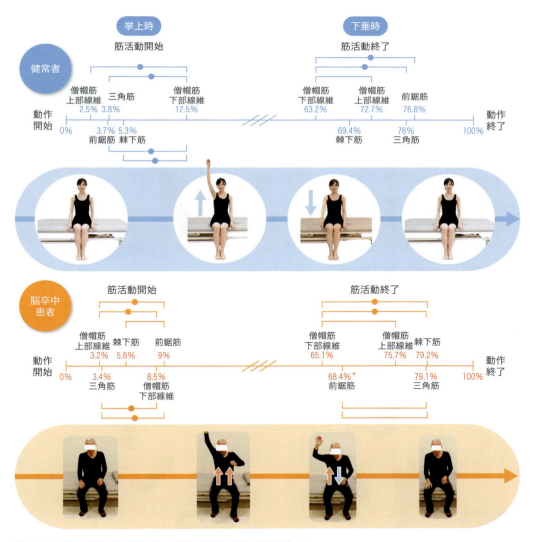

図 4-10 左片麻痺患者と健常者における上肢挙上時の動員パターン
（De Baets L, et al: Three-dimensional kinematics of the scapula and trunk, and associated scapular muscle timing in individuals with stroke. Hum Mov Sci 48: 82-90, 2016 をもとに作成）

肩甲骨と上肢機能の関係性

　肩甲骨は肋骨の周囲を滑る非常に可動性のある構造で，肩甲骨の正常な機能は上肢の最適な機能に必須となる．基本的な役割は，上肢の運動の基盤となる安定性を担い，特に肩甲上腕関節の動的安定性を高め，筋の最適な動員パターン（recruitment pattern）を導く役割を担う[5]．常に上肢や全身の姿勢の動きに対してポジションを変更しなければならないし，**フォースカップル（偶力）**を保ちながらバランスのとれた働きをする（図 4-11）[6]．脳卒中患者の場合，痙縮や麻痺の影響により，フォースカップルの機能が低下しやすく，僧帽筋上部や小胸筋は過剰収縮して肩甲骨を固定し，僧帽筋下部や前鋸筋は弱化しやすい傾向がある．Hou ら[7]は，それらを総称して「肩甲骨ジスキネジア（scapula dyskinesia）」と表現しており，脳卒中後の肩甲骨アライメント不全の多様性がうかがえる．肩甲骨をコントロールする主な筋群は，僧帽筋のすべての線維・前鋸筋・菱形筋群・肩甲挙筋・小胸筋である．他にも大胸筋，広背筋，三角筋，ローテーターカフ，烏口腕筋，上腕三頭筋の長頭，上腕二頭筋の長頭・短頭も肩甲骨に一部影響を及ぼす（図 4-12）．

肩甲胸郭関節の重要性

　第1相の姿勢の方向づけの段階では，肩甲骨は「下制・内転」方向に胸郭上を滑りながら安定している．このとき，肩甲胸郭関節上での自由な可動性や傾斜が重要である．そのためには，前鋸筋の作用により，肩甲骨を胸郭上に引き寄せ安定させる**後傾（posterior tilt）**は必須である．また，肩甲骨は scapular plane と呼ばれる面に位置し，

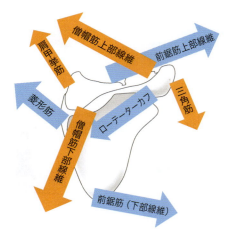

図 4-12 | 肩甲骨に付着する筋群

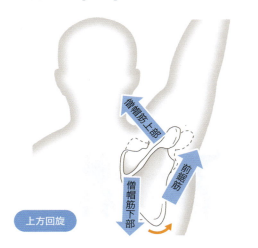
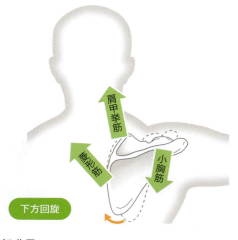

図 4-11 | 肩甲骨の運動方向とそれに関与する筋・フォースカップル作用
　（Kibler WB: The role of the scapula in athletic shoulder function. Am J Sports Med 26: 325-337, 1998 より改変）

安静時でおよそ30〜45°ほど内旋している．内旋位の状態から上肢屈曲90°を超えたあたりで外旋が始まる．

肩甲上腕関節の重要性

　肩甲上腕関節とは，身体の関節において最も大きな自由度をもった関節である．一方，非常に不安定な構造をもつため，その安定性を保つために多くの筋や靱帯がサポートしている．そのなかでもローテーターカフ（棘上筋，棘下筋，小円筋，肩甲下筋）は安定性を生み出す主要な筋群であり，**動的安定性（dynamic stability）**を担う[8]．

　ローテーターカフは肩甲上腕靱帯などのサポートを借りて，上腕骨頭を関節窩でコントロールする（図 4-13）[9,10]．

　正常な肩甲上腕関節の運動範囲は120°である．180°まで上肢を挙上させるためには肩甲骨の運動と脊柱の伸展が重要であり，上肢と体幹機能は切り離せない関係にある．肩甲上腕リズムは1944年にInmanら[11]が提唱した上腕骨と肩甲骨の角度比として知られ，0〜30°では肩甲骨は動かず，外転60°以上で2：1の関係になり，90°以上だと1：1の関係になる．

　加えて近年は機器の発展により三次元での分析が可能となり，Bramanらは上腕骨と肩甲骨の角度比を，30°以降の挙上時は2.3：1，下垂時は2.7：1とし，上肢挙上時と下垂時のパターンの違いを強調している[12]．図4-14に示したように三次元の動きを理解しておくと分析や治療応用に役立つ．片麻痺患者の麻痺側肩甲骨に対して，外旋，上方回旋，後傾といった三次元要素をハンドリングで組

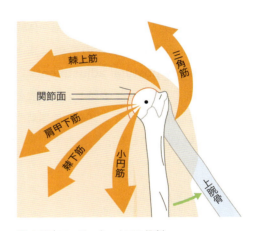

図 4-13｜ローテーターカフの役割
（Lynn S: Clinical Kinesiology and Anatomy. 4th ed, pp103-107, F. A. Davis, 2006 より一部改変）

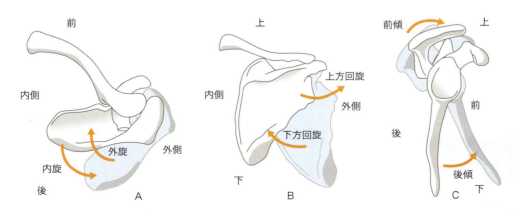

図 4-14｜肩甲骨の三次元の動き
（Braman JP, et al: In vivo assessment of scapulohumeral rhythm during unconstrained overhead reaching in asymptomatic subjects. J Shoulder Elbow Surg 18: 960-967, 2009 より改変）

み合わせていくには熟練した技術が必要となる．初心者は，一次元の動きから練習し，二次元
→三次元へと移行できれば，治療効果を飛躍的に高めることが可能となる．

肩甲上腕関節の 0〜30°挙上時の重要性

　従来の研究では，肩甲上腕関節屈曲の 0〜30°間で肩甲骨の動きはないとされていたが，近年の研究では肩甲骨は 5°下方回旋することがわかっている（図 4-15-A）[13]．したがって，上肢を挙上する前の肩甲骨の下制・内転のセッティングに加え，挙上開始時の下方回旋の動きも意識しておく必要がある．

　図 4-15-A では，上腕骨の 30°の地点で肩甲骨の位置が 5°下方回旋していることがわかる．脳卒中患者の場合，大円筋や小円筋，上腕三頭筋などの短縮があると上肢挙上時にすぐに肩甲骨が外転に引かれやすい．5°の下方回旋は肩甲骨を安定させ，身体図式として脳が肩甲骨を認識するうえで重要な運動といえ，その後の上肢のダイナミックな運動の準備状態（setting phase）を作れる．

　肩甲骨の確実な下方回旋は，骨盤や体幹筋との姿勢連鎖が優れた患者であるほど出現する傾向があり，多裂筋群などの活動は重要である．この準備状態は**先行随伴性姿勢調節（anticipatory postural adjustments；APAs）**（→ 38 頁）との関係性が深く，座位であれば骨盤や足部の状態など，姿勢との関連性を含めて評価する必要がある．

　肩甲骨の後傾セッティングや回旋運動は動画が理解しやすいため，動画リンクを参考にしてもらいたい（図 4-15-B）．

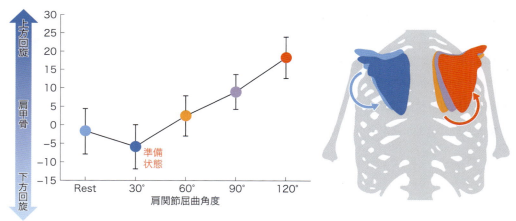

図 4-15-A｜0〜30°間における肩甲骨運動（setting phase）
（Borsa PA, et al: Scapular-positioning patterns during humeral elevation in unimpaired shoulders. J Athl Train 38: 12-17, 2003 より改変）

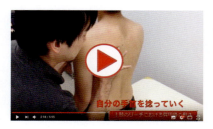

図 4-15-B｜肩甲骨の三次元ハンドリング
脳卒中患者の肩甲骨治療は三次元を意識したハンドリングが重要となる．特に後傾×外旋×上方回旋の組み合わせは療法士の手の可動性や感覚が多く必要とされる．

上肢リーチ ハンドリング動画　検索
https://youtu.be/a9aBXmp-rRE

肘関節と上肢機能の関係性

　肘関節は手と肩の機能的な運動連鎖をつなげる中間関節の役割を担う．肘の屈曲と伸展には尺骨の回旋が重要となる[14]．この回旋は，回内と回外の橈尺間の動きにより生じることで最適な手の方向づけを可能にし，リーチにおいては前腕を安定させる．肘関節屈曲位と伸展位では，後者のほうが回内外の動きに対し肩甲骨や上腕骨の回旋を加えることができる（図4-16）．

　すなわち，脳卒中患者においては肘関節を確実に伸展できること，上腕骨の回旋を生み出せる柔軟性があることが手の機能を最大限発揮できる条件となる．Michaelsenらは，上肢の脳卒中患者のリーチにおいて肘関節伸展を体幹の前傾で代償する問題点を述べている[15]（図4-17）．この代償パターンにより，肘関節の伸展は不使用状態となり上肢機能の回復に悪影響を及ぼすと報告している．実験では，体幹の前傾を制限させる機器を用いたことで，上肢機能が改善した例を報告している（図4-18）．

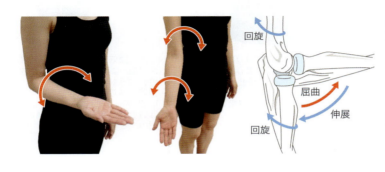

図4-16 肘関節のロッキングと肩関節への影響

肘の完全伸展をうまく作れれば，靭帯と骨のサポートにより肩甲上腕関節の内外旋を促通しやすい．伸展位だと肘頭窩に肘頭がはまり込み，側方安定性が高くなる．肩の治療を行う場合，二関節筋は肘関節周囲に付着するため，肘関節のアライメントは常に確認しておく必要がある．脳卒中患者の場合，転がりや滑り運動が軟部組織の硬化や筋短縮の影響により阻害されやすい．

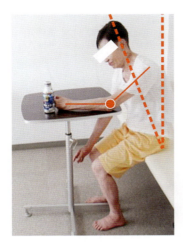

図4-17 脳卒中患者の体幹前傾の代償

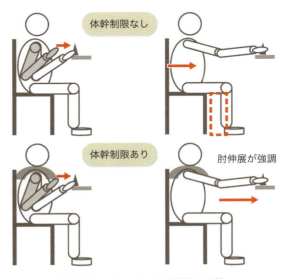

図4-18 体幹制限の有無による上肢機能の改善

体幹制限によりリーチ範囲を代償できないため，肘を伸ばす必然性が出る．

リーチにおける肩と肘関節のコンパートメンタリゼーション

図4-19に示す作用は，二関節筋でみられるユニークな特徴である[16]．この現象は「**コンパートメンタリゼーション（compartmentalization）**」とも称され，筋の区画・区分を調整する運動神経のメカニズムである（図4-20）[17]．

脳卒中患者はこのような神経的筋活動の切り替え時に障害を受けやすく，起始部と停止部ともに求心性の活動になるなど**異常な共同運動パターン（mass pattern）**に陥りやすい．

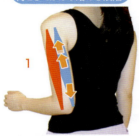

上肢質量が上腕骨頭に負荷としてかかり始める段階

1

・骨頭を安定させるためのローテーターカフや上腕二頭筋，上腕三頭筋などによる二関節筋の起始部の求心性の活動が重要である

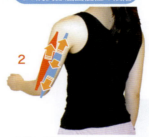

肘関節伸展に切り替わるまでの肩関節屈曲優位の段階

2

・上腕三頭筋は上肢をより前方に出すため，起始部は求心的に骨頭を安定させつつ，停止部は遠心的に活動する
・上腕二頭筋は求心的な働きが優位である

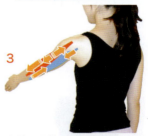

肘関節伸展に切り替わる段階

3

・上腕三頭筋は肘関節の完全伸展が可能となるよう全体的に求心性の働きを強める
・上腕二頭筋は上腕骨頭周囲においては常に求心性だが，全体的には遠心性の運動が優位に働き，肘の伸展をサポートする

図4-19｜上肢リーチにおけるコンパートメンタリゼーション

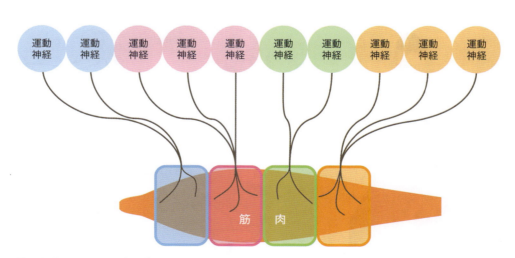

図4-20｜コンパートメンタリゼーション
多数ある運動神経は異なる筋区画・筋線維に対して神経の支配およびコントロールをしている．
（English AW, et al: Compartmentalization of muscles and their motor nuclei: the partitioning hypothesis. Phys Ther 73: 857-867, 1993 より改変）

手と上肢機能の関係性

　リーチ場面において上肢と手の協調性は物体に近づくほど求められる．第0相でペットボトルを認識すると，第1〜2相では手の予測的な形状づけであるプレシェーピング(pre-shaping)が始まる．

　脳卒中患者の場合，手の機能低下(筋骨格系・神経系)により手指や手内筋群の筋緊張は高まらない，あるいは過剰に握り込むような反応が認められる．したがって，リーチする前の段階から手の状態に着目することは重要である．実験でもリーチ前にすでに手の活動が生じると報告されており[3]，手の浮腫や皮膚の柔軟性や筋の緊張を調整するだけで，リーチ軌道が大きく変化することがある．特に手指の内在筋，伸筋群の活動が得られると，リーチ時の三角筋後部線維や上腕三頭筋などの活動が得られやすくなる症例も多い．したがって，近位部だけでなく，遠位部からリーチの側面をとらえることも重要である (hand start-reach)．

プレシェーピングの重要性

　物体にリーチする際に手を形状づけしていくことは効率的な把持を行ううえで必須であり，この予測的な手の形状づけを**プレシェーピング**と呼ぶ．プレシェーピングはリーチと連動しながら形成されるものであり，自動的なプログラミングに近い要素をもっている(図4-21)．ヒトの場合，ターゲットとする物体を認識するうえで視覚情報を用い，その情報と経験から適切な手の形状やタイミング・スピードなどを事前に脳内でシミュレーションし，実際のリーチ動作において連続的に切り替わる効率的な手の形状を作り出す[18,19]．これは予測的(anticipatory)あるいはフィードフォワードによる制御ともいえ，手指の力を制御する際は皮質脊髄システムがその役割を担う[20,21]．手のプレシェーピングや把持，操作に関する詳細は次章の「把持・操作」を参考にしてほしい(➡164頁)．

把持の重要性

　把持するうえで母指の重要性は古くから提唱されており[22,23]，母指外転が手関節の背屈を安定させてくれる．リーチから把持の段階において，フィードフォワードの要素が強いリーチの移送期(transport)では母指外転が重要である．片麻痺患者の場合，リーチ時に特に母指の外転が障害されやすく[24]，正確なリーチに悪影響を及ぼす．操作期はフィードバックの要素が増え小指側の活動も重要になる．

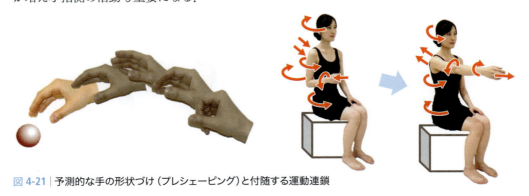

図4-21｜予測的な手の形状づけ(プレシェーピング)と付随する運動連鎖

神経学的側面

リーチにおける脳内プロセス

❶モチベーションと環境把握（視覚システム）
・ペットボトルをとる動機（のどの渇きなど）が生じた後，水の入ったコップが近くにあるかを確認する
・この段階は視覚を通じて環境の状況を頻繁に確認する

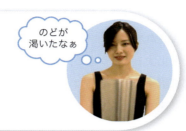

❷現状の自身の身体システム（腕の位置など）を評価
・予測的な運動を企画していくために身体情報をつかさどる固有受容感覚入力が特に重要となる

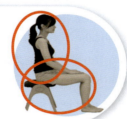

❸手とコップの関係性の構築
・視覚で確認したコップと固有感覚を通じて自身の身体間の関係性を構築していく段階である．空間を計算するうえで，様々な感覚情報が共通の参照枠（reference frame）となる

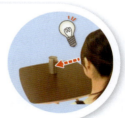

❹計画
・最新の手の位置とコップの位置の距離や方向が明確になることで計画として形成される

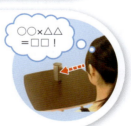

❺運動の実行
・目標に向かって妥当な時間内で正確な手のリーチがコップに向かって生じる

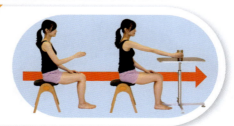

図 4-22 | リーチに必要な5段階の脳内プロセス

上肢のリーチにおける最初の段階は，モノを認識する，あるいは水などを欲するといったモチベーションが重要になる．様々な神経学的切り口があるが，ここではFreyら[25]が掲げるモデルを参考に5段階で説明する（図4-22）．

　Kim[26]は，モチベーション生成のプロセスを①生成，②維持，③制御の3つに区分している（図4-23）．たとえば小児の場合，単にペットボトルへのリーチだけでは快楽や報酬もなかなか見いだせない．その理由として，<u>背外側前頭前皮質（dorsolateral prefrontal cortex；DLPFC）や前帯状皮質（anterior cingulate cortex；ACC）</u>の発達が未熟であり，扁桃体や背側線条体の機能に依存していることが挙げられる（図4-23, 24）．つまり，リーチするならば，おもちゃや好きな食べ物（reward anticipation）のように，「楽しい」「おいしい」「お腹を満たせる」などの報酬ベースの刺激（reward-driven approach）でないと，手を伸ばそうというモチベーションが生成されない．

　一方，成人の場合，<u>眼窩前頭皮質（orbitofrontal cortex；OFC）</u>や線条体も発達しているためモチベーションを維持するための能力も備わっており，報酬を様々な意味に置き換えられる．たとえば，ペットボトルへの一方的なリーチはつまらないが，麻痺の手は動かないよりは動くほうが当然良いし，使用できれば生活が楽になるかもしれない（正の報酬予測誤差）という期待がもてる．つまり，これは価値判断決定ができるということを意味する．

　この機能があればモチベーションが生まれたあとの練習でもモチベーションを維持でき，子どもに比べて飽きにくくなる．そこにはペットボトルへのリーチ練習＝手が良くなるというような連合学習が生じているからでもある．また，大人はDLPFCやACCは発達しており，目標指向型でモチベーションのコントロールが可能となる（goal-directed control）．ただ単に，ペットボトルにリーチするようなつまらない練習であっても，大人は大脳皮質でものを考えられ，意味のある目標に結びつけられる．たとえば，麻痺の手を良くするためにはこの練習を行う必要があり，やらないと手の機能はこれ以上良くならず，復職が難しくなるかもしれない（負の報酬予測誤差）という思考で考えることができる．

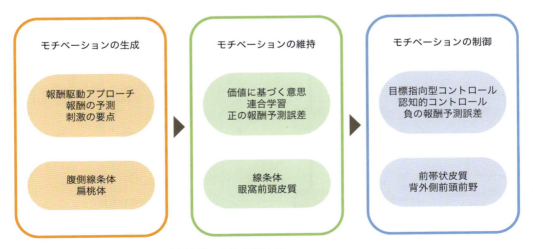

図4-23｜モチベーションプロセスにおける3つのサブプロセス
　（Kim SI: Neuroscientific model of motivational process. Front Psychol 4: 98, 2013より一部改変）

そして，モチベーションを制御することも可能となる．たとえば，タイムスケジュールに合わせ，行動を調節しながらモチベーションを高い段階まで引き上げる思考である．
　臨床でも，ペットボトルにどのような文脈的意味をもたせるかで脳内プロセスも変化してくる．基本となる報酬ベースでのモチベーション生成は重要だが，モチベーションの維持やコントロールが可能となるよう，治療場面では工夫する必要がある．
　これは成人でも共通する部分があり，快刺激を生み出すような課題・環境設定が必要である．また，モチベーションを維持するプロセスとして，行為中あるいは行為を終えたあとに正の報酬が得られることが重要である．たとえば，リーチ動作練習においては，コップを近くに置くなど課題・環境設定を行うことでリーチ動作がうまくいくように調整する．また，サプライズでプレゼントをもらってうれしかった経験は誰しもあると思うが，予測しない状況で与えられる正の報酬は効果が高い．上肢課題においてサプライズを伴うような演出も重要である．作業活動を通じた上肢機能訓練はこのような文脈や報酬を踏まえやすい．筆者は「脳リハ.com」（nou-reha.com）というリハビリテーション情報サイトを運営しており，脳卒中患者の上肢自主トレーニングを数多く掲載している．患者自身にとって興味をもてる自主トレーニングを選択できることは価値や目標指向に良い影響を与えると考える．ほかにも「ADOC-H（Aid for Decision-making in Occupation Choice）」と呼ばれる上肢機能を生活に参加させるためのアプリなどがあり，患者のリハビリテーションに対する意味づけ・モチベーションを高めるテクノロジーの利用は拡大している．
　練習に対して報酬が遅れて発生することを遅延報酬（delayed reward）という．即時的効果がなかなか得られない練習であっても，続けた先に得られる報酬を予測できればモチベーションを維持することが可能となる．このように，報酬の少ない練習を投げ出さず，目標達成のために自分自身をコントロールすることを認知制御という．上肢の回復には患者自身の長期的な目標指向とモチベーションの維持が重要であり，療法士が患者に合わせたサービスをデザインすることは重要である．

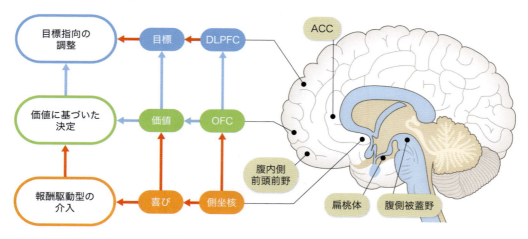

図4-24 | モチベーションプロセスに関連する重要な脳領域
DLPFC：背外側前頭前皮質，OFC：眼窩前頭皮質，ACC：前帯状皮質
（Kim SI: Neuroscientific model of motivational process. Front Psychol 4: 98, 2013 より一部改変）

環境把握と視覚システム

　視覚上に入ったペットボトルはいったん後頭葉の第一次視覚野に入り，物品が何か？（what）については，認知される経路は側頭葉の外線条体皮質へ**(腹側経路)**，物品がどこにあるのか？（where）は頭頂葉の7野へと情報が移行する**(背側経路)**．これらの情報は常に運動前野がモニターしている（図4-25）[27]．猿を用いた実験では，両側の腹側経路に損傷を受けた場合，物品が「三角」か「丸」かの判断ができなくなり，反対に背側経路に損傷を受けると，どこに物品が位置しているのか判断できなくなるという報告がある．

　脳卒中により図4-25に示す領域に障害を呈すると，目標指向型の運動（goal-directed movement）が困難になる（図4-26）．ターゲットを視覚で判断することでフィードフォワード生成が不十分になると，体性感覚との統合に混乱が生じ，方向の誤りやスピードが遅くなる場合がある．実験では大きさが同等でも細かな形の違いにより，リーチ軌道やプレシェーピングのタイミング，形状が変化することもわかっている[17]．

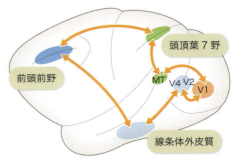

V1：一次視覚野　　V4：四次視覚野
V2：二次視覚野　　MT：五次視覚野

図4-25｜腹側経路と背側経路
腹側経路はwhat経路，背側経路はwhere経路とも呼ばれ，前頭前野の監視のもと適切な視覚情報処理を行う．
（de Vignemont F: Body schema and body image: pros and cons. Neuropsychologia 48: 669-680, 2010 より）

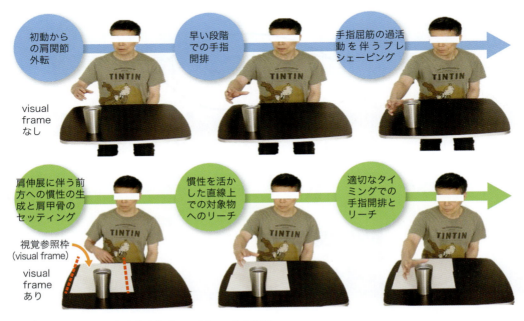

図4-26｜脳卒中患者の視覚参照枠（visual frame）の影響
視覚参照枠があるほうが直線的なリーチ軌道やプレシェーピングの適切なタイミングを生成しやすくなる．

身体知覚システム

　リーチにおける脳内プロセス②③(→124頁)について、現状の身体システムやコップとの関係性に必要なシステムを簡単に述べる。現在の四肢や体幹などの固有受容感覚(上下肢の位置や体幹の傾斜など)、接触している支持基底面からの皮膚感覚、頭部の位置を評価する前庭系、環境を把握するための視覚情報などを通じて、現在の最新の**身体図式(body schema)**が更新される。身体図式とは「活動中の身体部位が何か、どこにあるのかを脳に知らせ、絶え間なく更新し続ける身体の感覚運動マップ」と定義され、このような情報は頭頂連合野が主に関与していると考えられている[27]。身体の更新された情報をもとに、より適切な運動制御が可能となる。図4-27は、手をリーチしていく際に、効率的な目標指向型の動作の生成とともに作用するフィードフォワード・フィードバック制御の過程を示している。飲み物の入ったコップをとる際、その動作で推定される姿勢と現在の姿勢に基づいて運動指令(図のオレンジ矢印)を生成する。

　この運動指令は、遠心性コピーとして動作時における推定姿勢・開始姿勢のための予測モデルとして入力され機能する。また、予測的な感覚フィードバックとして、運動指令の実行に伴う経時的な姿勢変化を推定する。もちろん、運動指令の実行では実際の感覚フィードバック(図の青矢印)が生じ、この求心性信号は推定された予測モデルと比較される。結果として生じるエラー信号は、姿勢状態の予測値を洗練するために使用され、一連のサイクルを繰り返す。

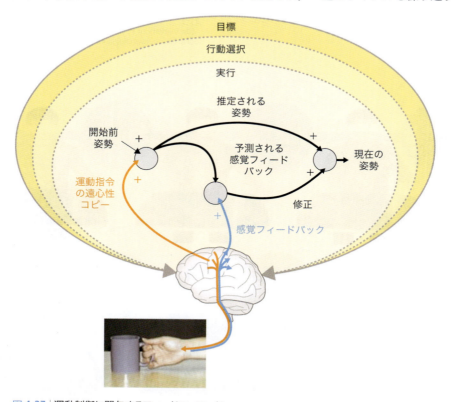

図4-27　運動制御に関与するフィードフォワード
〔Frey SH, et al: Neurological principles and rehabilitation of action disorders: computation, anatomy, and physiology (CAP) model. Neurorehabil Neural Repair 25(5 Suppl): 6S-20S, 2011 より〕

運動プラン生成のための皮質間連携

　リーチにおける脳内プロセス④（→124頁）は，空間や四肢の位置の知覚（頭頂葉）と聴覚的知覚，視知覚，記憶などが集結したあと，運動のための企画が前頭前野に送られ，運動前野や補足運動野を経由したあと，筋に対し運動実行の指令が下される[28]．外側皮質脊髄路による物品の把持までの小脳・基底核・前頭前野・運動前野・感覚運動皮質の関連性を図4-28に示す[28]．

　物を認知してからの指令（前頭前野）後，運動企画から実行においては，より協調的に環境適応するために小脳や基底核の関与が重要である．基底核は連結部位から莫大な情報を受けて統合し，調整した情報が視床へと伝達する．運動を許可する「青信号」の役割を担い，1つの運動からほかの運動への変化を促進させる[29]．これにより，リーチの開始，姿勢制御，反復性の運動シークエンス制御などを行っている[30]．基底核が障害を受けると，運動の開始や不随意運動抑制などに不全が生じ，基底核→脳幹への投射に影響を受けるとAPAsも影響を受ける．たとえば，リーチの開始時に体幹の非対称性が作られる，プレシェーピングのタイミング遅延，動作の連続性の欠如など効率的なリーチ起動や結果に問題が生じる．小脳が損傷を受けるとフィードフォワード，フィードバックともに影響を受ける．リーチの場合，目的物への最短距離の軌跡や関節トルク生成の予測に障害を受け，リーチ速度が増大しやすい[31]．また，物品の握力コントロールが障害され，重量，質量，形状に合わせた予測的な筋活動の微調整が困難になる[32]．小脳は単関節運動より多関節運動への関与が大きいことが報告されており[31]，歩行やリーチなど素早い運動は小脳による予測機能への依存が高く，運動速度，加速度が大きくなり，結果的に運動失調が生じる．

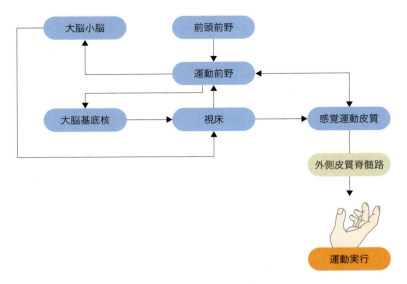

図 4-28 外側皮質脊髄路におけるニューロネットワーク
（Lundy E: Neuroscience: Fundamentals for Rehabilitation. 4th ed, Saunders, 2012 より）

運動実行のための皮質間連携

リーチにおける脳内プロセス⑤（➡124頁）では実際に運動を行いながら，大脳皮質における視覚制御や基底核や小脳システムなどからの情報を**運動性視床（motor thalamus）**を介して実行する（図4-29）[33]．いったん物品を認知しプランが形成されると，手の細かなプレシェーピングを保証する意味でも，物品への連続的な視覚フィードバックは必要ないことが報告されている[34]．つまり，物品を認知した時点でフィードフォワードシステムが優位に駆動し，固有受容感覚優位でリーチが遂行されることを意味する．

図4-29-Aは小脳と基底核の関与を示した図である．大脳皮質からは運動プログラムや運動パラメータなどの統合された信号が視床や基底核・小脳に送信され，基底核からはモチベーションや行動選択・習慣が，小脳からは固有受容感覚や時間的パターン，エラー信号が視床に送信される．運動野単独の出力では環境や行動に適したタイミングのよいリーチは困難であり，小脳と基底核の両者が協調しながらスムーズな運動を可能にする．運動の始動には基底核からのモチベーション入力は重要であり，タイミングのよいスムーズなリーチには小脳の制御が重要となる．

図4-29-Bでは大脳皮質，大脳基底核，小脳，運動性視床間の解剖学的接続を示している．大脳皮質の5層と運動性視床との間の相互接続は太い矢印によって示され，細い矢印は，大脳皮質の6層から運動性視床への調整された求心性入力を示す．内側腹側核（VM）は，黒質および連合野からの入力を受ける．前腹側核（VA）核への主な入力は，黒質（SNpr）および大脳皮質の運動前野からであり，淡蒼球内節（GPi）および連合野からわずかな入力がある．外側腹側核の前部（VLa）の前部領域への主な入力は，GPiおよび前大脳皮質からのものであり，小脳からは少ない．外側腹側核の後部（VLp）は，運動野および小脳からのものであり，運動前野から少量の入力がある．

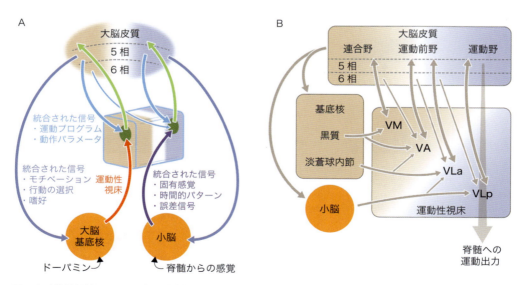

図4-29｜物品把持における小脳と基底核と視床の関係性の詳細
VM：内側腹側核，VA：前腹側核，VLa：外側腹側核の前部，VLp：外側腹側核の後部
（Bosch-Bouju C, et al: Motor thalamus integration of cortical, cerebellar and basal ganglia information: implications for normal and parkinsonian conditions. Front Comput Neurosci 7: 163, 2013 より）

リーチ時の感覚フィードバックと APAs

　四肢の位置や方向を感知するうえで感覚フィードバックは重要である．これにより最適なパフォーマンスを達成することが可能となるので，筋の活動を調整するために必須の機能といえる．固有受容感覚情報はプログラミング化された運動や筋の反射，特にローテーターカフの収縮に重要で，肩甲上腕関節の安定性を高めてくれる[35]．

　Frey ら[25]の認知的なモデルに加え，より姿勢と動作に関連する神経システムを述べる．手を伸ばすリーチ課題では，体幹や足部などの姿勢を維持する必要がある．健常者において上肢を挙上する際に，事前にヒラメ筋や脊柱起立筋などの発火が認められることは古くから APAs のメカニズムとして実験で確認されている（図 4-30）．

　脳卒中により中大脳動脈領域（middle cerebral artery；MCA）に損傷を受けると皮質網様体脊髄路が障害され，そこから運動前野（APAs のタイミングを担う領域）に投射される線維も影響を受け，随意運動時の APAs が障害されると報告されている[36]．中枢神経系（central nervous system；CNS）疾患を呈した患者のリーチ時において，APAs のタイミングや収縮の強さなどを肩・体幹・骨盤などの姿勢連鎖を通じて確認することは治療に有益である．

　脳卒中患者のリーチ動作において，健常者に比べ麻痺側だけでなく両側体幹筋群の発火の遅延が実験で明らかになっている[37]．Michaelsen ら[38]の別研究では脳卒中患者 30 名の上肢の課題指向型訓練において，体幹の前方移動に対して制約を加えた群と加えなかった群とでは，体幹の制約を行った群のほうがリーチの際の体幹の前方への過剰な移動を抑制し，より肘関節の伸展が促せることが明らかになっている．つまり，リーチと体幹機能は密接であり，脳卒中患者においては体幹の前方移動により，リーチ時の肘の伸展活動を代償しやすい傾向がある．

　133 頁では，この臨床データや末梢からの感覚情報をもとに左片麻痺患者のリーチの自主トレーニング指導場面を提示している．研究と臨床との応用例として参照してほしい．

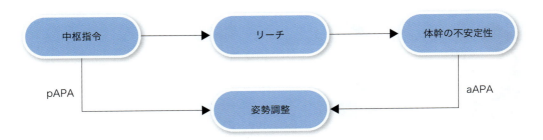

図 4-30 リーチと姿勢制御の関係性
中枢神経系（CNS）が上肢のリーチを指令した際に，同時に先行的な予測的姿勢調節（pAPA）が体幹を中心とした近位筋に遠心性に投射され，実際のリーチ時のフィードバックに合わせて随伴的な予測的姿勢調節（aAPA）を伴い，スムーズで合目的的なリーチが達成される．

皮質網様体脊髄路の機能解剖

皮質網様体脊髄路は中大脳動脈領域の損傷で障害されやすく，多くの片麻痺患者の場合，体幹などの姿勢筋，APAsの問題が生じやすい傾向がある．しかし皮質網様体脊髄路は数多くの介在ニューロンから入力を受けるため，機能を補うことは可能である（図4-31）[29]．たとえば，前庭神経核は直接障害されるケースが少ないため，荷重感覚や頭頸部の位置情報を療法士が調整することにより，麻痺側下肢の伸展を誘導することができる．

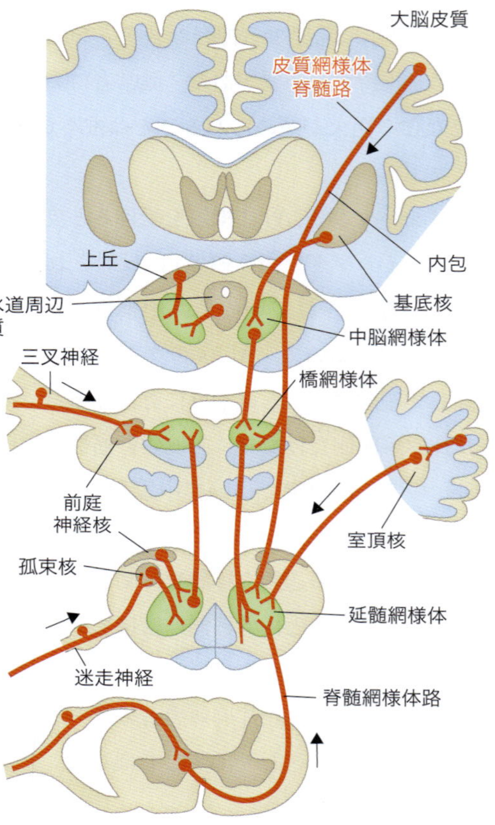

姿勢によるAPAsタイミングの違い

図4-32に仙骨座りと坐骨座りにおけるボタンプッシュ時の筋の発火時間を示した[39]．どちらの座りかたであっても，前脛骨筋や腓腹筋外側部など足底から**上行性姿勢連鎖（postural chain）**として収縮しており，プッシュ後（前鋸筋セット後）に前腕筋群が働いている．仙骨座りの場合，上腕二頭筋や上腕三頭筋が代償的姿勢調節（CPA）として作用している可能性がある（→229頁）．また，この実験では仙骨座りより坐骨座りがプッシュする力が強いことも報告されており，車椅子姿勢や食事姿勢への臨床応用につなげることができる．

図4-31│皮質網様体脊髄路の機能解剖
（Brodal P: The Central Nervous System: Structure and Function, 4th ed, pp324-342, Oxford University Press, 2010より一部改変）

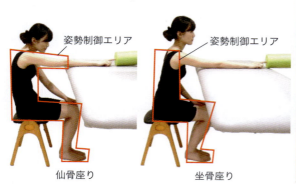

筋	仙骨座り	坐骨座り
	平均発火時間 (負の数は予測的姿勢調節機能)	
前脛骨筋	−42	−40
腓腹筋外側部	−35	−34
大腿筋膜張筋	−33	−31
脊柱起立筋	−25	−23
大腿二頭筋	−24	−27
僧帽筋上部	−23	−22
外腹斜筋	−22	−24
大臀筋	−17	−19
三角筋前部	−2	−3
上腕三頭筋	−2	+2
上腕二頭筋	−1	+1
前鋸筋	—	—
橈側手根伸筋	+4	+4
橈側手根屈筋	+6	+6

図4-32│ボタンプッシュ時の筋の発火時間
（Le Bozec S, et al: Does postural chain mobility influence muscular control in sitting ramp pushes? Exp Brain Res 158: 427-437, Epub Jun 10, 2004 より改変）

フィードバック情報の臨床応用

左片麻痺の患者へ杖を用いた自主トレーニング指導場面

杖を用いた倒立振り子運動（➡ 200 頁）の理論を応用し，直線的リーチを行いやすいようセッティングする．杖という道具に，麻痺した手を柄に合わせ，手掌面が接触するフォーム形成をサポートする．これにより末梢からのフィードバック情報が中枢に伝わりやすくなる．

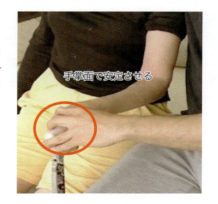

手掌面で安定させる

症例の場合，前方にリーチする際に体幹筋の APAs の非生成・低緊張により骨盤の後傾が生じやすい．また，リーチ範囲を代償するための体幹前傾が生じやすい．この代償は，前出の研究報告（➡ 121 頁）で述べたように，肘関節の伸展が抑制されやすい．つまり，上腕二頭筋や上腕三頭筋のコンパートメンタリゼーション機能が働きにくい状況になる．

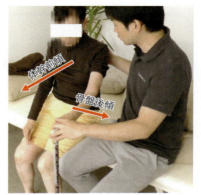

体幹前傾
骨盤後傾

言語支持・視覚情報による意識づけによって記憶定着を図る．また，本人の非麻痺側上肢を接触面として活用し，体幹の前傾や骨盤後傾が生じないように設定する．体幹が屈曲すると肘も屈曲することを確認し，姿勢と上肢機能の関連を認識してもらう．

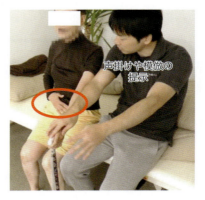

声掛けや模倣の提示

家族のサポートを借りることで，前方への直線的リーチや背面への接触刺激を提供できる．この自主トレーニングをうまく活用することで，リハビリテーション以外の時間帯でも上肢のリーチ訓練を最小限の代償で反復練習できる．自主トレーニングの定着には家族にも協力してもらうことで，疲労や飽きに対する負の報酬を軽減することが可能となる．

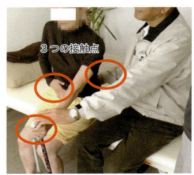

3 つの接触点

臨床応用

　リーチ動作を再獲得するための臨床における考えかたを体幹・肩甲骨・肩甲上腕関節・プレーシェーピングの4つの視点から，それぞれの評価と治療について解説する．上肢機能はこれまで述べてきたように，全身から局所を捉えていく視点が重要である．加えて，課題の設定や学習性不使用に対する介入も重要である．以下に具体例を提示していく．

1. 体幹-骨盤
リーチ動作は肩甲上腕関節の運動というイメージが強いが，肩甲上腕関節が効率的に運動するためにはその土台となる肩甲骨の安定性や運動性が必要となり，体幹や骨盤は肩甲骨の土台となる．体幹といっても幅広く，コアスタビリティをどの場面や領域で治療していくかは個別性が伴う．

2. 肩甲骨
体幹の次の土台は肩甲骨である．肩甲骨の安定性や運動性は，リーチ動作時の肩甲上腕関節の運動性に大きな影響を与える．118頁で述べたとおり，肩甲骨は三次元の運動性を評価・治療することが重要となる．本項ではその実際について述べる．

上肢治療

3. 肩-肘関節
肩甲上腕関節はリーチ動作の主役となる関節である．体幹や肩甲骨といった土台の安定性や運動性が安定していても，肩甲上腕関節が機能しなければリーチ動作は成功しない．脳卒中患者においては肩甲上腕関節周囲筋が過緊張となり，運動性が大幅に制限されていることも多く，綿密な評価が求められる部位である．

4. プレシェーピング
プレシェーピングは上肢をリーチした際の目的物への適切なフォーム形成である．この形成には認知過程が大きく関連しており，適切な情報のフィードバックが重要である．手のフォーム形成の詳細は手の章（➡164頁）で記載しているため，ここでは前腕や手関節への介入について提示する．

症例紹介と治療前後の比較

2ヶ月後 手 脳卒中動画　検索
https://youtu.be/qATa6lOji5c

　本症例は右視床出血発症後，回復期リハビリテーション病院，外来を経て，発症から7か月経過した段階で当施設での介入となった．開始時は体幹や肩甲骨周囲の低緊張に伴い，リーチ時に体幹の前傾でリーチ範囲を代償する運動パターンとなっていた．手のフォーム形成は屈筋の緊張に支配され開くことが困難であった．本症例の場合，肩甲骨や肩甲上腕関節への介入だけでなく，体幹や骨盤を含めた姿勢筋への介入が重要であった．2か月間の介入後の変化を述べる．

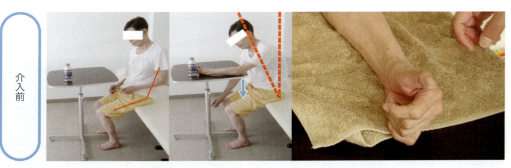

介入前

　麻痺側だけでなく非麻痺側体幹の低緊張が目立ち，体幹の屈曲と骨盤後傾姿勢となっている．リーチの第2相で肩甲上腕関節を伸展する際に，肩甲骨後退と骨盤後傾が強くなり，第3相では肘関節伸展が不十分なため，体幹を前傾することで手を対象物に到達させている．骨盤前傾や肩甲骨の前方突出も乏しいリーチとなっている．手指は屈曲に支配され，全指において伸展は困難であった．

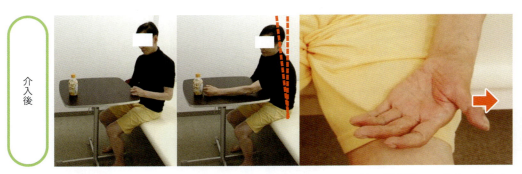

介入後

　2か月後のリーチ場面では，手のフォーム形成はまだ困難であるが，第2相場面での体幹の屈曲や肩甲骨の後退，骨盤後傾が軽減している．第3相での体幹や骨盤の前傾が改善し，肩甲骨の前方突出も出現してきている．結果的にリーチ範囲が介入前よりも拡大していることがわかる．手指は緩みやすくなり，安静時場面で母指の外転が出現し始めた．

治療戦略

脳画像/臨床像からの介入戦略

　本症例の場合，感覚障害は1回の介入で大きく改善したため，130頁で示した運動性視床，中脳レベルでの大脳脚への影響による皮質脊髄路損傷，さらに内側への中脳網様体への影響を考える必要がある（図4-33)[40]．治療戦略を考えるうえで皮質脊髄路を興奮させていくような上肢，手への介入に加え，ベースとなる体幹や肩甲帯など中枢部の治療も考慮していく必要がある．臨床的には網様体，脳幹への圧迫が大きいほど正中軸への認識が乏しくなり，非麻痺側優位の活動になりやすい．直接的な体幹への介入と末梢からの感覚情報を組み合わせて正中軸の構築を図っていく必要がある．

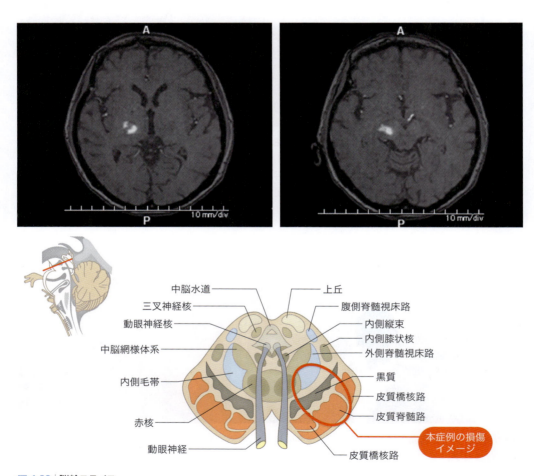

図 4-33 | 脳幹スライス
（https://www.studyblue.com/notes/note/n/nuero-exam-2/deck/186800 より改変）

体幹・骨盤の評価と治療

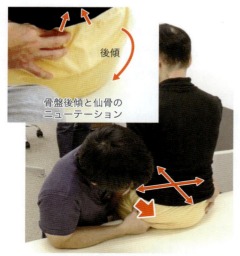

―骨盤と仙骨のニューテーション操作―

リーチ時に必要な体幹機能として，コアスタビリティの土台である骨盤帯に介入している（詳細は2章を参照 ➡ 26頁）．麻痺側大臀筋や中臀筋を把持して骨盤の左右・前後への重心移動を促しながら腹横筋や内腹斜筋の活動を向上させた．非麻痺側は股関節屈筋群の屈曲固定が強いため，後傾にて腸腰筋の遠心的な長さを誘導した．その際，仙骨はニューテーションが生じるよう，抗重力方向への刺激を仙骨から誘導した．次に，前傾しながら股関節屈筋に頼りすぎず，体幹の伸展を伴った前傾が出現するように誘導し，仙骨は下方に滑るようなカウンターニューテーションを誘導した．骨盤帯はリーチ時において，坐骨からの反力を利用して，垂直軸を捉えるため，左右の坐骨上で転がる運動を強調していった．また，腸腰筋の過緊張に伴い大腿骨頭が前方に引き込まれていたため，後方に引き出し，大臀筋や梨状筋が活動しやすい準備状態にした．

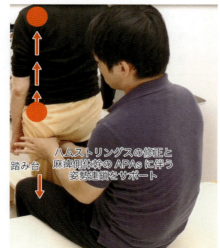

次に立位へと移行し，内側下方へ偏位していた麻痺側ハムストリングス起始部周囲の低緊張や短縮をハンドリングで修正した．そして，麻痺側支持で非麻痺側下肢を踏み台に乗せるステップポジションへと移行した．適切に麻痺側への荷重とハムストリングスからの骨盤安定を促すことで，ステップ時に麻痺側体幹や三角筋後部の先行的な筋収縮が得られ，体幹の抗重力活動をさらに高めることができた．

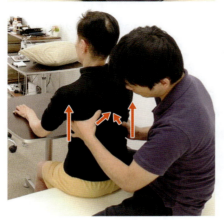

―stand to sit（着座）から体幹深部筋群の促通―

上記の操作のなかで，骨盤の左右傾斜・前後傾への運動時に麻痺側への崩れや非麻痺側の屈曲活動が軽減した．次に再びstand to sit（着座）から座位へと移行し，胸郭や脊柱へ介入した．麻痺側骨盤の下制・後傾への崩れに連動して肋骨（特に下部肋骨）が下制してくるため，抗重力方向に胸郭を誘導することで，腹横筋，腹斜筋の活動を促した．特に本症例の場合は，脊柱の屈曲に伴い，肋椎関節の動きが乏しく，多裂筋など深部筋は持続的にストレッチされ，ストレッチウィークネスが生じていた．これにより，求心性収縮が生じづらく，徒手と動作を交えながら持続的に筋収縮を修正していった．上記の胸郭の誘導に加え，多裂筋周囲を母指で刺激しながら脊柱の伸展も促した．脊柱が伸展した際，肋椎関節に動きが入りながら多裂筋に活動が生じているか詳細に評価したうえで促通した．

臨床 Q & A

Q 坐骨がわかりやすくなるってどういうことですか？

A 人は重力に対する身体の位置を把握するため，様々な感覚を利用しています．たとえば立位だと接地面は足部のみであり，足部からの床反力を介して垂直軸を知覚しています．座位姿勢であれば特に坐骨からの反力は空間上での身体知覚に重要です．反力を得られやすくするためには，低緊張や過緊張部位の筋緊張の調整，筋短縮の改善，重心移動などの変化，言語や視覚などを用いた本人への意識づけなどが大切です．神経メカニズム的には，坐骨への刺激を入力した受容器は脊髄へ情報を送り，後角の抑制性介在ニューロンシナプスの側枝に放出されます．抑制性介在ニューロンは，周辺受容器からの入力を抑制します（図 4-34）[29]．そのため，刺激された中心の感覚単位が最も際立ちます．この過程により中枢神経系は，境界・質感・形といったバリエーションのある変化（触れる・触れない）の情報を局在化できます．坐骨からの反力は側抑制・周辺抑制を介し，感覚を局在化します．臨床アイデアとして，図 4-35 のようにタオルを低緊張部位に入れ，重心移動を促すと坐骨を知覚しやすくなります．ほかにも，骨盤は前後傾と仙骨のニューテーション・カウンターニューテーションを組み合わせることで，腰仙移行部から多裂筋などを介した抗重力伸展活動が得られやすくなります．このことで，坐骨周囲の骨盤底筋群や深層筋の収縮と側抑制・周辺抑制が生じ，知覚が得られやすくなる場合もあります（図 4-36）[41]．

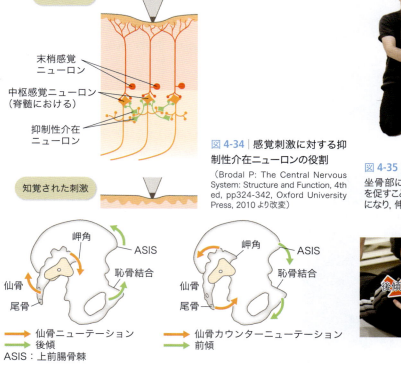

図 4-34 | 感覚刺激に対する抑制性介在ニューロンの役割
（Brodal P: The Central Nervous System: Structure and Function, 4th ed, pp324-342, Oxford University Press, 2010 より改変）

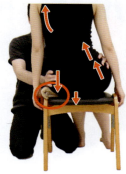

図 4-35 | 坐骨からの知覚刺激
坐骨部にタオルを敷いて重心移動を促すことで，坐骨の局在化が明瞭になり，伸展活動を促しやすくなる．

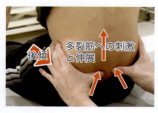

図 4-36 | 仙骨のニューテーション・カウンターニューテーションと操作
（Levangie PK: Joint Structure and Function: A Comprehensive Analysis. 5th ed, pp174-175, F. A. Davis, 2011 より改変）

肩甲骨の評価と治療

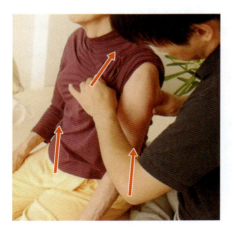

―上部体幹と下部体幹の連結―

骨盤や体幹の安定性が得られた段階で，肩甲骨への介入に移行した．体幹の屈曲傾向が強いほど，肩甲骨は小胸筋に引きこまれ，肩甲骨前傾や翼状肩甲に陥りやすいため，大胸筋や小胸筋を把持し，上方への遠心性収縮を促した．このとき，上部体幹だけでなく下部体幹の伸展や骨盤の軽度前傾が連鎖するよう誘導していった．そして，肩鎖関節と胸鎖関節周囲の機能的な分離運動を促すため，大胸筋起始部や鎖骨線維，鎖骨下筋のモビライゼーションを行い，鎖骨の前方突出や後方回旋が生じるよう誘導した（➡ 85 頁）．

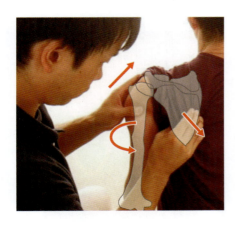

―フォースカップルの協調性―

大胸筋や小胸筋の短縮が軽減したあとに，左手で三角筋を把持しながら上腕骨が関節窩に安定するよう促す．その肢位を保ったままで，右手で肩甲骨の後傾・外旋を誘導した．その際，広背筋を中心とした筋腹を把持しながら長さを引き出し，上腕骨頭の前方すべりを徐々に後方，外旋方向へ誘導した．これにより，棘上筋・棘下筋・三角筋後部線維の収縮が得られ，フォースカップルが安定しやすくなった．本症例の場合，僧帽筋上部の過緊張が強く，僧帽筋下部の活動を抑制していた．そのため，肩甲骨の後傾・外旋誘導時に，菱形筋や僧帽筋下部への感覚入力を意識しながら行う必要があった．

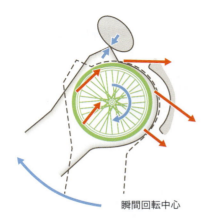

―瞬間回転中心とは？―

Sahrmann は，瞬間回転中心（instantaneous center of rotation；ICR）と呼ばれる剛体における瞬間的な回転の中心を評価し，その軌道（path of instantaneous center of rotation；PICR）を治療することの重要性を説いている（図 4-37）[42]．本症例の場合も，上肢挙上時に PICR の位置が関節窩付近の上方に引き込まれるため，肩甲上腕関節の分離した運動が困難になっていた．

図 4-37｜瞬間回転中心と軌道
瞬間回転中心：車輪の中心のようなイメージ
（Sahrmann S: Diagnosis and Treatment of Movement Impairment Syndromes. pp12-13, Mosby, 2001 より改変）

臨床 Q & A

Q 大胸筋を把持するときに注意することは何ですか？

A 大胸筋を把持する際は，抗重力方向へ誘導し筋活動を促通しながら，正しいアライメントになるように注意する必要があります．大胸筋は付着する際に 180°回旋するといわれ[43,44]（図 4-38），把持する際も三次元を意識した把持が重要です．回旋は筋への圧迫やタッピングに比べ，より固有受容感覚を中枢神経系に送るため，筋のボリュームや回旋の程度に合わせたアライメント修正が必要です．

大胸筋に限らず，アキレス腱や広背筋も多く回旋をしながら付着します[45]（図 4-39）．したがって，ハンドリングの際に回旋を意識ながら把持することで，より筋の走行に適応できる誘導が可能となります．求心性・遠心性の収縮を徒手的に誘導することは，筋の起始－停止だけでなく，対象者の個別性に合わせた誘導が重要で，個々で筋のボリュームも走行も反応も多様性があります．多くの患者や健常者に触れる機会を増やし，一人ひとりに合わせた誘導ができるようにハンドリングスキルを高めていくことが大切です．

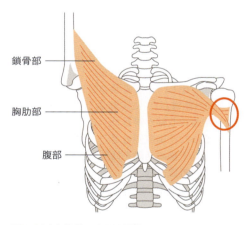
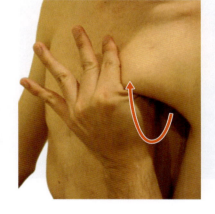

図 4-38 | 大胸筋の 180°回旋

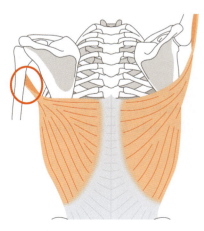
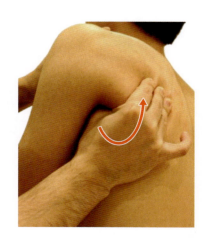

図 4-39 | 広背筋の 180°回旋

肩甲上腕関節の評価と治療

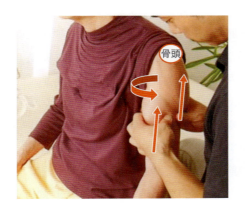

―肩甲骨上腕関節の安定―

　体幹，肩甲骨の安定を促したあと，上腕二頭筋と上腕三頭筋を把持し，アライメントを修正していった．本症例の場合，上腕三頭筋の筋腹が重力方向に落ち込み，弱化が強い状態であった．また，上腕二頭筋は短縮し肘関節は屈曲傾向ではあったが，深部の上腕筋は短縮と過緊張が著明であった．肩甲骨の治療時に引き続き，上腕骨頭を関節窩に安定させるよう，後方すべりを意識しつつ，上方・外旋方向に上腕二頭筋を誘導した．そして，肩甲上腕リズムが得られるように，肩甲骨の上方回旋や前方突出に合わせた上腕骨頭の外旋と上肢の挙上を促していった．

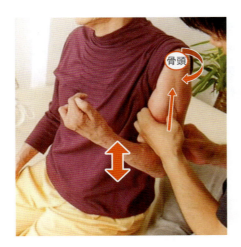

―肩甲上腕関節の運動―

　上腕二頭筋・上腕三頭筋のアライメントを修正し，上腕骨頭を関節窩に安定させてから随意運動を促した．症例に肘を曲げてもらい，上腕二頭筋や上腕三頭筋の筋腹が肘側に引き込まれないよう上腕骨頭方向に誘導した．緩めてもらう際に上腕骨頭の下垂を強く認めたため，可能な限り安定性を保持した．これにより，上腕二頭筋や上腕三頭筋の起始部が安定し，随意運動に伴って，骨頭周囲の回旋筋腱板の収縮が高まってきた．また，相反的に，上腕筋の過緊張が軽減してくることが確認できた．結果的に肘が緩みやすくなり，前腕筋群の屈筋群の筋緊張も軽減してきた．本症例の場合，大胸筋や広背筋は短縮・過緊張傾向であり，上腕骨頭を後方に安定させる肩甲下筋の活動は相反的に乏しい状況であった．そのため，骨頭を関節窩に安定させ，後方すべりを促す際に，肩甲下筋の活動を意識した内旋への収縮も意識した．肩甲下筋の収縮が得られると，大胸筋や広背筋などの内旋筋群の緊張が軽減した．

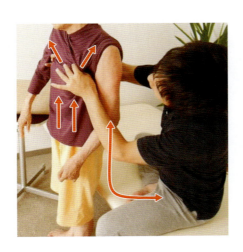

―STS における大胸筋の遠心的な活動の誘導―

　上肢活動を促すと体幹の屈曲傾向が高まりやすいため，随所で STS を組み合わせた．これによりコアスタビリティの活性化や大・小胸筋の遠心的な長さが得られ，肩甲上腕関節の可動域が拡大した．

臨床 Q & A

Q 上腕筋・上腕二頭筋・上腕三頭筋のアライメント修正で，なぜ肘が緩むのですか？

A ヒトの動きは活動に対して努力的にならないよう，筋活動を効率よくリズミカルに調整するシステムがあります．これは**相反神経支配（reciprocal innervation）**と呼ばれます（図4-40）．すべての多様な運動は，外部の力（重力・慣性・外力・構造に関連する力学的な特性）に対して主動作筋，拮抗筋，共同筋群の相互作用で生成されます．肘が伸びるためには上腕三頭筋の求心性収縮と上腕二頭筋の遠心性収縮が重要となります．本症例の場合，上腕筋の屈筋群が過緊張になり，逆に上腕三頭筋は低緊張でした．したがって，上腕屈筋群のアライメントを調整する際に，上腕三頭筋の求心性収縮をハンドリングで誘導すると，過緊張だった上腕筋が緩むことがあります．また，過緊張だった上腕筋が緩むことで，短縮・低緊張の上腕二頭筋が収縮しやすくなります．このメカニズムは，屈筋・伸筋だけでなく，左右間でも存在します．肘屈曲による随意運動で，上腕二頭筋の収縮だけでなく，肩周囲の三角筋や深層筋の収縮を促すことで中枢部が安定し，結果的に遠位部（末梢部）が緩むことも，このメカニズムに該当します．近位部が不安定だと遠位部は固定的になり，緊張が高まりやすくなります．

臨床では，様々な活動に適応できる筋活動の調整が重要となりますので，常に求心性・遠心性の関係，安定・運動の関係を意識した介入を行うことが大切です．

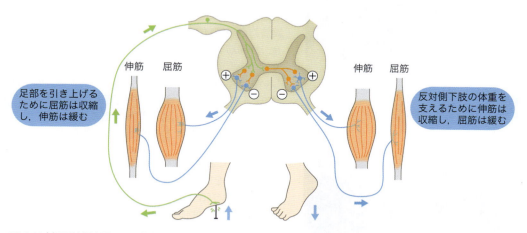

図4-40 ｜ 相反神経支配による筋のコントロールメカニズム

プレシェーピングの評価と治療

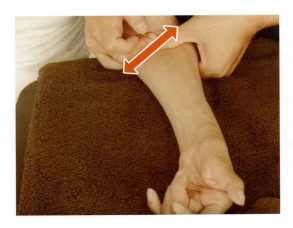

―外在筋群の操作―

　適切なプレシェーピングには手の外在筋の活動を制御し，手内在筋を活性化する必要がある．深部の上腕筋腱を中心に緩めながら，回内筋や腕橈骨筋の縁が明瞭になるように求心性・遠心性収縮を誘導していった．起始部に引き込まれた腕橈骨筋の短縮が軽減すると，回外方向への誘導がスムーズになり，回外筋や肘筋の収縮が得られやすくなった．

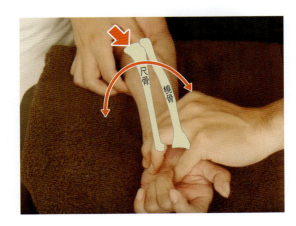

―回内外運動の確保―

　回内外時に屈筋群が肘側に引き込まれないよう上腕二頭筋腱を安定させ，手関節から橈骨茎状突起を把持し，牽引しながら回内・回外を誘導した．これにより腕橈骨筋の長さが得られることで，橈骨が尺骨上を移動する感覚が得られやすくなった．また，手掌腱膜だけでなく手背腱膜の滑走や伸張を促していった．

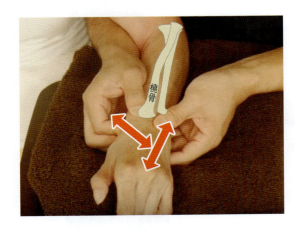

―手関節の安定―

　前腕骨間筋膜や手背腱膜の伸張，遠位橈尺関節の動きを誘導し，背屈だけでなく，安定した掌屈を生み出せるように介入していった．本症例の場合，尺骨茎状突起から豆状骨への移行部の筋短縮や，靱帯の滑走不全が強く認められた．そのため，より皮膚から軟部組織へと徐々にストレッチし，随意運動を介してさらなる伸張を促した．

臨床 Q & A

Q 尺側の安定って何ですか？

A プレシェーピングのために必要な手の方向づけにおいて，前腕の回内外や手関節の掌背屈・橈尺屈が重要になります．物を把持する際には橈骨側や母指側の操作度を高めるため，尺側を安定させる必要があります．尺側の安定は小児における前腕支持（on elbow）において重要であり，その後の手支持（on hand），四つ這い移動へと移行するなかで体幹機能の発達をサポートします（図 4-41）．運動学的にも，回内外は図 4-42 のように尺骨上を橈骨が転がるように移動し，尺骨の運動はほとんど生じません．尺骨は上腕骨と手関節をつなぐうえで適切な運動軸を保つ必要があり，尺側手根屈筋や伸筋，小指球筋，上腕三頭筋などは尺側の安定に大きく寄与します．図 4-43[46)] に示すように，解剖学的にも内側側副靱帯や尺骨骨膜を介して小指球筋や上腕三頭筋をつなぐことがわかります．

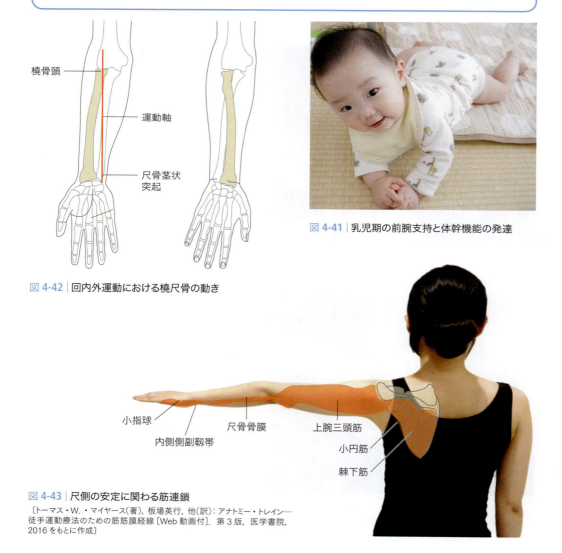

図 4-41 | 乳児期の前腕支持と体幹機能の発達

図 4-42 | 回内外運動における橈尺骨の動き

図 4-43 | 尺側の安定に関わる筋連鎖
〔トーマス・W.・マイヤース（著），板場英行，他（訳）: アナトミー・トレイン—徒手運動療法のための筋筋膜経線［Web 動画付］．第 3 版，医学書院，2016 をもとに作成〕

Chapter 4　上肢のリーチ

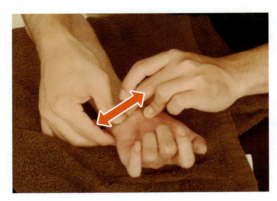

―手関節の安定―

　回内位だけでなく，回外位でも豆状骨周囲の可動性を促した．本症例の場合，豆状骨と舟状骨を結ぶ屈筋支帯の粘弾性が乏しく，手根管を狭めるアライメントであった．そのため，舟状骨や豆状骨を外側方向へ開くハンドリングも実施した．手根管のスペースが広がることは，筋滑走，神経伝達以外にも手の循環，リンパ流動において重要である．

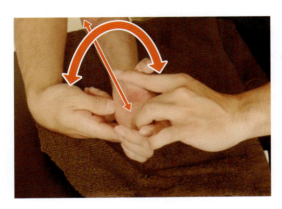

―外在筋と手の感覚―

　手根管が広がった感触が得られた段階で，豆状骨から尺側手根屈筋を伸張させながら回内外を繰り返していった．これにより，外在筋群の緊張が緩み，手指関節の屈曲への抵抗が軽減していった．当初，手掌部位への触覚刺激に対して2/10の主観的感覚であったが，1回の治療中に6/10まで改善した．

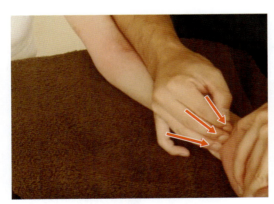

―タッピングと手指の運動―

　さらに掌側の外在筋群の緊張を緩めるよう，腱にタッピングのように軽く，かつ素早く圧迫を行った（リズミックバイブレーション）．
　手関節の様々な角度に対しタッピングを繰り返すことで，外在筋による手指屈筋群が緩みやすくなり，わずかではあるが手根中手関節の外転と伸展が出現してきた．

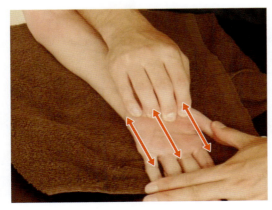

―手内筋の活性化―

　手関節の位置が修正され，手指の屈曲への緊張が緩んできたところで，手内在筋（母指球筋・小指球筋・骨間筋・虫様筋）に圧迫やストレッチを加えた．本症例の場合，母指内転筋，短母指屈筋の短縮が顕著であり，伸張しながら，母指外転筋の活動，対立筋，第1背側骨間筋の活動を促した．これにより，当初は指腹に刺激を加えると手指が過敏に屈曲していたが，過剰な屈曲が出現しなくなった．

145

臨床 Q & A

Q なぜ腱を圧迫すると筋肉が緩むのですか？

A 筋や腱が伸張されることによって筋収縮を抑制する反射的な現象を Ib 抑制といい，筋が収縮しすぎないようにブレーキをかける役割があります．腱を圧迫することで筋が緩みやすくなる理由は，Ib 抑制があるからです．

筋腱移行部にはゴルジ腱器官という受容器があります（図 4-44-A）．筋や腱が伸張されることでゴルジ腱器官が伸張され，Ib 神経線維が発火します．Ib 神経線維はゴルジ腱器官と脊髄を結んでおり，情報を脊髄へ送ります．Ib 神経線維は脊髄にある Ib 抑制性介在ニューロンへ情報を送ります．Ib 抑制性介在ニューロンは，筋を収縮させる役割をもつ α 運動ニューロンにブレーキをかけることができます．つまり，筋や腱が伸張されることによってゴルジ腱器官が伸張され，Ib 神経線維から伝えられた情報は Ib 抑制性介在ニューロンを介して α 運動ニューロンにブレーキをかけ，その結果，筋が緩みます．本症例の屈筋腱へのタッピングが Ib 抑制へのトリガーになります．一般的な片麻痺の前腕屈筋群のストレッチでは，短縮した一部の筋線維のみ過剰にストレッチされ，腱へのストレッチが不十分な場合があります（図 4-44-B）．治療のなかで筋の長さを調整しながら腱への刺激を加えることも大切です．

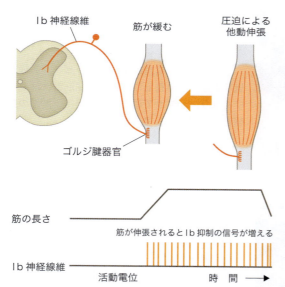

図 4-44-A｜Ib 抑制におけるゴルジ腱器官の特性
Ib 抑制は，ゴルジ腱器官が伸張することから始まる．筋がリラックスした状態では Ib 神経線維の活動は認められないが，他動的に伸張されることで Ib 抑制の活動が認められるようになる．

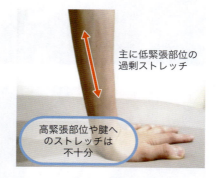

腱へのリズミックバイブレーションにより，他動的に腱を圧迫することで伸張するが，Ib 抑制を介して緩ませることができる．

図 4-44-B｜前腕屈筋群のストレッチ

手の不使用に対する自宅でのトレーニング強化

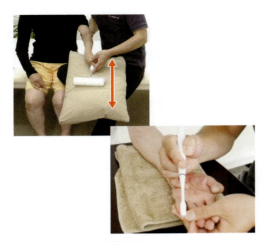

―道具を用いた上肢・手の促通―

前腕や手関節筋のアライメントや筋緊張を修正した段階で，ローラーなどを用いて手のフォームの形成＋随意運動を促していった．

ローラーは方向が限定しやすく，枕による支持面もあるため，リーチの直線軌道の知覚や運動を導入しやすかった．随意運動時は手指の屈曲が強まるが，三角筋や上腕三頭筋の活動が得られやすく，近位部の安定性を高めることができた．

また，手指への刺激を家族や本人が手軽にできるよう，電動歯ブラシを用いた刺激方法を伝えていった．本症例の場合，手指への触覚・振動刺激は瞬間的に緊張を高めやすかったが，数分経過すると指が緩む反応が得られた．

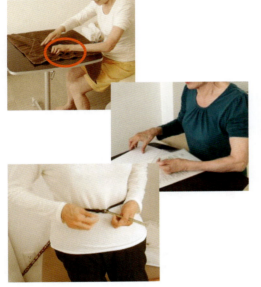

―補助手としての活用―

自宅での課題として，麻痺側の補助手（支持）としての活用を求め，タオルをたたむなかで，麻痺側手の使用を促していった．非麻痺側上肢を使用する際に，麻痺側手の接触面に対する感覚を意識してもらうよう伝えた．

また，仕事の事務作業場面を想定し，ファイル整理などで麻痺側手を活用できることを確認した．手指の緊張が強まりやすい立位場面においても，ベルトの装着時に麻痺側手を活用できるようになった．行為が達成できることで，麻痺側手の日常生活での使用に対するモチベーションが高まってきた．

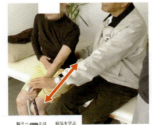

―家族の協力と情報サイトを通じた自主トレーニングの定着―

杖を用いた前後へのリーチ練習も提供した．体幹が屈曲して骨盤が後傾しやすいため家族によるサポートについて助言した．手指の屈曲が出現しやすい課題は，家族のサポートで，できるだけ代償が出現しない手の使用を促していった（→133頁）．

また，自主トレーニングの情報サイト「脳リハ.com」のなかから本症例に活用できるトレーニングを確認し，反復してもらった．

臨床 Q & A

Q 使わない麻痺側手の使用を生活で促すポイントはありますか？

A 課題セッティングを簡単 → 複雑にし，現状で何とかできるレベルに設定することが大切です（図4-45）[47]．ペグボードのような単純課題よりも趣味や生活にかかわってくる課題のほうがモチベーションを保ちやすく，目標も明確になりやすいので学習が容易になります．

また，リハビリテーション治療を通じて「手が軽くなった」，「使いやすくなった」など，快の情動を生み出せるかという点も重要です．リハビリテーション場面での成功体験が乏しいにもかかわらず在宅での強制的な自主トレーニングのセッティングは，かなりモチベーションが高い人でない限り難しいです．まずは療法士とのリハビリテーションにおいて成功体験をつくり，うまく自主トレーニングを行ったり，家族を巻き込んでのトレーニングを続けていくことが重要です．

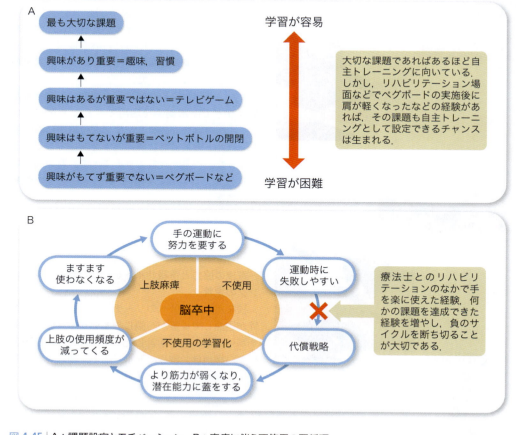

図4-45│A：課題設定とモチベーション，B：麻痺に伴う不使用の悪循環
〔ピーター・G・レビン（著），金子唯史（訳）：エビデンスに基づく脳卒中後の上肢と手のリハビリテーション．ガイアブックス，2014より改変〕

Q なぜ運動させると痙縮が緩むのですか？

A 脳卒中の患者は「ウェルニッケ-マン姿位」と呼ばれる肩関節の内転・内旋，肘関節の屈曲，前腕の回内，手関節掌屈，手指屈曲を伴いやすくなります．患者が随意運動を行うとより屈曲が伴いやすくなる傾向があり，使うことよりもリラックスさせるためのストレッチを推奨する時代もありました．

しかし，近年の研究によると，運動を行うことで皮質脊髄路の機能回復を高め，結果的に興奮性ニューロンに抑制をかけ痙縮が緩むことが明らかになってきました（図 4-46）[48]．

したがって，過剰な努力を伴わない範囲での運動はむしろ推奨され，手の活動や使用を繰り返すことが痙縮を緩めるというアクティブなリハビリテーションが一般化しつつあります．

神経学的な背景はまだ明らかにされていない部分も多いですが，近年のラットの研究によると皮質脊髄路損傷後にIa神経線維の発芽を認め，筋収縮を支配するα運動ニューロンへの入力を増やし，これが痙縮の一端を担うことが明らかにされました[49]．皮質脊髄路損傷後に二次的に痙縮が生じる可能性が示唆されています．手の使用によって損傷部の周辺から皮質脊髄路への投射が増え，抑制システムを促通できれば，痙縮が改善する可能性があります．

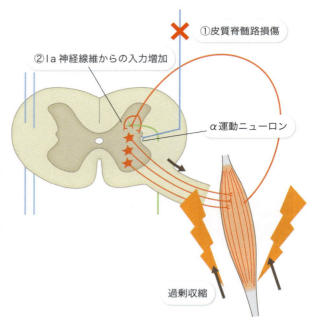

図 4-46 皮質脊髄路の損傷に伴うメカニズム

皮質脊髄路は脊髄が過剰に興奮し過ぎないように常に監視し，コントロールをする役割がある．皮質脊髄路や網様体脊髄路の抑制性下行路が損傷すると脊髄へのIa線維による求心性入力が増加し，α運動ニューロン，γ運動ニューロンの両者が興奮して「痙縮」が生じる．痙縮にはほかにも前庭脊髄路や赤核脊髄路からの出力，基底核，小脳，視床からの入力も影響している．
（Thibaut A, et al: Spasticity after stroke: physiology, assessment and treatment. Brain Inj 27: 1093-1105, 2013, Epub 2013 Jul 25 より）

Q 脳卒中後の運動障害はどのようなものがあるのですか？

A 一般的に皮質脊髄路の損傷により運動麻痺が生じます．内包後脚領域には図4-47で示すように，手，足，顔などの皮質脊髄路が認められます．赤色のエリアの中心が上肢領域であり，ダイレクトにその領域に影響を受けると上肢に強い運動麻痺が生じることが考えられます．図4-48では内包領域に線維が投射される領野を表しており，内包後脚領域には多くの領野からの投射が認められ，一次運動野からの投射と図4-47の皮質脊髄路の領域が類似していることがわかります[50]．また，Nakawahら[51]は脳卒中後の運動障害において麻痺以外の問題を提示しています．脳卒中後のパーキンソニズムとまとめずに，細かな症状を整理しておくことが重要です（図4-49）．脳卒中後の歩行場面や上肢活用時に麻痺以外の症状が認められるケースも多いので，注意が必要です．

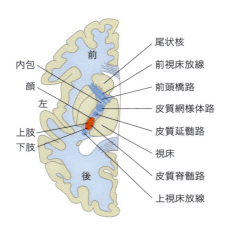

図4-47｜内包領域の神経線維

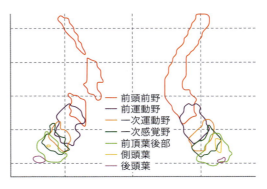

図4-48｜内包領域に投射する領野区分

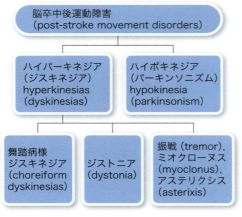

図4-49｜脳卒中後の運動障害

脳卒中後に固縮，無動，姿勢反射障害を呈するパーキンソニズム様症状が，麻痺側，非麻痺側に出現している場合があります．歩行時のターンや椅子に座る際にもステップや手続きが多いケースにも何らかの基底核症状が生じている可能性があります．

また，プッシャー症候群により腰椎部に強いジストニア様の筋緊張が認められ，非麻痺側に重心移動ができないケースも認めます．麻痺と運動障害は混在していることが多いため，細かな評価が重要です．

第4章 👉 学習ポイント

- ☐ リーチの概要を理解する
- ☐ 各相の解剖学・運動学的側面を理解する
- ☐ 各相における神経メカニズムを理解する
- ☐ 症例介入における4つの視点を理解する
- ☐ 症例介入におけるQ&Aを理解する

引用文献

1) McCrea PH, et al: Biomechanics of reaching: clinical implications for individuals with acquired brain injury. Disabil Rehabil 10: 534-541, 2002
2) Jeannerod M: Grasping objects: cortical mechanisms of visuomotor transformation. Trends Neurosci 18: 314-320, 1995
3) Lemon RN, et al: Corticospinal control during reach, grasp, and precision lift in man. J Neurosci 15: 6145-6156, 1995
4) De Baets L, et al: Three-dimensional kinematics of the scapula and trunk, and associated scapular muscle timing in individuals with stroke. Hum Mov Sci 48: 82-90, 2016
5) Mottram SL: Dynamic stability of the scapula. Man Ther 2: 123-131, 1997
6) Kibler WB: The role of the scapula in athletic shoulder function. Am J Sports Med 26: 325-337, 1998
7) Hou S, et al: Botulinum toxin injection for spastic scapular dyskinesia after stroke: case series. Medicine (Baltimore) 94: e1300, 2015
8) Pink M, et al: Biomechanics. In: Jobe FW (ed): Operative Techniques in Upper Extremity Sports Injuries, pp109-123, Mosby, St Louis, 1996
9) Pratt NE: Anatomy and biomechanics of the shoulder. J Hand Ther 7: 65-76, 1994
10) Lynn S: Clinical Kinesiology and Anatomy. 4th ed, pp103-107, F. A. Davis 2006
11) Inman VT, et al: Observations of the function of the shoulder joint. Clin Orthop Relat Res 330: 3-12, 1996
12) Braman JP, et al: In vivo assessment of scapulohumeral rhythm during unconstrained overhead reaching in asymptomatic subjects. J Shoulder Elbow Surg 18: 960-967, 2009
13) Borsa PA, et al: Scapular-positioning patterns during humeral elevation in unimpaired shoulders. J Athl Train 38: 12-17, 2003
14) Guerra JJ, et al: Clinical anatomy, histology and pathomechanics of the elbow in sports. Oper Tech Sports Med 4: 69-76, 1996
15) Michaelsen SM, et al: Effect of trunk restraint on the recovery of reaching movements in hemiparetic patients. Stroke 32: 1875-1883, 2001
16) Van Ingen Schenau GJ, et al: The unique action of biarticular muscles in leg extensions. In: Winters JM, et al (eds), Multiple Muscle Systems: Biomechanics and Movement Organization, pp639-652. Springer Verlag, Berlin, 1990
17) English AW, et al: Compartmentalization of muscles and their motor nuclei: the partitioning hypothesis. Phys Ther 73: 857-867, 1993
18) Pettersson LG, et al: Skilled digit movements in feline and primate-recovery after selective spinal cord lesions. Acta Physiol (Oxf) 189: 141-154, 2007
19) Castiello U: The neuroscience of grasping. Nat Rev Neurosci 6: 726-736, 2005
20) Jeannerod M, et al: Grasping objects: the cortical mechanisms of visuomotor transformation. Trends Neurosci 18: 314-320, 1995
21) Rizzolatti G, et al: The cortical motor system. Neuron 31: 889-901, 2001
22) Mason CR: Hand synergies during reach-to-grasp. J Neurophysiol 86: 2896-2910, 2001

23) NAPIER JR: The prehensile movements of the human hand. J Bone Joint Surg Br 38: 902-913, 1956
24) Raghavan P, et al: Compensatory motor control after stroke: an alternative joint strategy for object-dependent shaping of hand posture. J Neurophysiol 103: 3034-3043, 2010
25) Frey SH, et al: Neurological principles and rehabilitation of action disorders: computation, anatomy, and physiology (CAP) model. Neurorehabil Neural Repair 25(5 Suppl): 6S-20S, 2011
26) Kim SI: Neuroscientific model of motivational process. Front Psychol 4: 98, 2013
27) de Vignemont F: Body schema and body image: pros and cons. Neuropsychologia 48: 669-680, 2010
28) Lundy E: Neuroscience: Fundamentals for Rehabilitation. 4th ed, Saunders, 2012
29) Brodal P: The Central Nervous System: Structure and Function. 4th ed, pp324-342, Oxford University Press, 2010
30) Takakusaki K, et al: Role of basal ganglia-brainstem pathways in the control of motor behaviors. Neurosci Res 50: 137-151, 2004
31) Manto M, et al: Cerebellar research: two centuries of discoveries. Cerebellum 11: 446, 2012
32) Manto M, et al: Consensus paper: roles of the cerebellum in motor control-the diversity of ideas on cerebellar involvement in movement. Cerebellum 11: 457-487, 2012
33) Bosch-Bouju C, et al: Motor thalamus integration of cortical, cerebellar and basal ganglia information: implications for normal and parkinsonian conditions. Front Comput Neurosci 7: 163, 2013
34) Santello M: Kinematic synergies for the control of hand shape. Arch Ital Biol 140: 221-228, 2002
35) Warner JJ, et al: Role of proprioception in pathoetiology of shoulder instability. Clin Orthop Relat Res (330): 35-359, 1996
36) Slijper H, et al: Task-specific modulation of anticipatory postural adjustments in individuals with hemiparesis. Clin Neurophysiol 113: 642-655, 2002
37) Pereira S, et al: Anticipatory postural adjustments during sitting reach movement in post-stroke subjects. J Electromyogr Kinesiol 24: 165-171, 2014
38) Michaelsen SM, et al: Task-specific training with trunk restraint on arm recovery in stroke: randomized control trial. Stroke Jan 37: 186-192, 2005
39) Le Bozec S, et al: Does postural chain mobility influence muscular control in sitting ramp pushes? Exp Brain Res 158: 427-437, Epub Jun 10, 2004
40) https://www.studyblue.com/notes/note/n/nuero-exam-2/deck/186800
41) Levangie PK, et al: Joint Structure and Function: A Comprehensive Analysis. 5th ed, pp174-175, F. A. Davis, 2011
42) Sahrmann S: Diagnosis and Treatment of Movement Impairment Syndromes. pp12-13, Mosby, 2001
43) 坂井建雄：プロメテウス解剖学アトラス 解剖学総論/運動器系．第2版，医学書院，2011
44) Lee J, et al: MR imaging assessment of the pectoralis major myotendinous unit: an MR imaging—anatomic correlative study with surgical correlation. Am J Roentgenol 174: 1371-1375, 2000
45) Muscolino JE: The Muscular System Manual - E-Book: The Skeletal Muscles of the Human Body, pp130-131, Elsevier Health Sciences, 2016
46) トーマス・W.・マイヤース（著），板場英行，他（訳）：アナトミー・トレイン―徒手運動療法のための筋筋膜経線［Web動画付］．第3版，医学書院，2016
47) ピーター・G・レビン（著），金子唯史（訳）：エビデンスに基づく脳卒中後の上肢と手のリハビリテーション．ガイアブックス，2014
48) Thibaut A, at al: Spasticity after stroke: physiology, assessment and treatment. Brain Injury 27: 1093-1105, 2013, Epub 2013 Jul 25
49) Tan AM, et al: Selective corticospinal tract injury in the rat induces primary afferent fiber sprouting in the spinal cord and hyperreflexia. J Neurosci 32: 12896-12908, 2012
50) Cowan FM, et al: The internal capsule in neonatal imaging. Semin Fetal Neonatal Med 10: 461-474, 2005
51) Nakawah MO, et al: Post-stroke dyskinesias. Neuropsychiatr Dis Treat 12: 2885-2893, 2016

Chapter

5

手

概要

手の基本機能

　ヒトの手は外界と自身の架け橋となる神秘的なツールといえる．たとえば，素材の表面・弾性・重さ・形・サイズ・方向・温度などを探索することで脳は多くの情報を得ることができる．また，手を物に伸ばして把持し，それを操作することで，多くのADLが可能となる．ジェスチャーや手話はコミュニケーションの手段となり，点字の読み取りなど外界のガイドとしての機能も担う．楽器の演奏，絵画・彫刻・ダンスなど芸術的側面においても手は創造的でバラエティに富むツールとなる．

　このように，手は複雑な機能や表現を有するがゆえに，解剖学的にも神経学的にも複雑な構成となっている．脳卒中後に上肢・手の機能障害を呈することが多く，患者にとって手の回復への期待は大きい．研究報告では脳卒中後の機能回復において，麻痺側手が実用手まで回復する割合は約5〜6％とされている[1-3]．

　しかし，近年の研究では慢性期以降の手の回復の可能性も示唆されてきており[4]，筆者の臨床経験からは，実用手・補助手の回復の幅は，療法士のもつ経験・介入のバリエーションに大きく影響されると考える．そのため，手の機能への理解，介入のバリエーションの幅を広げておくことは重要である．

　本章では，手の解剖・運動学的側面と神経学的側面を整理しながら，症例介入への応用を示していく（図5-1）．

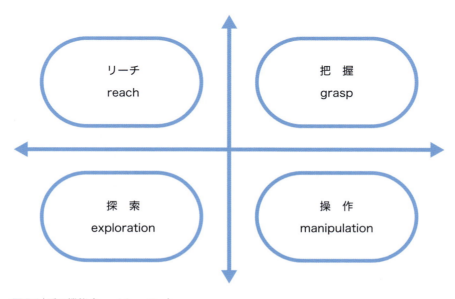

図5-1｜手の機能（hand function）

手の機能回復に必要な6要素

　脳卒中後の手の機能回復についてのエビデンスにおいて重要なテーマとして，**「意味のある」，「課題指向型」，「反復」，「集中」，「新奇性」，「豊富な刺激環境下」**などの要素[5]が挙げられる（図5-2）．これらのポイントは，他の身体部位の回復においても重要であるが，特に手の機能回復にはこれらの項目を踏まえ，様々な**感覚様式(modality)**を用いる戦略が重要である．また，脳卒中後の手の機能回復において，認知的側面・道具の文化的側面・個人的背景・神経可塑性を考慮する必要がある．

意味のある（meaningful）

　次の課題指向型にも関連してくるが，単に「手を握る」という動作と，「慣れ親しんだ茶碗を握る」とでは背景や，脳内活動は異なる．研究においても，脳卒中患者のリーチにおいて，「物品あり」へのリーチと「物品なし」のリーチとでは，「物品あり」のリーチのほうがスピードも早く，スムーズさも良好な結果が得られている[6]．また，「食物」と「一般的な物品」では，「食物」のほうがスムーズで素早いリーチ結果が示されている[7]．

　したがって，治療場面においてもクライエントにとって「意味のある」課題を実施することは，機能回復によりよい影響を及ぼす可能性がある．

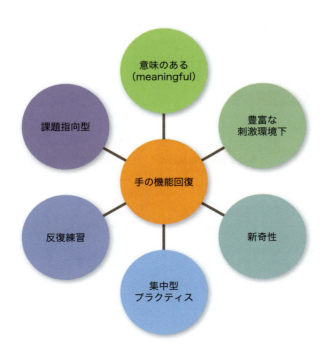

図5-2｜手の機能回復に必要な6要素

課題指向/特異型

　課題指向型訓練とは，実生活における課題を用いてスキルの再学習を促すアプローチであり，ベストなトップダウンリハビリテーションとして提唱されている[8]．このアプローチは多くの神経リハビリテーションで提唱されているが，明確な基準はいまだに不足している．一般的に **task-orientated-training（TOT）** プログラムと称され，単に実生活課題を繰り返し行うという意味ではなく，患者が何とか可能なレベルに課題をセッティングし，必要があれば課題を細かくコンポーネントに区分して実施するなど，「適応」させていく内容も伴う．たとえば，グラスから水を飲むといった行為の場合，「テーブルに手を乗せるための肩関節屈曲」，「グラスに手を伸ばすための肘の伸展」，「コップを握るための手指の屈曲」，「口元に持っていくまでの肩関節・肘関節の屈曲や手指屈曲の維持」など，多くの要素に分類できる．これらのコンポーネントを単独，もしくは組み合わせて課題を設定し，患者の能力に応じて他動運動・自動介助運動・自動運動のいずれかで行うかを決定する．

　上記のように一連の課題を行う**「全体課題（whole-task）」**と，単独のコンポーネントに分けて行う**「部分課題（part-task）」**をうまく患者に適応させることが大切である[9]．

　重要なポイントとして，**「チャレンジ」**[10]，**「発展的で最適な適応」**[11]，**「能動的参加」**[12]を考慮することで，従来の筋力トレーニングや物品課題訓練よりも効果的な結果が得られたと多くの研究で報告されている．

　Spoorenら[13]は上肢の課題トレーニングにおいて意味のある課題指向トレーニングのコンセプトを提唱している（図 5-3）．クライエント中心としながら，個々のニーズをCOPM

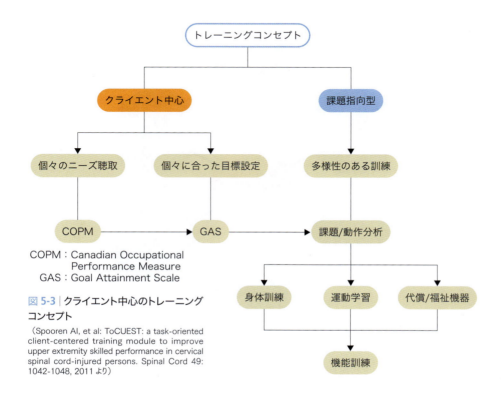

COPM：Canadian Occupational Performance Measure
GAS：Goal Attainment Scale

図 5-3｜クライエント中心のトレーニングコンセプト

（Spooren AI, et al: ToCUEST: a task-oriented client-centered training module to improve upper extremity skilled performance in cervical spinal cord-injured persons. Spinal Cord 49: 1042-1048, 2011 より）

(Canadian Occupational Performance Measure)，目標設定を **GAS**(Goal Attainment Scalling)を用いて評価し，実際の課題分析を通じて，機能的トレーニングを実践していく．詳細は成書参考にしてもらいたい[14]．

> ### 反復

　反復は神経の可塑性を促すうえで非常に重要であり，リハビリテーションのみならず，アスリート領域や芸術活動でも効果的であることは周知されている．リーチ課題の反復トレーニングを受けたラットの研究では，トレーニングを数日間実施しなければ脳内のマップ表象やシナプス数，シナプスの強さの増大が認められなかった．また，400回のリーチ課題では運動野のシナプスの数が増大したが，60回のリーチ課題ではシナプスの増加が認められなかった[15]．

　上記の研究からも，手の機能回復には数多くの反復が重要といえる．訓練時間のみならず，日常生活で手を多く使用する設定が機能回復に大きな影響を及ぼす．

> ### 集中型プラクティス

　リハビリテーション現場において，治療は通常，分散したスケジュール体制（分散型プラクティス）となっている．一般的に発症後6か月は1日に20分（1単位）〜60分（3単位）の治療を合計で最大3時間にわたり実施する施設が多い．一方，集中型プラクティスの場合，1回のセッションが5〜8時間と長いが，期間は1〜数週間程度である．このような集中型プラクティスは，脳卒中から回復するために必要な脳内神経ネットワークの再接合にきわめて効果的である（図5-4）．しかし，日本では自費で行ったり，あるいは特殊な施設でない限り，集中型プラクティスの実施は難しい．

　リハビリテーションの開始のタイミング，期間は機能的回復に大きく影響する．脳損傷患者

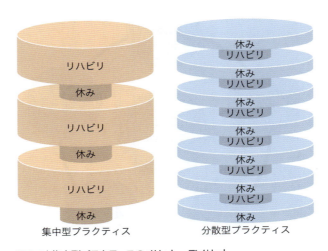

図 5-4 ｜ **集中型プラクティスのメリット，デメリット**
集中型プラクティスは学習効果を高めやすいメリットはあるが，分散型に比べ疲労，退屈，過剰トレーニング，間違った学習の強化などのリスクも伴うため，注意が必要である．

にペダルをこいでもらう研究において，6日間では海馬の細胞数の増加が認められなかったが，2週間では細胞数増加が認められたとの報告がある．また，Nudoらはリスザルにおいて，脳梗塞後早期にリーチのトレーニングをすることが皮質末端の損傷の運動再現の低下を防ぐことを明らかにしている[16]．Biernaskieらの研究では，脳損傷後30日間空けてのリハビリテーション介入は，皮質内の樹状突起の成長と機能改善が5日後から開始するよりも遅延した[17]．

以上より，発症からリハビリテーション開始までの日数や実施する期間を考慮した集中型プラクティスは重要といえる．ただし，単に量を増やせばよいというわけではなく，質が伴っていなければ誤学習につながる可能性もある．また，超早期のリハビリテーション介入は回復に悪影響を及ぼす可能性もあり，個別性を考慮して時間・回数・期間などを決定することが重要である．

新奇性

意味のある課題とも類似してくるが，課題は対象者にとって新奇性（目新しさ）が重要である．つまり興味をもつことができ，モチベーションを高められることが大切である．モチベーションが得られることで，集中力が高まり，パフォーマンスを改善しやすい．ラットの実験では，報酬系に関わる腹側被蓋野に刺激を与えると，リーチのパフォーマンスが改善することも報告されている[18]．ヒトにおいても，報酬系が駆動する，つまり対象者が興味をもてるような課題を設定することで運動学習が促進されると考えられる．

豊富な刺激環境

豊富に刺激が入る環境もまた，脳卒中後の回復のあらゆる側面において有益である（図5-5）．

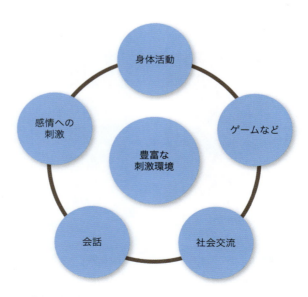

図5-5 | 豊富な刺激環境
脳の可塑性は多様な刺激で生じるため治療環境を配慮する必要がある．

脳卒中後の環境設定は神経可塑性の促進や運動機能回復に非常に重要である．麻痺側手は急性期や回復期では弛緩性麻痺を呈していることが多いため，非麻痺側手でADLを遂行しやすい．それにより，日常的な麻痺側手の使用頻度が著しく低下することで麻痺側手の潜在性がマスクされ，廃用手のまま慢性期へと移行する患者も少なくない．このような状況を回避するためにも，麻痺側手の使用しやすい環境を設定する必要がある．動物研究では，脳卒中後の15日間，豊富な刺激環境下に置いたほうが神経行動学的機能の改善や学習効果が著しいことが示されている[19]．

近年では急性期において<u>脳卒中ケアユニット（stroke care unit）</u>が整備され始めている．このユニットでは，クリニカルパスなども踏まえ多職種が連携しながら，治療やケア，リハビリテーションが行われており，患者の自立度が向上するといった報告も増えている[20]．発症早期から身体活動，タイムスケジュール，会話，社会交流など刺激が豊富にある環境を設定することで脳の可塑性を促進できる．

回復 vs 代償

どの機能にもいえることであるが，特に手は実用手に至るケースが少なく，回復と代償的アプローチについて理解しておく必要がある．運動機能の<u>「回復」</u>と<u>「代償」</u>は，臨床的にもよく討議される内容ではあるが，その中身や内容は不明瞭である．

Levinら[21]による報告では，脳卒中後患者における運動の「回復」と「代償」は何を意味するのか？という視点からの定義づけを国際生活機能分類（International Classification of Functioning, Disability and Health；ICF）に基づいて分類している（表5-1）．

臨床で患者を治療する際，この「回復」と「代償」の定義を意識することで治療の対象や目的

表5-1 | 運動回復と運動代償の定義

	回復	代償
（神経系）健康状態	**損傷された神経組織の機能回復のこと** ・循環イベント（脳損傷）により不活性化された脳領域の再活性化が起きる ・主たる脳病変領域では起こらないとされるが，病変周辺領域（ペナンブラ），および機能解離で発生する	**神経組織が損傷以前と異なる機能を得ること** ・健常者では通常観察されない，代替の脳領域での活性化が起きる
（パフォーマンス）身体機能/構造	**損傷以前と同様の方法で動作できる回復のこと** ・課題遂行中に，発病前の運動パターンの再現を通して生成する可能性がある（随意的な関節可動域，時間的・空間的な身体分節間の協調など）	**新しい方法で以前の運動を行うこと** ・課題遂行中の代替運動パターンの出現（自由度の追加あるいは異なる自由度の動員，主動筋/拮抗筋の同時活性化の増加のような筋活動パターンの変化，隣接する関節動作間のタイミングの遅れなど）として観察できる
（機能的視点）活動	**健常者が一般的に手足や道具を使用する方法で，課題遂行を成功させること** ・課題のパフォーマンスは，代償戦略や運動パターンを使用して成功することがある	**非麻痺側または麻痺側の手足に装着した道具などを使用して，課題遂行を成功させること**

（Levin MF, et al: What do motor "recovery" and "compensation" mean in patients following stroke? Neurorehabil Neural Repair 23: 313-319, 2009 より）

を明確にすることができる．これにより療法士はより適切な治療を選択できるようになり，患者のパフォーマンスの改善にも影響を与えることができる．

真の回復とは？

脳卒中後の病期については，Timmermansら[22)]の急性期・亜急性期・慢性期，脳卒中後の運動機能回復モデルを紹介する．図5-6に示すように，いくつかの神経修復過程が脳卒中後の様々な段階で発生する．自然回復は，ペナンブラ領域の復旧と機能乖離の改善を通じて，脳卒中後急性期，特に発症4週の間に起きるとされている．それに対して，亜急性期および慢性

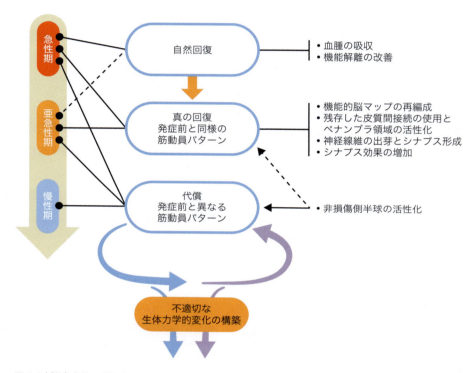

図 5-6 ｜脳卒中後の運動機能回復モデル①

（Timmermans AA, et al: Technology-assisted training of arm-hand skills in stroke: concepts on reacquisition of motor control and therapist guidelines for rehabilitation technology design. J Neuroeng Rehabil 6: 1, 2009 より改変）

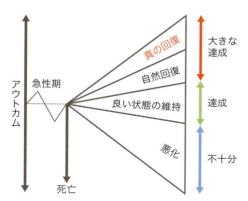

図 5-7 ｜脳卒中後の運動機能回復モデル②

（Pope PM: Management of the physical condition in patients with chronic and severe neurological pathologies. Physiotherapy 78: 896-903, 1992 より）

期では，真の回復あるいは代償の双方の要素を利用しながらの組織再編を通じて修復されていく．

　Pope[23]は急性期からの真の回復に対し，図5-7に示すモデルを提唱している．脳卒中後の機能回復的側面から捉えた場合，自然回復と真の回復を見極めながらの介入は重要となる．患者の個別性に応じたアウトカムを療法士が常に考えていく必要がある．

上肢・手の回復の停滞

　現在までに，代償戦略の背景にある中枢神経系の適応は明らかにされておらず，いずれの場合も，学習は「真の回復」だけでなく，運動機能を獲得するための必要条件でもあり，刺激とリハビリテーションによって形成されるといわれてきた．しかし，近年では「真の回復」と「代償」について，異なる治療モダリティと治療デザインにより，脳の再組織化に影響を与えることが周知されてきている．

　Duncanら[24]は，脳卒中後の機能障害に苦しむ人たちの多くは，脳卒中を発症して退院した際，個人のもつ最大限の回復には到達していないと報告している．また，Feysら[25]は各身体部位の機能回復のなかでも，特に上肢と手に関しては回復に遅れがあると述べている．

　この上肢と手の機能回復の遅れについて，リハビリテーション施設退院後の問題点として，患者とセラピストの地理的問題（患者の居住地が遠方など）だけでなく，それらの治療を施せるセラピストが限られるという人材の限界が挙げられている（図5-8）[26]．このことから，脳卒中患者が病院から退院した後に適切かつ十分な訓練を受けられないがために，患者の機能回復の満足度が低いものになっていることが容易に推測される．

　発症から4年後の脳卒中患者への調査によれば，自己の麻痺側上肢と手の機能への満足度はわずか6％と報告されている[27]．クライエントのQOLを向上させるためにも，上肢と手に対して積極的なアプローチを行うことの重要性が示唆され，「真の回復」を目標として，脳卒中患者の麻痺側上肢機能への満足度向上へ貢献することの必要性がうかがわれる．筆者の経験でも慢性期患者の上肢や手の機能回復において，適切な治療および頻度を組み入れることで，程度に差はあるものの，現状よりも機能改善が認められることは多い．

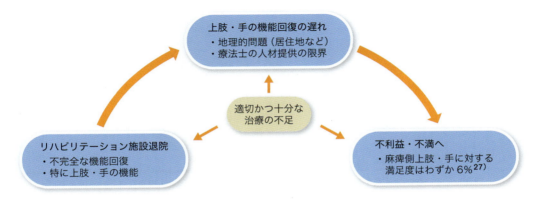

図5-8 | 上肢・手の機能回復の遅延理由
（Hoenig H, et al: Development of a teletechnology protocol for in-home rehabilitation. J Rehabil Res Dev 43: 287-298, 2006 より改変）

技能×適応

手の機能獲得を促すうえで特に重要なポイントとして，**「技能」**と**「適応」**の違いを述べる．ほかの機能でも同様であるが，特に手は外部環境との相互作用のなかで運動パターンが変化し，目的を達成できる部位といえる（図 5-9）．

技能学習（motor skill）

技能とは「最小限の労力と時間のなかで環境下の目的を達成できる能力」である[28]．また，技能学習（テニスや自転車などの上達）とは，運動スピードが低下せず，エラーも少なく，ハイレベルのパフォーマンスを達成し，新たな筋活動パターンを獲得することである[29]．

適応学習（motor adaptation）

適応とは，パフォーマンスを以前のレベルに戻すために，条件が変わることによって生じた系統誤差を減少させることである．その条件には内的なもの（筋疲労など），および外的なもの（プリズム眼鏡など）がある．新しい技能を獲得することとは違い，新しい筋活動パターンの獲得ではなく，よく学習された運動と空間目標の間の新しいマッピングを獲得することが必要である[30]．

リハビリテーションにおける訓練場面や日常生活は，図 5-9 に示すように技能と適応の両者が入り混じりながら学習が向上していく．たとえば，食事の際のスプーン操作において，各構成要素を反復的に行う場面は主に技能学習に当てはまる．それに対して，適応学習は，実際の病棟での騒がしい環境やタイムスケジュール，使用する道具，食物が入った容器に対するパフォーマンスの適応が求められる．

ほかにも，トイレ動作や更衣動作などの多くの ADL を獲得するうえで「技能」や「適応」を考慮する必要がある．常に両者を踏まえながら，個別性に合わせた治療プランを展開していくことが重要である．

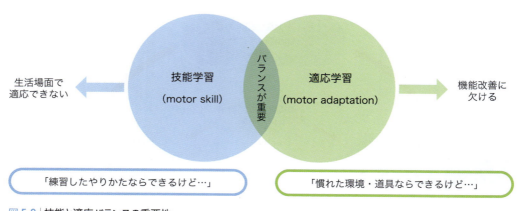

図 5-9 ｜ 技能と適応バランスの重要性

感覚運動学習

感覚運動学習において適応と技能にかかわる脳領域を図 5-10 に示す[31]．**使用依存的可塑性（use-dependent plasticity）**は運動野において構築され，それと関連しながら小脳が適応を担い，基底核・前頭前皮質・運動野が技能学習を担う．特に小脳と基底核はともに視床を介して幅広く感覚運動野に投射され，学習に関与する[31]．技能と適応は学習過程においても異なる（図 5-11）[32]．

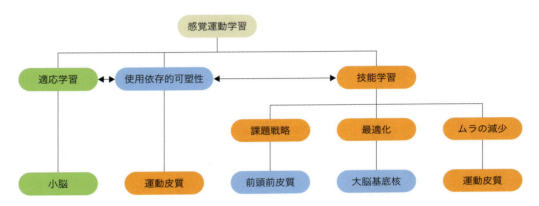

図 5-10 ｜感覚運動学習におけるニューロネットワーク
（Krakauer JW, et al: Human sensorimotor learning: adaptation, skill, and beyond. Curr Opin Neurobiol 21: 636-644, 2011 より）

技能学習	適応学習
・パフォーマンスをよりハイレベルにするための筋活動の新たなパターンの獲得 ・素早さ，正確さの獲得 ・報酬や強化による駆動 ・セッション，プラクティスの延長で生じる ・獲得には反復が必須 ・汎化や保持を高める	・パフォーマンスを一層向上させるための環境変化に適応する運動システム ・予測エラーによる駆動 ・単一セッションで生じることが可能 ・余効は短い

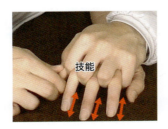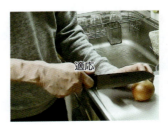

図 5-11 ｜技能学習と適応の特徴
（Kitago T, et al: Motor learning principles for neurorehabilitation. Handb Clin Neurol 110: 93-103, 2013 をもとに作成）

解剖学・運動学的側面

把持/把握（grip/grasp）

　Napier[33]は，手のフォームという考えかたを提唱した．手は屈曲・伸展すればよいというものではなく，課題および環境に適応し，適切なフォームに変化させる必要がある．手には認知的側面や道具，動作のなかでの役割が存在し，課題のなかで手を使っていくことでフォームの形成がなされる．したがって，本当の意味での手の機能回復を促すためには適切な課題の設定が必須である．課題を選択するにあたり，骨・関節・筋肉の知識に加え，図5-12のようなフォームの基本を抑えておくことは重要である[34,35]．

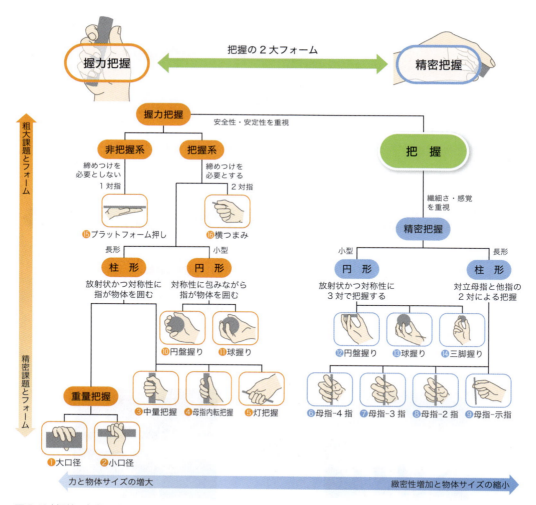

図 5-12 ｜ 把持・把握の分類

（Cutkosky MR: On grasp choice, grasp models, and the design of hands for manufacturing tasks. IEEE Trans Rob Autom 5: 269-279, 1989，および Castiello U: The neuroscience of grasping. Nat Rev Neurosci 6: 726-736, 2005 をもとに作成）

握力把握と精密把握

物をつかむという動作は大きく分けて2種類存在する[33]．1つは**握力把握（power grip）**と呼ばれる，図5-13に示す握りかたである．4指のIP（指節間）関節やMP（中手指節）関節に加えて，母指の屈曲運動の要素を加えることで成り立ち，物を力強く握ることが可能となる．パワーを要求される場面，物体の保持を要求される場面に用いられやすい戦略である．もう1つは**精密把握（precision grip）**と呼ばれるものであり，母指と四指が対立位に近くなり，細かく精度の高い操作が可能となる．食事場面や鍵を回す場面，小銭を操作する場面などでみられる．臨床的にも，手指の分離運動を促したいときは精密把握が求められる課題を用いるとよい．

中間型把握

握力把握と精密把握との間には**中間型把握**と呼ばれるものがある[36]．一見，対立位でありながら握力把握のように力強く握っている．日常生活ではこの中間型把握で物品を操作することが多い．手の機能障害を呈した患者は図5-14に示すような代償戦略を選択する場面がみられる[37]．

把握の3要素

❶MP関節の適度な伸展（大きさによる）とIP関節の適度な屈曲
❷物体に母指が接触し，ほかの4指は回旋要素を含みながら母指の方向へ密着
❸母指手根中手関節の内転とIP関節の屈曲

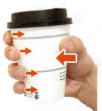
母指と4指の密着

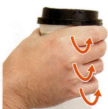
4指の回旋

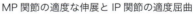
MP関節の適度な伸展とIP関節の適度屈曲

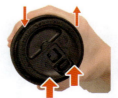
母指の内転とIP関節の屈曲

図5-13 把握の3要素

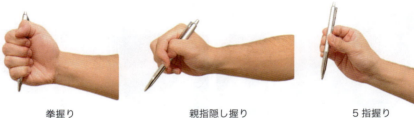

拳握り　　　　　親指隠し握り　　　　　5指握り

図5-14 把握の代償戦略
脳卒中を呈した際，運動・感覚・認知機能などに障害をきたす．そのため，症状に応じた様々な方法で把握を代償しようとする．
（Kivell TL: Evidence in hand: recent discoveries and the early evolution of human manual manipulation. Phil Trans R Soc B 370, 2015 より）

手のフォーム形成に影響を及ぼす要因

物を把握するときの手の形には様々な種類がある（図 5-15）[33]．日常生活においては，これらが組み合わされることで道具操作を円滑に行うことが可能となる．手の形状の選択要因は，物体に起因する外的要因と自身の内的要因に分類される．

物体に起因する要因としては対象物の**形・サイズ・素材・温度・湿気**などが挙げられる．対象物が大きく重い場合は，握力把握に近い手の形状となるが，小さく軽い場合は，精密把握に近い手の形状となる．

内的な要因としては，恐怖心，嫌気，興味など情動面のかかわりが大きい．これらの要因が組み合わされることで，道具操作に用いられる手の形状が決定される．たとえば，鋭利なものや，感触が予測できないものを触るときには精密把握に近い手の形状で把持することが多い．

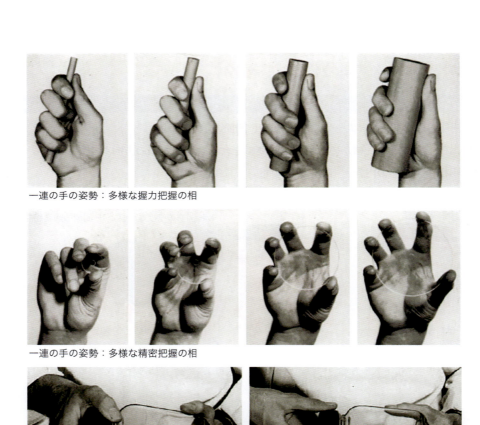

一連の手の姿勢：多様な握力把握の相

一連の手の姿勢：多様な精密把握の相

時系列でフォームは変化する

図 5-15 ｜ 形態や時系列に伴うフォームの変化
（Napier JR: The prehensile movements of the human hand. J Bone Joint Surg Br 38: 902-913, 1956 より）

操作（manipulation）

　手の操作とは，1つあるいは複数の物品を，他方の手のアシストなしに動かしたり，移動する能力であり，より細かい分離運動である（図5-16）[38]．コンピュータを動かしたり，せんべいをつまむ，といったことも操作に含まれる．手は把持（grasp）と操作（manipulation）の2つで日常生活が成り立つ．

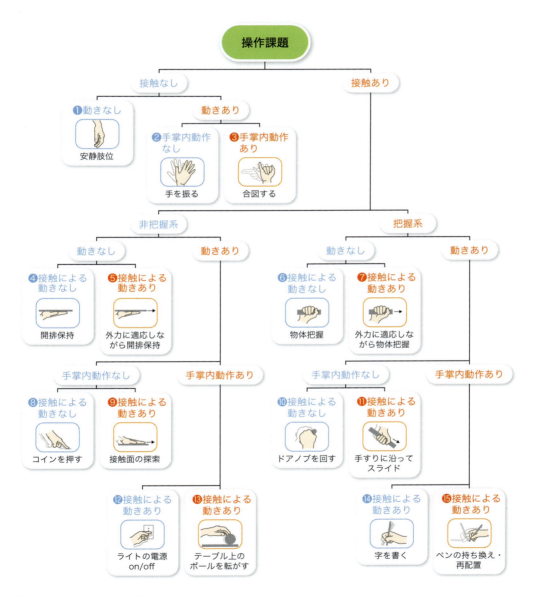

図5-16　操作のフォーム分類

（Bullock IM, et al: A hand-centric classification of human and robot dexterous manipulation. IEEE Trans Haptics 6: 129-144, 2013 をもとに作成）

安定性と巧緻性

安定性が高まるほど握力把握となり，精密さ・巧緻性を要求される課題ほど操作（手指の分離運動）につながる（図5-17）[39]．精密把握は把握と操作の中間といえる．脳卒中患者の場合，必ずしも精密把握のほうが筋緊張が強まるわけではなく，握力把握で痙縮が強まる患者もいるため，個別評価や順序が重要となる．

操作における3つのシナジーと4つのコンポーネント

Elliottらは，手の操作を3つの運動シナジーで分類している[40]．
❶**シンプルシナジー**：すべての指が1つのユニットとして働き，ピンチや絞る動作などの動き
❷**相反的シナジー**：指が同時に動くが，親指は独立した動き
❸**シークエンスパターン**：すべての指が独立した動き

操作のための4つの筋骨格系コンポーネントは，①指の屈曲と伸展，②独立した指の運動，③虫様筋や骨間筋などの手内在筋による手の姿勢の安定，④手関節背屈である．これらの要素を強化することで操作性が向上する（図5-18）．図5-18を踏まえながら，筆者は臨床において，良いアライメント，適切な筋の長さを確保し，手外在筋群の過緊張を抑え，手内在筋にはっきりとした伸張を加えることを意識している．そのなかで，手への視覚依存を減らし対象物に視線が向かうオリエンテーションを誘導していく．手の虫様筋や骨間筋への介入は発症早期の弛緩状態からでも意識していかなければ低緊張に短縮が加わり，後々随意性が改善してくる際も機能障害（浮腫，感覚障害，分離性低下など）を伴いやすい．

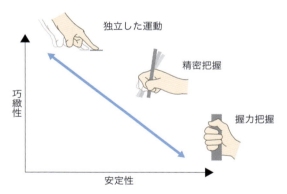

図5-17 | 安定性と巧緻性の関係
〔Jing Xu, et al: Motor control of the hand before and after stroke. Kansaku K, et al(eds): Clinical Systems Neuroscience, pp271-289, Springer, 2014 より改変〕

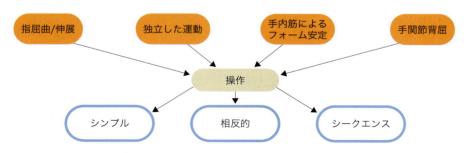

図5-18 | 4つのコンポーネントと3つのシナジーの関係性

神経学的側面

手の制御に必要な神経システム

手の皮質表象と投射

手は大脳皮質を中心とした単シナプス性の運動ニューロン接続が主体となり，細かな運動制御が可能である．単シナプス性のメリットとして，情報を正確に素早く伝達できることがある．これは手の機能に適した構造といえるが，手の持続的な活動は神経性疲労が伴いやすいというデメリットもある．

Rathelotらは，狂犬病ウイルスの逆行性ニューロン輸送を使用して，脊髄への単シナプス接続を有する皮質ニューロンの活動を調査した[41]．このニューロンは，中心溝の前側と一次運動野の尾側領域に集まっており，直接脊髄前角に投射していることがわかっている（図5-19）[39]．

これは進化の観点から，最近の出現であるため，「New M1」と呼ばれている．これらの単シナプス性の脊髄投射が，手指の制御に重要であるという考えを支持する根拠は多く存在する[42-44]．最も有名なアカゲザルを使った古典的研究では，つまみ動作の精度低下が両側性に内・外側の錐体路に影響を与えたが，歩行・ランニング・木登り・把持能力ならびに強度の大部分には変化を与えなかった[45]．

これとは対照的に「Old M1」と呼ばれる粗大な手の運動に関与する領域がある．Old M1から下行性に投射する腹内側系脳幹の病変後，サルは歩行や木登りの際に頭部・体幹・肩の動きが制限された特徴的な障害を示したが，手の機能は比較的保持されていた．

脳幹からの網様体脊髄路のような多シナプス性の脊髄投射は，一般的に四肢の近位の動きに合わせて調整するレパートリーをもつが，手の制御においては非常に限られたレパートリーしか存在しない．手の治療においては両者の特徴に配慮した介入が重要である．

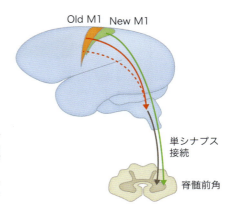

図5-19｜New M1とOld M1
New M1からの投射は単シナプス性で直接脊髄の前角細胞へ接続するため，細かく素早い手の制御が可能である．一方，Old M1からの投射は脳幹を経由するため，より近位筋の活動を伴った手の制御が可能となる．
〔Jing Xu, et al: Motor control of the hand before and after stroke. Kansaku K, et al（eds）: Clinical Systems Neuroscience, pp271-289, Springer, 2014より改変〕

手の運動制御

手は繊細な運動や感覚に対する重要な役割をもち，大脳皮質の一次運動野，一次感覚野において大きな領域を占める．Schieberら[46]は，指の運動を支配する皮質ニューロンが一次運動野全体に分散していることを発見している．加えて，単指運動の表象が，多指運動より複雑な行為として運動野に表象されている根拠も見つかっている．

文字を書く精密把握よりも指を単独で制御する単関節運動（おはじきを弾くなど）のほうが脳内での複雑な制御を必要とするとも考えられる．脳卒中患者の場合，指を単独で動かしてもらう際，ほかの指を安定して機能させることが非常に難しい．なぜなら，脳内では指の単独運動のためにほかの指を安定させるという制御が必要であり，運動野が損傷されると制御が困難になり，トータルな指の運動パターンに陥りやすいためである．

手の運動制御は階層性の原則のもとで遂行される．指令は中枢神経系（central nervous system；CNS）から筋へと送られ，筋は腱や骨を動かして様々な関節のトルクを生み出す．これにより生じた運動や力は環境と相互に作用することで目標とする課題を達成できる（図5-20）[39]．

通常われわれは数多くの方法で与えられた運動課題を達成でき，この特性は「**冗長性（redundancy）**」と呼ばれる．この多数のプログラミング選択の問題は，冗長性問題あるいは**自由度問題（the degrees of freedom problem）**と称され，特定の課題を達成するうえで，脳がどのように無数の解決法のなかから適切な四肢の運動を選択するのかに言及したものである．

冗長性は階層性制御におけるすべての段階で存在する．たとえばボタンを押す際は，体幹，肩関節，肘関節，手関節，指のそれぞれにおいて運動方向が選択され，動作が達成される．

CNSから筋に情報投射する場合，多くの神経レパートリーのなかから適切な神経シナジーが形成される．同様に筋骨格系レパートリーのなかからも筋骨格系シナジーが形成され，課題シナジーと統合しながら手指の運動が達成される．このような自由度の適切な選択は協調（coordination）あるいは制御（control）とも呼ばれる．

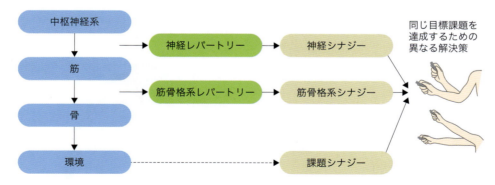

図5-20｜課題達成のための各種シナジー
〔Jing Xu, et al: Motor control of the hand before and after Stroke. In: Kansaku K, et al (eds): Clinical Systems Neuroscience, pp271-289, Springer, 2014 より改変〕

脳卒中後の手の理解

脳卒中後の手の機能回復

　脳卒中後の手の機能回復における問題は，皮質および脳幹領域からの制御の問題を考える必要がある．手の麻痺に伴う力の喪失は，内包後脚に投射する一次運動野（M1）や白質線維などの特定病巣で観察される．錐体路に病変をもつサルでは，皮質脊髄路障害の影響が大きく，症状としては手指のトータルな屈曲が認められやすい．これは一般的に握力把握に分類され，軽度〜中等度の脳卒中後初期に観察され，手指の巧緻性よりも先に回復しやすい傾向がある．脳卒中後の手の障害による残存機能の解釈をするうえで「**残存した皮質脊髄ニューロンの動員**」，「**脳幹下行路における皮質変容**」の2つを考えていく必要がある．

　残存した皮質脊髄ニューロンの動員に関しては，M1の一部の皮質運動ニューロン細胞は神経支配する筋の精密把握時に活性化されるが，握力把握時には活性化されないという報告がある[47]．つまり，皮質運動ニューロン接続は力発揮の程度を担うのではなく，力の微細なコントロールを担っていることを示唆している．

　一方，脳幹下行路は精密さとは対照的な強い筋収縮への関与が示唆されている[48]．網様体路の軸索枝は皮質脊髄軸索よりも脊髄内において広範囲に存在し，より多くの運動ニューロンプールを構築している．そのため，精密さに要求されるレパートリーを犠牲にする必要がある[49,50]．

　このように，脳卒中後の個体損失のメカニズムは，弛緩している状態から，まずは握力把握の機能を獲得するために，網様体路の初期動員を通じて行われる．残存した単シナプス性の皮質脊髄路および比較的無傷の網様体脊髄路間の動的相互作用は，初期の麻痺の状態およびその後の回復パターンの双方の基盤となる（図5-21）[51]．図5-22は**局所連鎖（focal chain）**と**姿勢連鎖（postural chain）**を表している[50]．局所連鎖は単シナプス性が優位で連鎖は少なく，

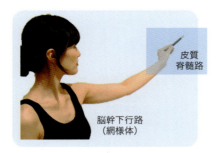

図5-21│皮質脊髄路と網様体路
脳卒中後の手の機能的な回復において，皮質脊髄路と脳幹下行系システムの両者の獲得，および協調性が重要である．脳卒中後初期の弛緩性麻痺は，皮質M1からの入力損失，および脳幹下行系システム回復の遅延に起因する可能性が高い．これは皮質表象における冗長性の問題が原因とも考えられている．
〔Darling WG, et al: Functional recovery following motor cortex lesions in non-human primates: experimental implications for human stroke patients. J Integr Neurosci 10: 353-384, 2011 をもとに作成〕

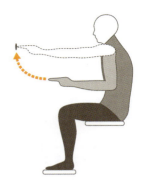

局所連鎖　姿勢連鎖　上肢帯　下肢帯

図5-22│ポインティングにおける局所連鎖と姿勢連鎖
〔Latash M, et al(eds): Motor Control and Learning. pp24-25, Springer, 2006 より改変〕

姿勢連鎖は多シナプス性で網様体の活動が重要となる．実際の運動は両者の協調性が**多関節運動連鎖（multijoint kinetic chain）**につながる．

脳卒中後の手の機能障害

脳卒中患者には，手の制御における神経組織を反映した特異的な異常がある．**弱化（weakness）**は脳卒中患者において一般的であり，特に手指伸筋[52,53]と手関節周囲筋や手内在筋に多く認められ[54]，中等～重度の脳卒中患者ほど，この特徴が顕著な傾向にある．また，軽度～重度までの脳卒中患者のいずれにおいても，弱化とそれに伴う**制御不全（loss of control）**は存在する．

重度の麻痺において，弱化と制御不全は同程度のレベルで起こるが，軽度～中等度の麻痺においては，発症時と回復の過程で徐々に解離してくる．弱化は運動ニューロン入力の損失が原因であるのに対して，手の制御不全は「弱化」，「痙縮」，「筋活性化パターンの変容」の組み合わせに起因する（図5-23）．

たとえば，手指の伸展障害は，運動ニューロンの過剰興奮性，相反抑制の損失による弱化，不必要な手指屈筋と伸筋の同時収縮が原因であると考えられている[55-57]．この筋活性化パターンの変容は，脳卒中後における手指・手関節の伸展や分離運動よりも把握時の相対的な手指屈曲に認められる[44]．

また，脳卒中は麻痺側だけではなく，非麻痺側の上肢の運動にも影響を及ぼす．脳卒中後に非麻痺側の手の握力が維持されているにもかかわらず巧緻性が低下している，つまり握力把握と手指の分離が解離していることが示されており[58]，この現象は近年の手の制御における両半球の役割の証明と一致し[59,60]，非麻痺側へのアプローチが必要である可能性を示している．

手の強度は制御のために必要であるが，強度と制御が完全に独立して回復するわけではない．全指で把握できる患者はよく観察されるが，他指を伸展保持したまま単指を屈曲することは困難であることが多いため，臨床では両者のバランスを保ちながら個々の患者に合わせた介入が重要である．

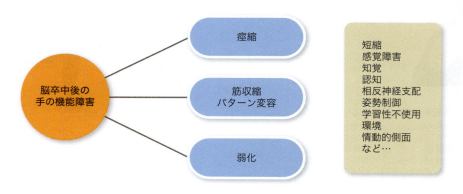

図 5-23 脳卒中後の手の機能障害の原因
手の問題には図に示した3つに加え，その背景には短縮や感覚の問題など多くの要因が潜んでおり，個別性による介入が重要である．

探索器官としての手の役割

手の感覚器官

　手のなかでも無毛部と有毛部で機械受容器の配分も異なる．たとえば，マイスナー小体は瞬間的に反応するが，メルケル盤はゆっくり反応する（表 5-2）[61]．

　臨床的には，療法士が患者の手に触れて反応を誘発するとき，マイスナー小体に対しては手掌から指先までを素早く擦ったり，パチニ小体に対しては手掌にゆっくりと広がるように触れて浸透するような感覚情報を提供することで，反応する感覚器の比重を変化させるといった工夫が考えられる．

手の感覚・運動側面の比重

　手は身体のなかでも特に感覚と運動が密接になっている部位である．手には様々な役割があるが，それらには感覚優位，運動優位，その中間が存在する（図 5-24）[62]．たとえば，表在感覚を受け取ることは感覚優位であるが，指のジェスチャーなどは運動優位といえる．一方で，**「アクティブタッチ」** は感覚と運動の両面を要する探索活動である．

手の探索機能

　手は外部環境を把握するための**「探索」機能**を目指す必要がある．探索を目指すためには表

表 5-2 | 表在感覚受容器

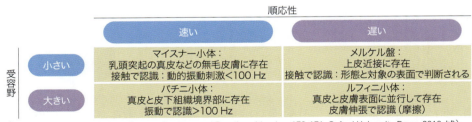

（Per Brodal: The Central Nerve System: Structure and Function. 4th ed, pp170-171, Oxford University Press, 2010 より）

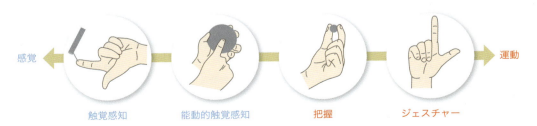

図 5-24 | 手の感覚と運動の側面
（Jones LA, et al: Human Hand Function. Introduction, pp7-8, Oxford University Press, USA, 2006 より改変）

図5-3[63]において赤で示した部分を目指した介入を行うことが重要であり，そこには固有感覚が必要となる．Hartmannは，感覚表面の可動に筋の活性化が伴うほど，外部環境の「探索」が可能になると述べている．

多様な探索様式

素材の知覚，自身の運動感覚の両者により正確な知覚になり，手の運動と感覚の両者の促通が重要となる（図5-25）[64]．

手の知覚探索に必要な6要素

手の知覚探索にはアクティブな運動と感覚の統合が必要となり，真の手の回復に重要な要素といえる．手内在筋の活性化は必須であり，急性期の弛緩した手に対してもモビライゼーションや物品探索訓練を行う必要がある．

Hartmann[63]は手の探索活動（図5-26）に必要な6つの要素を挙げている．

表 5-3 | 表在感覚受容器とアクティブタッチ

	感覚表面が不動	感覚表面が動的
筋の不活状態	リラックスした姿勢	外力によって生じた運動
筋の活性状態	姿勢維持/同時収縮	感覚表面を制御する筋によって生じた運動

リーチ・把持・操作・運搬・移動・姿勢変化すべてに赤の領域が重要になってくる．
（Hartmann MJ: Active touch, exploratory movements, and sensory prediction. Integr Comp Biol 49: 681-690, 2009 より）

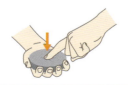

圧
行為：物体を安定させた状態で圧をかけたり，絞ったりする
情報：硬さ

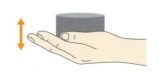

把持しない保持
行為：指での支持なしで物体を保持し，上下に動かす
情報：物体の重さ

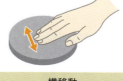

横移動
行為：わずかな圧を伴いながら物体表面を指で動かし，前後左右させたり・円をえがいたりする
情報：物体表面の質感

輪郭をなぞる
行為：指で物体の端や輪郭，表面をなぞる
情報：物体表面の形状・詳細

囲う
行為：物体表面を覆い，接触を維持し，手中の物体の移動に対して様式を変化させる
情報：全体の形状，容量，大小

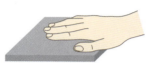

静的接触
行為：広範囲の皮膚表面を用いて，圧力を伴わずに物体表面に置いたり，輪郭を覆う
情報：温度

図 5-25 | 探索様式の違い
（James T: Sensorimotor Control & Learning. p190, Palgrave Macmillan, 2012 より改変）

(1) パターン的，定型的（ステレオタイプ）ではない

多くの場合，特定の探索運動は運動によって得られた情報に続いて生じる．操作においては型にはまった筋活性化のパターンをとることはなく，人それぞれによって異なり，そして同一人物の施行のなかでも変化しうる．

(2) 位置的に正確な初期・中間・最終時の探索ポイントは必要ではない

探索が始まる，もしくは終わる物体上のポイントは，基本的に重要ではない．それよりも探索者が物体の性質を素早く，正確に判断できるようなサンプリングのポイントを選択するほうが重要である．例外的に，距離や空間の程度を判断する際には，開始と終了の両方の位置の感覚が必要不可欠である．

(3) 特にスムーズではない

探索運動は加速や速度の急な変化，探索している面への接触が不連続になることさえある．表面のすべてに触れることは小さい物体でのみ可能なため，サンプルの情報源から得られる情報を最大化しなければならない．その戦略として，物体上のポイントを選択するだけでなく，運動の方向や力，速度を選択する場合がある．ある研究では，探索運動はより正確な情報が求められる物体の表面で，より遅くなることが報告されている．

(4) 中枢神経系内での統合が必要

情報は多くの感覚面から空間的に統合されなければならない，もしくは1つの感覚面からの連続的な活動から時間的に統合される必要があるが，通常はその両方が必要である．

(5) 予想外の感覚入力に早急に適応できる素早いフィードバックが必要

予想外の入力に対する適応運動は，少なくとも2つの探索行動中に生じる．1つ目は馴染みのない物体を把握するときであり，このときに探索をする本人あるいは物品に不安定性が生じている場合，高い確率で探索運動が生じる．2つ目は，連続的な探索戦略の決定が必要なときであり，ベストな物品の特性検出になる．

(6) マルチモーダル〔多様な感覚様式（modality）〕なフィードバック

認知過程（記憶，判断，注意など），体性感覚フィードバック，視覚・聴覚などによって探索運動が促進される．アクティブタッチを伴う探索活動は立体認知覚の頂点といえる．厳密にはアクティブタッチと探索活動は区別され，アクティブタッチは皮膚感覚と運動感覚の統合に制限されるため，探索活動の一部といえる[65]．

運動と感覚のバランスを意識した介入

脳卒中患者の手の治療において，運動と感覚の共存を無視した課題選択には問題がある．たとえばBrunnstrom Stageや簡易上肢機能検査（Simple Test for Evaluating Hand Function；STEF）など運動側面の評価に焦点を当て，「できるか，できないか」の段階づけに基づいた課題選択は，あくまで運動的側面，つまり視覚的な達成に焦点を当てた介入といえる．も

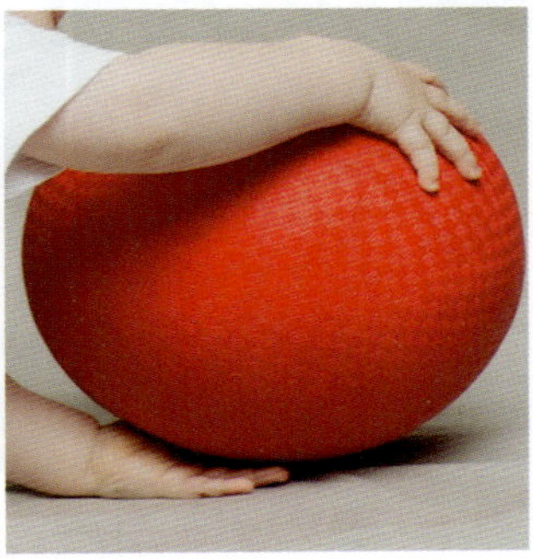

図 5-26 | 手の探索活動

ちろん運動に伴う感覚フィードバックは存在するため，完全に分離させることは難しいが，運動的側面は療法士にも患者にも「わかりやすい」ため，感覚的側面よりも容易に用いられやすい傾向がある．これではアクティブタッチ→探索という手の機能に結びつかず，常にパッシブタッチ（受動的タッチ）になりやすい（図5-27-A）[63]．パッシブタッチでは図5-27-Bで示すような三次元的要素が必要となる素材の知覚や認知が困難となり，たとえばスポンジ素材に対してサンドペーパーを触るような探索になる患者も多い[65]．パッシブタッチでは，脳の1・2野といった感覚情報の入力に伴い反応する領野の活動性は得られるが，吻側腹側頭頂領域などの高次処理のための領野には伝達されず，入力されている感覚情報が知覚処理されていないことがわかる（図5-28）[66]．

正常運動を他動的に誘導するハンドリングだけではなく，本人が能動的に探索するような課題を設定し，能動的な知覚処理や身体図式の生成などを伴った運動能力の改善を引き出すことが重要である．

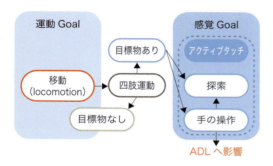

図 5-27-A｜能動的な体性感覚における略式図
（Hartmann MJ: Active touch, exploratory movements, and sensory prediction. Integr Comp Biol 49: 681-690, 2009 より改変）

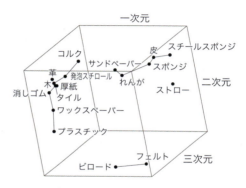

図 5-27-B｜知覚探索の三次元的要素
（Kalaska JF: Central neural mechanisms of touch and proprioception. Can J Physiol Pharmacol 72: 542-545, 1994 より）

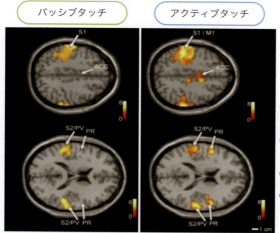

- スポンジを右手で受動的に触れるパッシブタッチと，能動的に触れるアクティブタッチ時に活性化する神経活動の比較
- 両刺激とも左半球の3b野・1野の活性を認め，アクティブタッチではさらに左半球のM1および前帯状皮質（ACC）の活性化も惹起した
- 吻側腹側頭頂（PR）領域では，アクティブタッチを加えた際にのみ活性化を認めた
- S1 → S2/PV および PR 領域で反応がみられ，刺激がS1 → S2/PV，続いて S2/PV から PR 領域へ，随時情報伝達されるという感覚情報の階層性がみてとれる

図 5-28｜パッシブタッチとアクティブタッチの脳活動比較
（Hinkley LB, et al: Sensorimotor integration in S2, PV, and parietal rostroventral areas of the human sylvian fissure. J Neurophysiol 97: 1288-1297, 2007 より改変）

臨床応用

手に対する治療戦略を，肘関節/前腕，把持，操作，道具の身体化の4つに分け，それぞれの評価と治療について解説する．

1. 肘関節/前腕

肘関節は肩関節と手関節をつなぐ中間関節であり，両者の協調性を構築するうえで欠かせない．中間が欠落すると中枢部と末梢部の運動連鎖や神経伝達がうまくいかず，スキルや適応能力に悪影響を及ぼしやすい．

また，前腕は日常生活で手を使用するための背景となる回内外を行う．手の機能的活動のための準備として，肘や前腕への評価や介入は常に意識しておく必要がある．

2. 手/把持

脳卒中患者の手は一見すると把持できているようにみえても，物品の質感や立体認知感覚などを伴う把持になっていないことが多い．

本来，把持とは物品を安定して保持し続け，質感などの識別が可能な能力を意味する．

そのためには手内在筋の活性化が必須であり，アーチ形成が土台となる．ケースへの介入のなかでどのようにアーチ形成を行っていくかを述べていく．

手の治療

3. 操作

手の機能を再獲得するうえでは，把持のみならず，PCのマウスのボタンを押したり，ペットボトルの蓋を開けるなど，より分離した細かい操作が求められる．操作は一般的に把持よりも巧緻性が要求されるため，治療の段階づけとしては把持のあとに操作訓練を行うことが多い．手のアーチ形成が構築されることで指の分離運動が可能になるため，介入においては適切に手内在筋の安定と手指の運動が分離できているか注意深く介入していく必要がある．

4. 道具の身体化

日常生活においては多様な道具使用が求められる．道具を使用するためには適切なプランニング，運動実行，フィードバックが必要であり，感覚モダリティを組み合わせた介入が重要である．

道具の特性から得られるシナジー形成や筋出力パターン，情動面への影響などを踏まえた介入を行い，道具操作を意識しすぎなくても遂行できる「道具の身体化」の獲得は重要である．

症例紹介と治療前後の比較

本症例は脳出血発症後，回復期リハビリテーション病棟・外来を経て9か月経過後に当施設でのリハビリテーション介入となった．右手・肘・肩の感覚障害が強く，表在・深部ともに重度鈍麻であった．運動麻痺はわずかであるが，感覚障害の影響や認知的側面の問題により，日常生活におけるリーチの直線的弾道，手のフォーム形成のタイミング，前腕筋群の過緊張などの課題を抱え，日常生活での手の把持・操作に難渋していた（図5-29）．

本項では，特に認知的側面に焦点をあてる．

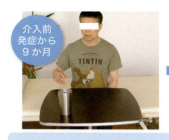
介入前 発症から9か月
肩関節外転，肘の屈曲，回内がセットになり，手関節は掌屈，手指の屈曲も目立つ

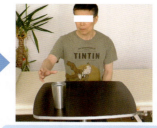
さらに外側へのリーチ弾道となり，屈筋の緊張に対抗して上腕三頭筋や総指伸筋の過緊張が強まり努力的になる

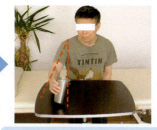
肘伸展が不十分なため，体幹の前傾を強め，把持は安定せずコップが左側に傾く
IP関節優位の接触となっている

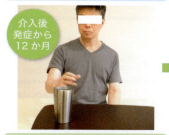
介入後 発症から12か月
肩関節外転方向への運動が軽減し，肘関節伸展への切り替えがスムーズになっている

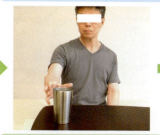
手指の最大伸展時の前腕の過緊張が軽減し，手の向きはコップの形状に適応している

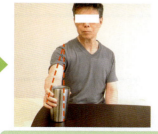
把持した際にコップが傾かず，手指ではなく手掌に近い部分で接触できている

図5-29 治療前後の比較

治療戦略

　最も損傷が大きい体性感覚野に焦点をあて，感覚入力における刺激の頻度・部位・課題を考えていく（図5-30）．視覚に依存すると，体性感覚における感覚→知覚→認知が難しくなる傾向がある（図5-31）．したがって，初期は触覚/固有受容感覚/荷重感覚などの体性感覚の入力から実際の運動につなげることを意識して介入した．この際に，どの感覚様式をどの部位に入力するかを考慮しながら行った．

　また，上頭頂小葉は，関節の組み合わせ，皮膚と関節の組み合わせなど，より多関節・多重感覚に関連するニューロンが多いため，手→手関節→肘→肩→体幹など，感覚運動連鎖を意識した治療プランを検討する．各コンポーネントにおけるスキル学習が確立してきたら，視覚と運動を組み合わせた課題指向型訓練も取り入れていく．

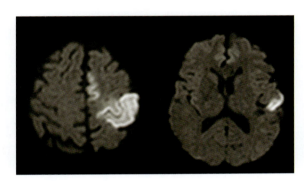

図5-30 | 本症例の脳画像（CT像）
主に一次体性感覚野〜二次感覚野に梗塞が広がり，上頭頂小葉にも一部かかっている．
また，補足運動野や運動前野にもわずかに梗塞が認められる．
運動野や内包など，直接的に皮質脊髄路に影響を及ぼす部位の損傷は認められず，本症例の徴候と一致している．

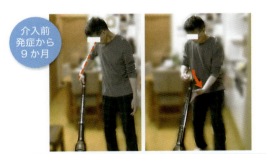 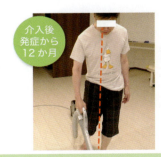

介入前 発症から9か月
掃除機の柄を持つ感覚が鈍く，視覚に依存しながら実施する．開始10秒ほどで柄が滑り落ちてしまい，右手での持続的把持が困難であった

介入後 発症から12か月
視覚が柄ではなく先端に移動し，持続的な把持や直線的リーチが可能となり，より実用的になった

図5-31 | 治療前後の比較

肘関節/前腕の評価と治療

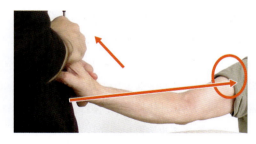

―末梢と中枢部の連結―

本症例の場合，手の感覚低下・手内在筋短縮と弱化に加え，三角筋や肩甲骨周囲の低緊張も認められた．そのため，中枢部の不安定性に伴い，手の代償的な屈曲が助長されやすかった．したがって，手から肩甲骨・肩甲上腕関節の安定性の向上を，手の治療に先立って実施した．具体的には手指・手関節を引き出しながら上腕骨が関節窩に収まるよう誘導した．療法士の手で手関節と手指関節のアライメントを調整しつつ，体幹で症例の肩関節に圧迫を加えた．手関節が不安定な場合，肩甲上腕関節周囲の回旋筋群の収縮が得られにくく，手掌からの接触感覚があれば手関節が安定した．左図のように療法士の胸で閉鎖性運動連鎖（closed kinetic chain；CKC）を作り出すことでローテーターカフの活動が得られやすくなった．

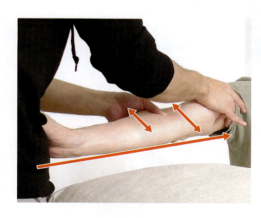

―各関節の連鎖を強化―

手関節背屈，手掌面からの接触感覚を維持しつつ，内側に引き込まれた上腕二頭筋・腕橈骨筋の外側方向へのリアライメントを行った．肘関節伸展→手関節背屈→手指伸展のコンポーネントを連結させながら肩甲上腕関節の安定した内外旋を誘導し，ローテーターカフの活性化を図った．

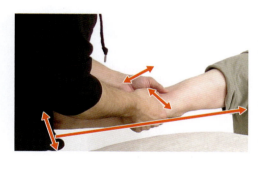

―運動方向の入力と誘導―

肩甲上腕関節周囲の安定性が得られた段階で，肘関節の段階的な屈伸を行いつつ，上腕筋や円回内筋などの短縮を改善させていった．
また療法士の体幹を用い，上腕骨頭に圧迫を加えつつ，肘関節と手関節を様々な方向へ誘導した．多様な方向への感覚を経験することで肩甲帯から手関節の安定性を向上させ，手外在筋の過活動を減少させることで手の代償的な屈曲軽減を図った．

臨床 Q＆A

Q どうして手の問題が大きいのに肘関節や肩関節を治療するのですか？

A 手の機能を最大限に発揮するには，姿勢のオリエンテーションが必要になります．本症例のリーチ動作では開始時に肩関節が外転位をとり，手の開きと肩関節の方向づけがうまく連結できていません．

上肢のリーチは手の把持と組み合わさることで機能します．表5-4にリーチと把持の区分を示します[67]．両者の特徴を整理し，治療のなかで常に中枢（肩甲骨や肩甲上腕関節）⇔末梢（手関節・手指）の関係性を症例の特性に合わせながら介入し，環境に適応させていくことが大切です（図5-32）．

表5-4 │ 各側面からみたリーチと把持の区分

	リーチ	把持
①筋組織	中枢部（上腕部）	末梢部
②機能	ターゲットへの手の移送	ターゲットへの手のシェーピング
③空間的特性	外部（位置・方向）	内部（サイズ・形状）
④空間座標	自己中心	非自己中心・自己中心
⑤視覚運動チャンネル	背内側頭頂-前頭皮質（背側-背側経路）	背外側頭頂-前頭皮質（腹側-背側経路）

（Karl JM, et al: Different evolutionary origins for the reach and the grasp: an explanation for dual visuomotor channels in primate parietofrontal cortex. Front Neurol 4: 208, 2013 より）

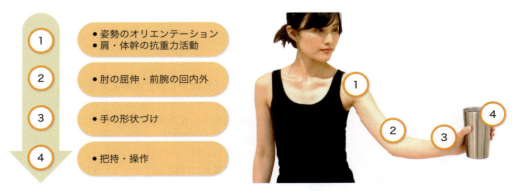

図5-32 │ リーチにおける姿勢・身体中枢部〜末梢部・把持までの機能的な流れ

1. ・姿勢のオリエンテーション
   ・肩・体幹の抗重力活動
2. ・肘の屈伸・前腕の回内外
3. ・手の形状づけ
4. ・把持・操作

手の評価と治療

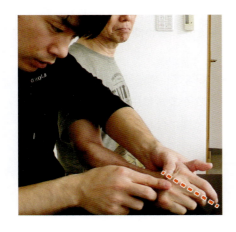

―手内筋操作と縦アーチの確保―

前腕の外在筋の過活動が減少した段階で，手内在筋への治療へと移行した．本症例の場合は特に手背部の中手骨間の動きが乏しく，背側骨間筋の短縮・皮膚の柔軟性の低下が認められた．手関節から中手骨を引き出すよう維持しつつ，各中手骨が分離できるようモビライゼーションを実施した．特に有頭骨→第三中手骨→中指が回内外の軸の中心ラインを維持できるようにアライメント修正を行った．
第3中手骨から特に緊張が強い小指側の第4→第5中手骨，母指側の第2→第1中手骨という流れで分離を促し，手のアーチ形成を行った．骨間筋の筋腹が触れやすくなってくると，症例から手の感覚，指を動かす感覚が向上したとの発言が得られた．

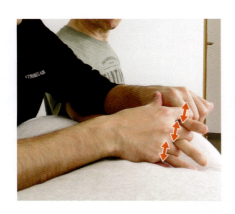

―手内筋操作とジストニアの軽減―

上記の第1～5中手骨間の動きが出てきた段階で左図のように指をクロスさせ，指の分離の知覚を促しつつ手関節の掌背屈や前腕の回内外・母指の外転・内転運動を誘導した．指の持続した分離感覚を療法士のハンドリングで誘導することで，掌背屈時の抵抗や母指運動時の小指を中心としたジストニア様の過緊張が軽減した．クロスさせた指のなかでも「水かき」にあたる骨間筋エリアに対しては圧迫，バイブレーションなどを意識した感覚を適時誘導した．

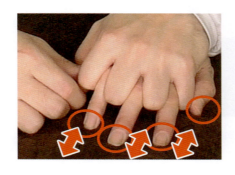

―指腹からの皮膚感覚入力―

手内筋が少しずつアクティブになってきた段階で，タオルを用いて指尖への皮膚感覚情報を入力した．療法士の手を介しながら上下左右に，症例にも徐々にアクティブに動かしてもらった．
タオルの摩擦感覚は本症例にとって，触覚・運動感覚とともに知覚されやすい課題であった（➡173頁の皮膚受容器分布を参照）．

臨床 Q & A

Q どうして感覚が入ると運動が改善するのですか？

A 随意運動を担う一次運動野には多くの脳領域からの入力があり，その1つに体性感覚野からの投射があります．体性感覚野には階層性があり，3a 野は筋紡錘，3b 野・1 野は皮膚，2 野は皮膚・関節，5 野は能動的接触に反応するといわれ，それらの入力が補足運動野を経由して一次運動野に投射されます（図5-33）[68]．
これにより随意運動はより洗練された運動，外部環境に基づく運動が可能になります．本症例は表在・深部感覚ともに障害されており，介入は，タオルなど摩擦の感覚が入りやすい課題を用いて，特に感覚受容器が豊富な指尖領域に他動的な皮膚感覚の入力や能動的接触を用い，体性感覚 → 随意運動に働きかけることを目的としています．

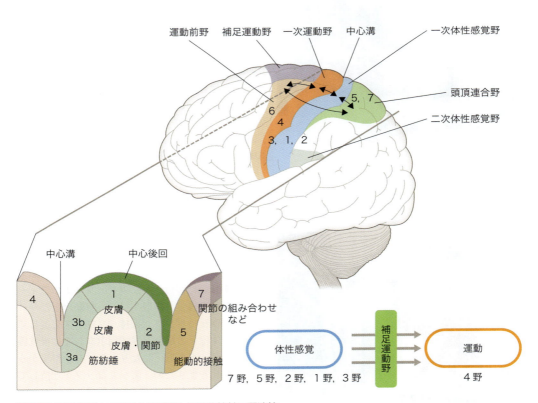

図 5-33 | 随意運動における体性感覚と能動的接触の関連性
（Blumenfeld H: Neuroanatomy through Clinical Cases. 2nd ed, pp224-225, Sinauer Associates, 2010 より改変）

把持の評価と治療

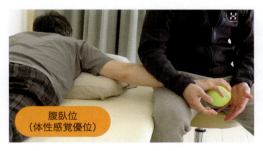

―視覚遮断と体性感覚の強化―
座位場面では，視覚優位で手の位置や運動を代償しやすく，体性感覚の情報が遮断されやすい傾向があった（消去現象）．
そのため視覚を遮断し，体性感覚を優位にできる腹臥位を選択した．本症例は比較的体幹機能は高いため，腹臥位で体幹が崩れにくく，手→上肢といった末梢から介入した．

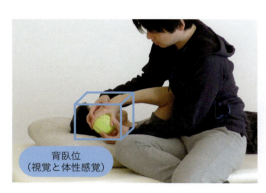

―視覚と体性感覚のマッチング―
背臥位にて周辺視を活用し，視覚と体性感覚のマッチングを図った．周辺視野のなかで手関節の位置を調整しながら，把持とリリース，手の感覚の言語化，三次元を意識した手関節位置と手指の屈伸を促通する細かなハンドリングを実施した．本症例の場合，手関節の位置の違いで把持する感覚に大きな変動があった．
例）手関節背屈20°，尺屈10°の組み合わせでは，把持の感覚は5/10，手関節掌屈20°，橈屈10°の組み合わせでは，把持の感覚2/10

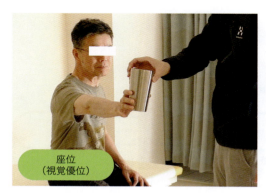

―視覚優位の物品へのリーチ―
上記のアライメント修正や言語化を加えることで，手の感覚が高まってきた段階で，座位場面でのリーチ課題に移行した．視覚とリーチのフィードフォワード優位の課題を行い，自動化したリーチ，プレシェーピング，把持，リリースを促していった．本症例の場合，言語指示なしでは視覚優位で，スピードが低下したリーチになりやすかった．自動化を促すため，素早くコップを把持してもらうよう指示し，スピードを要求した．

臨床 Q & A

Q なぜ視覚を遮断したり，組み合わせたり，優位にしたりするのですか？

A ヒトは様々な感覚を組み合わせたり，感覚の重みづけ（sensory weight）をコントロールしながら，外部・内部情報を把握しています（図5-34）．脳に障害を負うと，障害されていない感覚情報で代償する傾向がありますが，これにはメリット・デメリットがあり，代償することで障害を受けた感覚情報に一層「耳を傾ける」ことが困難になり，知覚が減少する場合があります．治療ではメリット・デメリットを考慮し，獲得すべき課題や目標に合わせた感覚情報の提供が重要になります．

本症例の場合，体性感覚情報よりも視覚情報に頼りながら運動を実行する傾向が強かったため，体性感覚の段階づけを意識しながら介入しました．視覚情報の量を調整したり，体性感覚においても関節や筋の位置を評価しながら，強い刺激・弱い刺激・刺激頻度など，時間的・空間的荷重をコントロールしています．「視覚 → 運動」ではなく「体性感覚 → 運動」という流れは，掃除機をかける，財布からお金を出すといったADLに欠かせない要素となります．

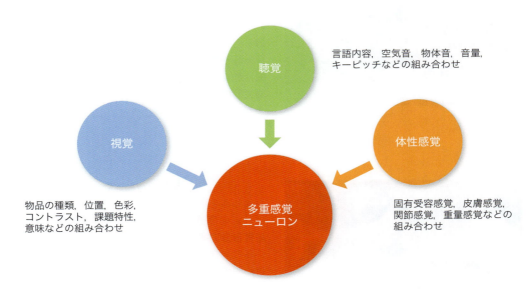

図5-34 | 各感覚内での組み合わせ（intra-modal transfer）と統合（inter-modal transfer）

操作の評価と治療

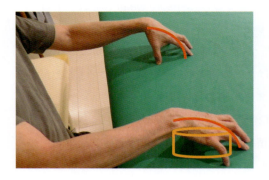

―手のフォーム形成・縦アーチ確保―
本症例の場合，視覚で非麻痺側手と麻痺側手のアーチを確認しながら行うことで，麻痺側の運動エラーが生じにくかった．可能な限り指腹の接触に対してIP（指節間）関節を伸展し，MP（中手指節）関節は過伸展しないよう意識してもらい，縦アーチを構築していった．DIP（遠位指節間）関節の伸展と床反力が適切に得られると，虫様筋や骨間筋の活動が得られやすく，手のフォームが知覚しやすかった．そのなかで，手のアーチを意識しやすいよう，背臥位で用いたボールの感覚をイメージしてもらいながらテーブルと手の間に空間を作るよう促した．

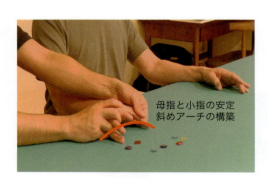

母指と小指の安定
斜めアーチの構築

―手のフォーム形成・斜めアーチ確保―
ある程度，手の縦アーチが形成された段階で，おはじきを用い，弾く運動のなかで斜めアーチの構築を行った．特に小指側の安定と，母指の軽度外転位を保持できるよう療法士のハンドリングで誘導した．小指外転筋の活動が得られると，短母指外転筋や第1手根中手骨（CMC）関節の伸展・外転活動が獲得しやすくなった．これにより，母指対立筋の筋収縮も得られ，弾く分離運動でのアーチが崩れにくくなった．

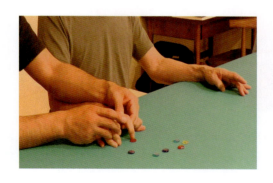

―手指の分離運動―
おはじきを弾く運動のなかで，運動方向，距離（「おはじき何個分」など），色などについて弾く前に患者自身で考えてもらい，運動イメージを高めていった．また，療法士が手指をテーブルに擦りつけ，明確な摩擦や圧感覚情報を強調した．弾いた後は，すぐに別のおはじきに移行せず，力の入り具合や方向の修正を話し合い，運動結果のフィードバックを明確にしていった（結果の知識と結果のパフォーマンス）．

臨床 Q & A

Q 手のアーチって何ですか？

A 手のアーチは Kapandji が提唱する図 5-35-A に示すような 3 つの軸で一般的に説明されます．もちろん掌側に焦点を当てた 3 つの軸は大切なのですが，脳卒中患者の場合，手指伸筋群も大きく障害を受けやすいため皮膚や筋の滑走不全が生じ，シェーピングやリリースに問題を抱えるケースが多く認められます．

そのため，背側のアーチも考慮すべきで，Sangole らは背側のアーチの重要性を述べています[69]．図 5-35-B のように中手骨間の可動性，中手骨の MP 関節と母指と小指の適切な位置関係を保てることが，手のスキル・適応のために重要です．また，課題に応じて運動や感覚の比重，スキルや適応の比重は変化します．目的に応じた課題選択が大切です（図 5-36）．

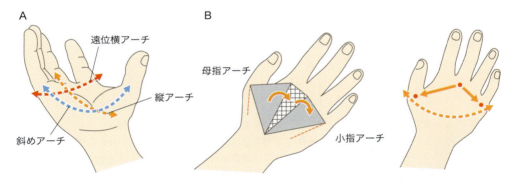

図 5-35 | 手のアーチ
（Sangole AP, et al: Arches of the hand in reach to grasp. J Biomech 41: 829-837, 2008 より改変）

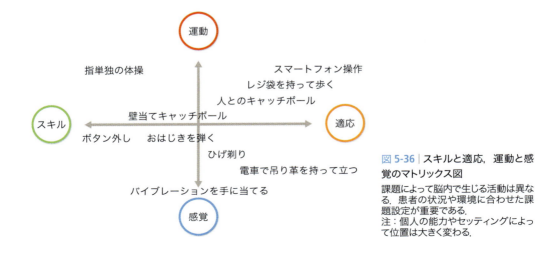

図 5-36 | スキルと適応，運動と感覚のマトリックス図
課題によって脳内で生じる活動は異なる．患者の状況や環境に合わせた課題設定が重要である．
注：個人の能力やセッティングによって位置は大きく変わる．

道具の身体化に向けた評価と治療

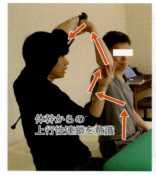
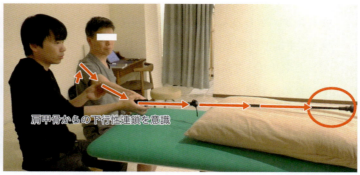

―物品把持と各身体関節の協調―

道具を用いた身体化を促していった．周辺視で前腕が回内しないよう，肘関節の屈曲と前腕の中間位を維持しながら，小指や環指を中心とした力強い把持を誘導した．その際，柄の先端で枕を叩くよう促した．枕の適切な反力が得られると，上腕三頭筋や尺側筋群，小指球筋群の筋活動が高まりやすく，小指・環指の強いジストニア様の筋収縮の改善が認められてきた．繰り返しながらハンズオフ（療法士のハンドリングなし）へと移行し，自主練習課題に取り入れた．ノルディック杖は柄が長く適度な重量があり，杖の先端を意識するうえで用いやすかった．

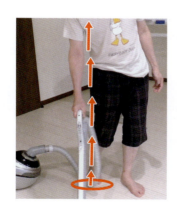

―意味のある課題と道具操作―

上記杖操作で把持に固執せず，杖の先端を意識した運動が可能になってきた段階で，本症例が特に困っている掃除機操作に移行した（意味のある課題）．杖を用いた治療で得られた感覚に類似した感覚が掃除機操作では求められる．杖操作と同様に，柄の把持に意識を向け過ぎず，吸引部の床反力に集中してもらうよう誘導した．

また，掃除機の柄を前に出す際に，麻痺側足部で踏みしめるよう意識してもらうことで，足部からの床反力が得られやすくなった．足部からの床反力が得られると三角筋の活動が増大し，掃除機操作が安定しやすく，「道具の身体化」を進めるうえで重要であった．

臨床 Q & A

Q 道具の身体化って何ですか？

A 包丁などの道具を利用する際に，道具自身に注意を向けなくても自在に扱えたり，道具を介して伝わってくる振動や慣性，摩擦といった物理的な刺激が，対象の質感のように知覚されるような経験を私たちは日常的に行っています．このような経験に対してMaravitaら[70]は「道具へ身体が拡張している」，「道具が身体化している」などの言葉で表現しています（図5-37）[70]．近年はこのような感覚がBrain Machine Interface（BMI）やサイボーグ技術に関する研究などにも生かされています．

本症例の場合，単独運動より道具操作時のほうがジストニア症状が強く認められやすく，実際の道具操作のなかで固有受容感覚入力や視覚情報などの統合を促す介入は非常に重要でした．

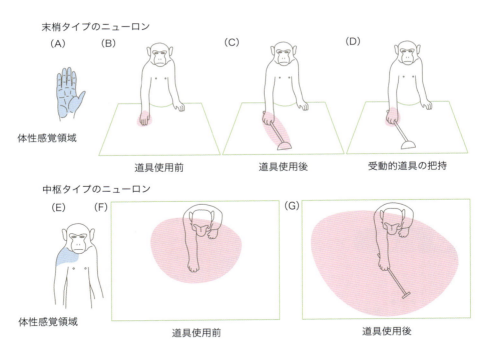

図 5-37 | 道具の身体化
サルの頭頂葉（頭頂間溝領域）の視覚と体性感覚に反応するバイモダルニューロン
A：手の体性感覚受容野をもつニューロン
B：道具使用前の視覚受容野
C：道具使用後の視覚受容野
D：受動的な道具の把持（道具を使用する意図がない状態）での視覚受容野
E：肩の体性感覚受容野をもつニューロン
F：道具使用前の視覚受容野
G：道具使用後の視覚受容野
C，Gの道具使用後において，道具に沿った視覚受容野の拡大が認められた．このことは**手の身体図式が道具にまで拡張**されたことを示す．
〔Maravita A, et al: Tools for the body (schema). Trends Cogn Sci 8: 79-86, 2004 より〕

臨床 Q & A

Q ジストニアって何ですか？

A ジストニアとは一時的，連続的に筋の同時収縮や反復運動などが生じる運動障害です．筋活動が生じやすい随意運動時に悪化することが多く，ねじれる・振れる・固まるなどの症状が，全身（generalized）から指などの局所（focal）に生じるものまで幅広く起こります．Løkkegaard[71]は左上頭頂小葉損傷患者にジストニアが生じやすい可能性を示唆しており，本症例の脳のCT画像（➡179頁）にも適応できる見解といえます．本症例の場合は特に道具操作の際に環指や小指に特有の過緊張が生じやすく，感覚障害も伴うため，掃除機や包丁操作などの把持が安定せず，日常生活に支障をきたしていました．体性感覚野に大きな問題があり，図5-38[72]に示すように，A→Bの段階において各手指の情報を運動野に送る際にノイズが生じ，結果的にCにおいて感覚障害のみならず同時収縮様のジストニアが生じています．Konczakらは，体性感覚情報のなかで特に固有感覚情報の欠如がフィードバック情報を悪化させ，変容した運動出力になると述べています[72]．

したがって，特に固有受容感覚を意識した筋への刺激やハンドリング，能動的タッチを行い，正しい固有受容感覚を感覚野→運動野に送れるよう意識する必要があると考えます．

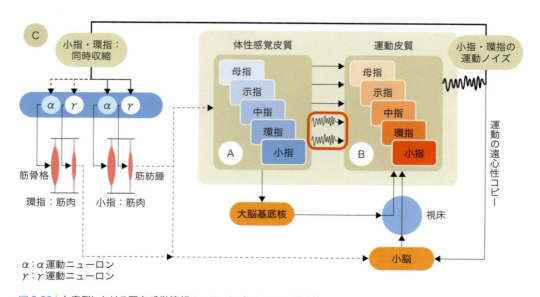

図5-38 | 本症例における固有感覚情報のエラーとジストニアの関連性
（Konczak J, et al: Focal dystonia in musicians: linking motor symptoms to somatosensory dysfunction. Front Hum Neurosci 7: 297, 2013 をもとに作成）

> ### 第5章 ☞ 学習ポイント
>
> ☐ 手の機能の概要を理解する
>
> ☐ 手の回復に必要な要素を理解する
>
> ☐ 解剖学・運動学的側面を理解する
>
> ☐ 神経学的側面を理解する
>
> ☐ 症例紹介を通じた脳卒中の手の病態を理解する

引用文献

1) Dombovy ML: Rehabilitation and the Course of Recovery after Stroke: Stroke Population Cohorts and Clinical Trials. Butterworth-Heinemann, 1993
2) Gowland C: Recovery of motor function following stroke: profile and predictors. Physiotherapy Canada 34: 77-84, 1982
3) Kwakkel G, et al: Effects of robot-assisted therapy on upper limb recovery after stroke: a systematic review. Neurorehabil Neural Repair 22: 111-121, 2008
4) Mark VW, et al: Constraint-induced movement therapy for chronic stroke hemiparesis and other disabilities, Restor Neurol Neurosci 22: 317-336, 2004
5) Takeuchi N, et al: Rehabilitation with poststroke motor recovery: a review with a focus on neural plasticity. Stroke Res Treat 2013: 128641, 2013
6) Trombly CA, et al: Effect of rehabilitation tasks on organization of movement after stroke. Am J Occup Ther 53: 333-344, 1999
7) Wu CY, et al: Effects of task goal and personal preference on seated reaching kinematics after stroke. Stroke 32: 70-76, 2001
8) Gordon J: Assumptions underlying physical therapy interventions: theoretical and historical perspectives. In: Car J, et al (eds): Movement Science: Foundation for Physical Therapy in Rehabilitation, 2nd ed, pp1-31, Gaithersburg, MD: Aspen, 2000
9) Teague RC, et al: A Review of the Literature on Part-Task and Whole-Task Training and Context Dependency. U.S. Army Research Institute, 1994
10) Plautz EJ, et al: Effects of repetitive motor training on movement representations in adult squirrel monkeys: role of use versus learning. Neurobiol Learn 74: 27-55, 2000
11) Lee TD, et al: Motor learning conundrums (and possible solutions). Quest 57: 67-78, 2005
12) Lotze M, et al: Motor learning elicited by voluntary drive. Brain 126: 866-872, 2003
13) Spooren AI, et al: ToCUEST: a task-oriented client-centered training module to improve upper extremity skilled performance in cervical spinal cord-injured persons. Spinal Cord 49: 1042-1048, 2011
14) 金子唯史：非麻痺側のプッシングによりトイレ重介助を要する事例へのボバース概念に基づくアプローチ，齋藤佑樹（編）：作業で語る事例報告─作業療法レジメの書きかた・考えかた，pp92-93，医学書院，2014
15) Luke LM, et al: Unilateral ischemic sensorimotor cortical damage induces contralesional synaptogenesis and enhances skilled reaching with the ipsilateral forelimb in adult male rats,. Synapse 54: 187-199, 2004
16) Nudo RJ, et al: Reorganization of movement representations in primary motor cortex following focal ischemic infarcts in adult squirrel monkeys, J Neurophysiol 75: 2144-2149, 1996
17) Biernaskie J, et al: Enriched rehabilitative training promotes improved forelimb motor function and enhanced dendritic growth after focal ischemic injury. J Neurosci 21: 5272-5280, 2001
18) Castro-Alamancos MA, et al: Functional recovery of forelimb response capacity after forelimb primary motor cortex damage in the rat is due to the reorganization of adjacent areas of cortex. Neuroscience 68: 793-805, 1995
19) Janssen H, et al: An enriched environment improves sensorimotor function post ischemic stroke. Neurorehabil Neural Repair 24: 802-813, 2010

20) Stroke Unit Trialists: Collaboration: Organised inpatient (stroke unit) care for stroke. Cochrane Database Syst Rev (1), 2002
21) Levin MF, et al: What do motor "recovery" and "compensation" mean in patients following stroke? Neurorehabil Neural Repair 23: 313-319, 2009
22) Timmermans AA, et al: Technology-assisted training of arm-hand skills in stroke: concepts on reacquisition of motor control and therapist guidelines for rehabilitation technology design. J Neuroeng Rehabil 6: 1, 2009
23) Pope PM: Management of the physical condition in patients with chronic and severe neurological pathologies. Physiotherapy 78: 896-903, 1992
24) Duncan P, et al: Randomized clinical trial of therapeutic exercise in subacute stroke. Stroke 34: 2173-2180, 2003
25) Feys HM, et al: Effect of a therapeutic intervention for the hemiplegic upper limb in the acute phase after stroke: a single-blind, randomized, controlled multicenter trial. Stroke 29: 785-792, 1998
26) Hoenig H, et al: Development of a teletechnology protocol for in-home rehabilitation. J Rehabil Res Dev 43: 287-298, 2006
27) Broeks JG, et al: The long-term outcome of arm function after stroke: results of a follow-up study. Disabil Rehabil 21: 357-364, 1999
28) Schmidt RA, et al: Motor Control and Learning: A Behavioral Emphasis. Human Kinetics, Champaign, 2005
29) Hallet M, et al: Executive function and motor skill learning. Int Rev Neurobiol 41: 297-323, 1997
30) Krakauer JW: Motor learning and consolidation: the case of visuomotor rotation. Adv Exp Med Biol 629: 405-421, 2009
31) Krakauer JW, et al: Human sensorimotor learning: adaptation, skill, and beyond. Curr Opin Neurobiol 21: 636-644, 2011
32) Kitago T, et al: Motor learning principles for neurorehabilitation. Handb Clin Neurol 110: 93-103, 2013
33) Napier JR: The prehensile movements of the human hand. J Bone Joint Surg Br 38: 902-913, 1956
34) Cutkosky MR: On grasp choice, grasp models, and the design of hands for manufacturing tasks. IEEE Trans Rob Autom 5: 269-279, 1989
35) Castiello U: The neuroscience of grasping. Nat Rev Neurosci 6: 726-736, 2005
36) Edwards SJ, et al: Developmental and Functional Hand Grasps. Slack Incorporated, 2002
37) Kivell TL: Evidence in hand: recent discoveries and the early evolution of human manual manipulation. Phil Trans R Soc B Biol Sci 370: 2015
38) Bullock IM, et al: A hand-centric classification of human and robot dexterous manipulation. IEEE Trans Haptics 6: 129-144, 2013
39) Jing Xu, et al: motor control of the hand before and after Stroke. In: Kansaku K, et al (eds): Clinical Systems Neuroscience, pp271-289, Springer, 2014
40) Elliott JM, et al: A classification of manipulative hand movements. Dev Med Child Neurol 26: 283-296, 1984
41) Rathelot JA, et al: Muscle representation in the macaque motor cortex: an anatomical perspective. Proc Natl Acad Sci USA 103: 8257-8262, 2006
42) Rathelot JA, et al: Subdivisions of primary motor cortex based on corticomotoneuronal cells. Proc Natl Acad Sci 106: 918-923, 2009
43) Lemon RN: Descending pathways in motor control. Annu Rev Neurosci 31: 195-218, 2008
44) Lang CE, et al: Differential impairment of individuated finger movements in humans after damage to the motor cortex or the corticospinal tract. J Neurophysiol 90: 1160-1170, 2003
45) Lawrence DG, et al: The functional organization of the motor system in the monkey. I. The effects of bilateral pyramidal lesions. Brain J Neurol 91: 1-14, 1968
46) Schieber MH, et al: How somatotopic is the motor cortex hand area? Science 261: 489-492, 1993
47) Muir RB, et al: Corticospinal neurons with a special role in precision grip. Brain Res 261: 312-316, 1983
48) Buford JA, et al: Movement-related and preparatory activity in the reticulospinal system of the monkey. Exp Brain Res 159: 284-300, 2004
49) Baker SN: The primate reticulospinal tract, hand function and functional recovery. J Physiol 589: 5603-5612, 2011

50) Latash M, et al(eds): Motor Control and Learning. pp24-25, Springer, 2006
51) Darling WG, et al: Functional recovery following motor cortex lesions in non-human primates: experimental implications for human stroke patients. J Integr Neurosci 10: 353-384, 2011
52) Cauraugh J, et al: Chronic motor dysfunction after stroke recovering wrist and finger extension by electromyography-triggered neuromuscular stimulation. Stroke 3: 1360-1364, 2000
53) Kamper DG, et al: Relative contributions of neural mechanisms versus muscle mechanics in promoting finger extension deficits following stroke. Muscle Nerve 28: 309-318, 2003
54) Chae J, et al: Muscle weakness and cocontraction in upper limb hemiparesis: relationship to motor impairment and physical disability. Neurorehabil Neural Repair 16: 241-248, 2002
55) Kamper DG, et al: Weakness is the primary contributor to finger impairment in chronic stroke. Arch Phys Med Rehabil 87: 1262-1269, 2006
56) Bourbonnais D, et al: Weakness in patients with hemiparesis. Am J Occup Ther 43: 313-319, 1989
57) Kamper DG, et al: Impairment of voluntary control of finger motion following stroke: role of inappropriate muscle coactivation. Muscle Nerve 24: 673-681, 2001
58) Noskin O, et al: Ipsilateral motor dysfunction from unilateral stroke: implications for the functional neuroanatomy of hemiparesis. J Neurol Neurosurg Psychiatry 79: 401-406, 2008
59) Donchin O, et al: Single-unit activity related to bimanual arm movements in the primary and supplementary motor cortices. J Neurophysiol 88: 3498-3517, 2002
60) Verstynen T, et al: Ipsilateral motor cortex activity during unimanual hand movements relates to task complexity. J Neurophysiol 93: 1209-1222, 2005
61) Per Brodal: The Central Nerve System: Structure and Function. pp170-171, Oxford University Press, 2006
62) Jones LA, et al: Human Hand Function. Introduction, pp7-8, Oxford University Press, 2006
63) Hartmann MJ: Active touch, exploratory movements, and sensory prediction. Integr Comp Biol 49: 681-690, 2009
64) James T: Sensorimotor Control & Learning. p190, Palgrave Macmillan, 2012
65) Kalaska JF: Central neural mechanisms of touch and proprioception. Can J Physiol Pharmacol 72: 542-545, 1994
66) Hinkley LB, et al: Sensorimotor integration in S2, PV, and parietal rostroventral areas of the human sylvian fissure. J Neurophysiol 97: 1288-1297, 2007
67) Karl JM, et al: Different evolutionary origins for the reach and the grasp: an explanation for dual visuomotor channels in primate parietofrontal cortex. Front Neurol 4: 208, 2013
68) Blumenfeld H: Neuroanatomy through Clinical Cases. 2nd ed, pp224-225, Sinauer Associates, 2010
69) Sangole AP, et al: Arches of the hand in reach to grasp. J Biomech 41: 829-837, 2008
70) Maravita A, et al: Tools for the body (schema). Trends Cogn Sci 8: 79-86, 2004
71) Løkkegaard A, et al: Altered sensorimotor activation patterns in idiopathic dystonia — an activation likelihood estimation meta-analysis of functional brain imaging studies. Hum Brain Mapp 37: 547-557, 2016
72) Konczak J, et al: Focal dystonia in musicians: linking motor symptoms to somatosensory dysfunction. Front Hum Neurosci 7: 297, 2013

Chapter

6

歩行

概要

歩行とは？

歩行とは**「最小限のエネルギーで安全に身体を前方に推進するための四肢の連続的で反復的な運動」**と定義されている[1]．歩行はヒトが行為をするうえでの基本的な移動手段であり，地球上でヒトだけが行うことのできる特殊な移動形態である．2足歩行により上肢を自由に動かせるようになり，文明の発展に貢献したことは皆の知るところである．

脳卒中などの異常歩行の動作分析・治療を行ううえで，ヒトの正常歩行を詳細に理解しておくことは逸脱を分析しやすくなるため重要である[2]．

図6-1は足部接地から同側が再度接地するまでの歩行周期を示している．歩行時における筋活動や関節モーションは三次元上で多様に生じるため，ヒトの目でプロセスを確認することはかなり難しい．そのため，筋電図の知識や床反力の観点からも理解することは分析のサポートになる．

本章では，歩行周期をランチョ・ロス・アミーゴ方式を用いて分類し，立脚期は初期接地（initial contact；IC），荷重応答期（loading response；LR），立脚中期（mid stance；MSt），立脚終期（terminal stance；TSt），前遊脚期（pre-swing；PSw）の5つの相に，遊脚期は前遊脚期（pre-swing；PSw），遊脚初期（initial swing；ISw），遊脚中期（mid swing；MSw），遊脚終期（terminal swing；TSw）の4つの相に細分化している（図6-1）[2]．

近年ではヒトにおける脳機能イメージングをはじめとする研究方法の発展に伴い，2足歩行における姿勢や歩行の制御機構を多角的に解析できるようになり，立位や歩行における中枢神経系の役割も明らかになりつつある．

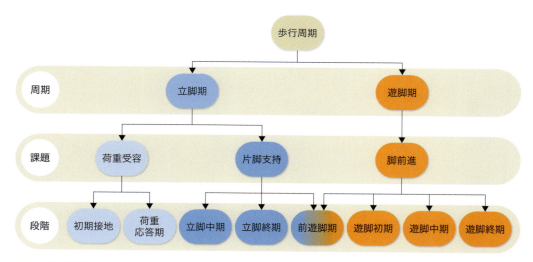

図 6-1 | 歩行周期
〔Rose J, et al（eds）: Human Walking. 3rd ed, Williams & Wilkins, 2005 より〕

各相の基本的知識と床反力の方向

　床反力は図6-2のように3つのベクトルで決定される．歩行時の床反力に伴うフィードバックは歩行パターンや姿勢コントロールにおいて必須の情報である．立脚時に適切な床反力が得られれば，遊脚初期のコントロールがスムーズに移行しやすい．

　図6-3に各相の基本要素と床反力の方向を提示する[3]．各相の基本的なポイントは歩行分析や治療における主要問題と介入選択のサポートになると思われる．

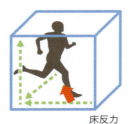

図6-2 | 床反力の3要素

初期接地	荷重応答期	立脚中期	立脚終期
・瞬間的 ・歩行周期で踵が地面に最初に着く ・前進し，膝を安定させるために足を適切な位置に着く ・股関節伸展筋で大腿部の速度を減速 ・前方床反力により膝が伸展 ・足関節背屈筋により中間位で足を保持	・体重が支持脚に移動 ・衝撃吸収 ・大腿四頭筋の遠心性収縮により膝屈曲モーメントを制御 ・前脛骨筋で足関節底屈を制御 ・股関節伸展を開始	・固定された足部上を下肢・体幹が前方へ推進していく ・足関節底屈筋の遠心性収縮により足底上を脛骨が前方に傾斜 ・遊脚側のモーメントにより上記内容が強化	・前方への推進 ・股関節・膝関節伸展による体幹の前方推進 ・足関節底屈筋による前方推進サポート

前遊脚期	遊脚初期	遊脚中期	遊脚終期
・体重を支持脚から反対側へ荷重移動 ・支持脚は遊脚期に向けてフリーになる ・足関節底屈筋の活動は減少，足尖は地面から離れる ・早期の膝屈曲の開始は，遊脚肢の推進に貢献	・遊脚肢の推進とクリアランスに関与 ・腸腰筋，大腿二頭筋，前脛骨筋の収縮 ・モーメントは股関節・膝関節屈筋の活動により促進	・遊脚肢の推進とクリアランスに関与 ・重力により股関節屈曲・膝関節伸展は受動的 ・足関節は中間位で位置するために足関節背屈を積極的に利用	・遊脚肢の推進が，中間位に位置するための能動的な膝関節伸展により完遂 ・大臀筋，ハムストリングスの遠心性収縮は，股関節と膝関節の前方への推進を減速 ・中間位での足関節背屈は維持

図6-3 | 歩行周期における基本要素
（Teresa P: Physiotherapy for Children. pp39-40, Elsevier, 2007 より改変）

典型的な運動学的逸脱と適応

　Janetら[4)]は歩行周期の各相における典型的な問題を述べている．生じやすい問題を理解しておくことは歩行分析におけるポイントを絞りやすくなる（図6-4）．

初期接地（踵/足底接地と荷重応答：heel/foot contact and loading）
- 足関節背屈の制限：前脛骨筋の活動減少に伴う下腿三頭筋の拘縮や短縮
- 膝屈曲の欠如（膝の過伸展：ヒラメ筋の拘縮に伴う0〜15°屈曲可動域内での大腿四頭筋制御

立脚中期
- 膝伸展の欠如（過剰な足関節背屈による膝の10〜15°内での屈曲）：足部に対する脛骨の前方傾斜をコントロールするための下腿筋の活動減少 → 制限による下肢伸筋の同時収縮
- 膝のロッキング（過伸展）：蹴り出しに必要なヒラメ筋の拘縮に伴う準備活動の阻害 → 支持脚の崩れを回避するロッキング適応は膝をコントロールする筋の弱化が原因
- 股関節伸展と足関節背屈の制限：足部上を質量中心（CoM）が前方推進することを阻害
- 過剰な骨盤の側方移動：股関節外転支持と股関節・膝関節伸筋コントロールの機能不全

立脚終期〜前遊脚期
- 膝屈曲と足関節底屈の欠如：蹴り出し，遊脚準備の両者の欠如に伴う下腿筋の弱化

遊脚初期と中期
- 膝屈曲角度の低下：短縮あるいは二関節筋である大腿直筋の活動増加とハムストリングスの活動減少

遊脚終期（踵接地と荷重応答のための準備：preparation for heel contact）
- 膝伸展と足関節背屈制限による踵接地と荷重受容の阻害：短縮に伴う足関節背屈活動の低下

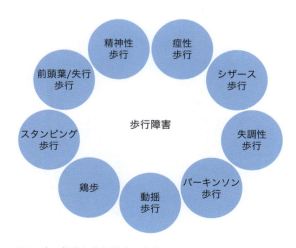

図6-4｜一般的な歩行障害の名称
歩行特性は一般的に図のようなものが挙げられる．それに加え，障害名のみで理解するのではなく，名称の中身にどのような問題があるのか，個別性を捉える評価能力が重要である．

解剖学・運動学的側面

歩行の筋活動

歩行は**内力**（internal force）と**外力**（external force）の協調性により生み出される．内力は筋・関節運動，外力は重力と床反力であり，両者の関係性を踏まえた分析が求められる．歩行は基本的に4パターンの相に分けることができ（図6-5）[5]，それぞれの相で運動モジュール（集合体）が筋電図（electromyography；EMG）において認められ，その**筋比重**（weight）に**タイミング**が組み合わさることで**筋の選択的活動**（selective activation）が決定される（図6-6）[6]．中枢神経系（central nervous system；CNS）はフィードバックとフィードフォワードの両者の信号に基づき，具体的な課題に応じながら脊髄内のα運動ニューロン内のいくつかのプールに出力

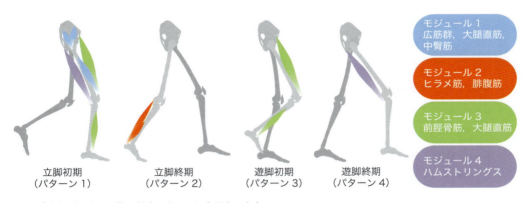

図6-5│歩行時における筋の基本パターンと床反力の方向
立脚初期：主要な股関節と膝関節の伸展は立脚初期である踵接地時の体重移送に貢献する．
立脚終期：足関節底屈は立脚終期の身体サポートや前進に貢献する．
遊脚初期：足関節背屈と股関節屈曲は初～中期の遊脚時における足部の離地に貢献する．
遊脚終期：ハムストリングスは遊脚終期における踵接地準備，後の骨盤の安定を制御する．
（Lacquaniti F, et al: Patterned control of human locomotion. J Physiol 590: 2189-2199, 2012 より改変）

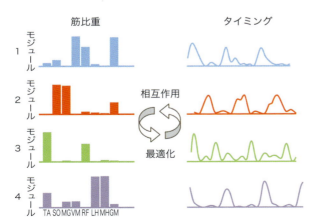

図6-6│4パターンの相の筋比重とタイミング
中枢神経系において働く筋群のパターンが選択され，比重によりα運動ニューロンの動員量と筋収縮が決定される．
TA：前脛骨筋，SO：ヒラメ筋，MG：内側腓腹筋，VM：内側広筋，RF：大腿直筋，LH：外側ハムストリングス，MH：内側ハムストリングス，GM：大臀筋．
（Clark DJ, et al: Merging of healthy motor modules predicts reduced locomotor performance and muscle coordination complexity post-stroke. J Neurophysiol 103: 844-857, 2010 より改変）

する．フィードバックの基本情報は固有受容感覚であり，歩行時は足底などの末梢からの感覚情報が重要となる．

倒立振り子モデル

歩行は重心の上下移動を伴った前進運動であり，位置エネルギーと運動エネルギーの移行が相互に変換されている．歩行を最も単純化した力学モデルとして，**倒立振り子モデル**（図 6-7, 8）が提唱されている[7]．このモデルでは，足関節が支点，球体が重心位置を示しており，立位では，足底圧の中心（center of pressure；CoP），身体の質量中心（center of mass；CoM）と表現される．支点に対し重心が垂直線上に位置する場合，位置エネルギーが最も高くなり，重心が移動することで支点を中心に回転運動が生まれる．このように重力を利用することで，推進力が生まれエネルギー消費の少ない効率的な歩行が可能となる．

具体例としては，立脚中～後期で体幹が支持脚の足関節よりも前方へ移る際，重心が下方へ向かって移動することにより位置エネルギーは減少し，運動エネルギーが増加する．得られた運動エネルギーは反対側の立脚初～中期における上方への重心移動に消費され，再び位置エネルギーに変換される．歩行中の筋活動はこのようなエネルギー変換の制御に利用されている．

歩行時の上下の重心移動は約 2 cm で，初期接地時に最も重心が低く，立脚中期に最も重心が高くなる．このため，初期接地時から立脚中期は重心を上方へ（アクセル機能），立脚中期から後期は重心を下方へ（ブレーキ機能）制御する姿勢制御が求められる．歩行訓練機器である「Honda 歩行アシスト」は「倒立振り子モデル」に基づき効率的な歩行をサポートしてくれる（図 6-8）[8]．今後も力学モデルを応用した機器の発展がますます期待される．

脳卒中患者の場合，歩行時の立脚中期に下肢や体幹装具などで位置エネルギーを高めたとしても，抗重力，従重力コントロールが不十分なため，十分に運動エネルギーに移行できない，あるいは運動エネルギーを制御できないことも多い．

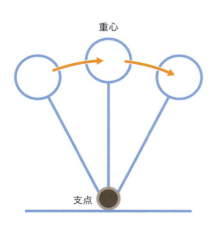

図 6-7｜倒立振り子モデル

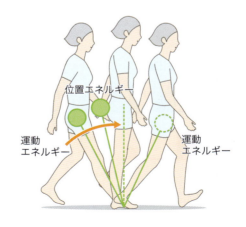

図 6-8｜歩行時の倒立振り子モデル
（Honda 歩行アシスト　http://www.honda.co.jp/walking-assist/about/をもとに作成）

また，歩行中のみでなく，振り出し時も倒立振り子モデルを活用することで，エネルギー消費が少ない歩行が獲得される．立位保持において，通常はヒラメ筋や大腿四頭筋，脊柱起立筋などの抗重力筋が活動することで姿勢保持が可能となる．歩き始めの際には，振り出し側の下腿三頭筋の筋活動が減弱し，拮抗筋である前脛骨筋の筋活動が高まることが報告されている（図6-9）[9]．その結果，CoPは瞬間的に振り出し側の後方へ移動する（図6-10）[10]．この際，CoMの位置は変わらず，CoPの位置のみ後方へ移動するため，前方への回転力が生まれる倒立振り子モデルを伴った歩行開始メカニズムが可能となる．このように，足底圧の中心が進行方向とは逆方向へ瞬間的に移動することは逆応答現象と呼ばれ，立ち上がり時の臀部圧の移動などでも確認されている．

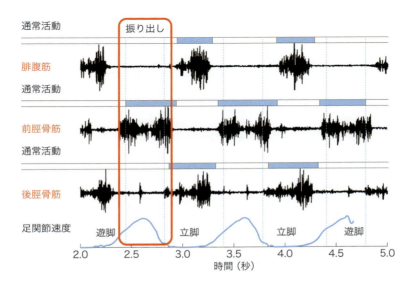

図 6-9 | 歩行時の下腿筋群の筋活動
後脛骨筋と腓腹筋の筋活動が減弱すると同時に，前脛骨筋の筋活動が高まることが認められる．また，後脛骨筋は腓腹筋と共同した働きを伴う傾向がある．
（Teresa P: Physiotherapy for Children. pp51-52, Elsevier, 2007 より）

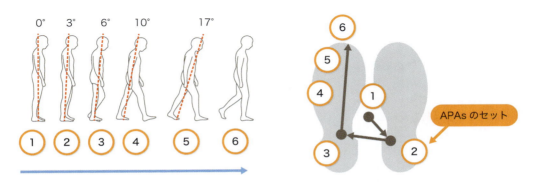

図 6-10 | 歩行開始時の足底圧中心の移動と姿勢の変化
右下肢の振り出しの際には，右後方へ足底圧中心が移動してから左下肢に移動する時系列が報告されている．これは振り出す前の先行随伴性姿勢制御（APAs）に伴う同側体幹やヒラメ筋の伸展活動が関係している．
（Mann RA, et al: The initiation of gait. J Bone Joint Surg Am 61: 232-239, 1979 より改変）

足関節の支点機能（ロッカーファンクション）

　重力環境下で倒立振り子モデルが機能することで，身体の重心が前下方へ移動し，前方への駆動力として変換される．その動きは，回転運動の支点となる足部によってもたらされ，ロッカーファンクションと呼ばれる．メカニズムを3つに分類し，それぞれ回転中心が異なるため，**ヒールロッカー（回転軸：踵）**，**アンクルロッカー（回転軸：足関節）**，**フォアフットロッカー（回転軸：中足趾節間関節）**と定義している（図6-11）[2]．

フットコアシステム

　ロッカーファンクションが機能的に作用するためには，床反力を受け取るための足部の安定

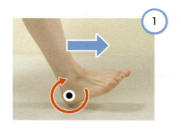 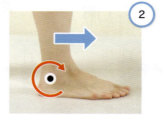 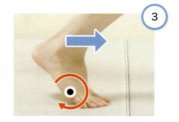

図6-11｜ロッカーファンクション
〔Rose J, et al (eds): Human Walking. 3rd ed, Williams & Wilkins, 2005 をもとに作成〕

---

①ヒールロッカー
　立脚初期（初期接地〜荷重応答期）の荷重の受け継ぎ時に前下方へ落ちていく身体重量は，ヒールロッカーの機能によって衝撃が吸収され受け止められる．
　踵が接地した際，床反力作用線は足関節の後方を通り，踵が回転軸となり足関節底屈が生じる．その底屈作用に対し，前脛骨筋の遠心性収縮によるブレーキが加わり，下腿は前方傾斜し，膝関節は屈曲が生じる．このとき，膝関節は大腿四頭筋の遠心性収縮によって制御され，前方傾斜する下腿に大腿を引き寄せる作用をもつ[2]．

②アンクルロッカー
　アンクルロッカーは足関節を回転軸として，立脚相（立脚中期〜立脚終期）の足関節背屈を制御する．
　この相では，床反力作用線は足関節の前方へ移動するため，足関節背屈が生じる．その背屈作用に対し，下腿三頭筋の遠心性収縮によるブレーキが作用し，前方への回転を制御する[2]．またヒラメ筋は単関節筋，腓腹筋は多関節筋のため，立脚中期における機能的役割は異なり，前者は足関節背屈を抑えて減速して作用し，後者は足関節背屈を安定させる．両者が機能的に働くことが必要となる．

③フォアフットロッカー
　フォアフットロッカーはMP（中足趾節間）関節を回転軸として，立脚終期の足関節背屈位での踵の離床を制御する．
　下腿三頭筋が立脚終期で遠心性に最大収縮した後，等尺性に活動して足関節の動的安定性を保持し，踵の離床を可能にしている．この際，下腿三頭筋の筋活動は最大筋力の約80%の力で制御される[2]．重要な課題は，足関節を安定させ，MP関節が支点となることで，下腿や身体の前方への転がりを可能とし，重心の落下を減少させることである．

性が求められる．足部の安定性には外在筋や内在筋の協調性が求められるが，内在筋にターゲットを当てた論文や書籍は少ない．脳卒中患者の足底から情報を得ることは歩行以外にも多くの機能が求められ，足底情報には内在筋の活性化が必須である．本項では，足部の内在筋に焦点を当て**フットコアシステム（foot core system）**について記載する．

McKeonら[11]は，足部の安定化のためには，①**パッシブサブシステム**（passive subsystem），②**アクティブサブシステム**（active subsystem），③**ニューラルサブシステム**（neural subsystem）の3つのシステムが必要となり，総称してフットコアシステムと定義している（図6-12）．これは，寝返り・起き上がりの章で取り上げているPanjabi[12]が提案した腰椎のコアスタビリティに由来した概念である（→ 26頁）．

パッシブサブシステム

骨・靱帯・関節包から形成される．また解剖学的特徴である，アーチ（内側縦アーチ，外側縦アーチ，前後の横アーチ）を構築し[13]，それぞれのアーチが結合することで体重などの荷重負荷に柔軟に適応することが可能となる半ドームを形成している[14]（図6-13）．

アクティブサブシステム

足部の内在筋・外在筋・腱から形成される．外在筋は運動を実行する役割があるのに対し，内在筋は足部に対する安定化作用や足の縦・横アーチを補助する役割がある[15]．具体的には内在筋はいくつかの層で形成されているが，最初の2層は内側・外側縦アーチの形成に関わり，深層は横アーチに関与する（図6-14）[11]．このため，内在筋は床反力を受け取る感覚入力の鍵となり，運動連鎖による筋活動パターンを生み出すとも報告されている．

ニューラルサブシステム

アクティブサブシステムおよびパッシブサブシステムに含まれる皮膚，筋，腱，関節包，靱帯などの感覚受容器から形成される．特に皮膚受容器は歩行やバランスなどの機能に影響を及ぼすことが報告されている[16]．また足部の内在筋の解剖学的な構造は，粗大な関節運動には適しておらず，半ドーム構造により伸張される感覚情報を瞬時に受け取ることに適している．

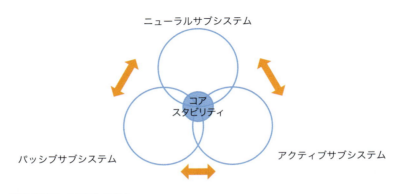

図6-12｜フットコアシステム
（McKeon PO, et al: The foot core system: a new paradigm for understanding intrinsic foot muscle function. Br J Sports Med 49: 290, 2015をもとに作成）

内側アーチの重要性

内側アーチは足部の構造において重要であり，歩行時の体重移送の負荷量を吸収，減弱する役目を担う底側踵舟靱帯[17]，足底腱膜[18]，前後脛骨筋などの外在筋[19]，内在筋[20]が内側アーチのサポートに寄与する．足部内在筋に関する論文報告はまだ少ない．

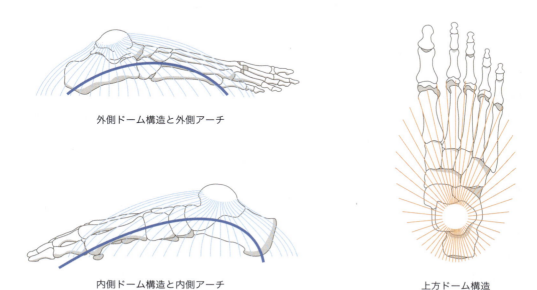

図 6-13 | パッシブサブシステムによる半ドーム構造
（Mckeon PO, et al: The foot core system: a new paradigm for understanding intrinsic foot muscle function. Br J Sports Med 49: 290, 2014 より）

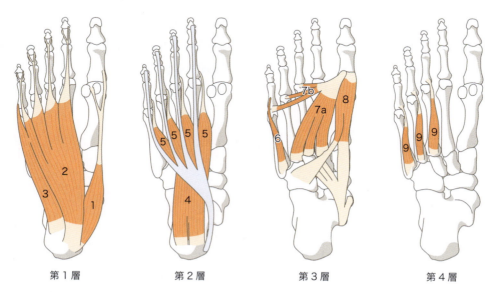

図 6-14 | アクティブサブシステムにおける足部内在筋の4層
第1層：(1)短母趾外転筋，(2)短趾屈筋，(3)小趾外転筋，第2層：(4)足底方形筋，(5)虫様筋，
第3層：(6)短小趾屈筋，(7a)母趾内転筋斜頭，(7b)母趾内転筋横頭，(8)短母趾屈筋，第4層：(9)底側骨間筋
（McKeon PO, et al: The foot core system: a new paradigm for understanding intrinsic foot muscle function. Br J Sports Med 49: 290, 2015 より）

足部内在筋の機能的性質とエビデンス

表6-1では，図6-14における足部内在筋の機能とエビデンスを提示している．外在筋群と内在筋群の役割や活性化する場面は異なるため，理解しておく必要がある[11]．

フットコアシステムの評価

近年のシステマティックレビューにおいてスタンダードな足部内在筋評価は認められないが，一般的な評価方法として直接法と間接法がある[21]．直接的評価では足趾の屈曲の筋力を評価し，間接的評価では画像処理やEMGを用いて筋機能を測定する．直接的評価はどうしても外在筋の活動が伴ってくるため内在筋群を正確に評価することは難しいが，臨床においては活用できるテストはいくつかある．たとえば，図6-15の片脚立位テストにおいて，内在筋群の評価は可能である．足趾が過剰に屈曲する場合は外在筋の代償が生じている．脳卒中患者で自立歩行が可能であっても，外在筋群の代償を伴う場合は，在宅生活も踏まえた詳細な評価や治療が重要であり，装具，インソール，テーピングなどの検討が必要な場合もある．

表 6-1 | 足部内在筋群のエビデンス

機能的性質	エビデンス
足部アーチの支持	足部内在筋の機能低下は，足部肢位に悪影響を及ぼすが，訓練で足部肢位を改善することは可能である
活動	足部内在筋は，立位よりも歩行のような動的活動において一層活性化する
荷重	両脚より片脚立位のような姿勢が要求されるほど，足部内在筋は活性化する
共同作用	足部内在筋は動的アーチを維持しつつ，歩行時における立脚終期をともにサポートする作用をもつ
調整	足部内在筋は動的活動の間，立位のための土台または身体の推進力のレバーとして，足部の役割をサポートする

（McKeon PO, et al: The foot core system: a new paradigm for understanding intrinsic foot muscle function. Br J Sports Med 49: 290, 2015より）

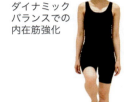

ダイナミックバランスでの内在筋強化

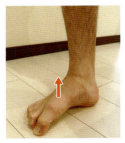

外在筋代償

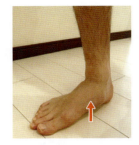

内在筋活動

図 6-15 | 足部内在筋の活動と代償パターン
内在筋はダイナミックなバランス活動のなかでアクティブになる傾向があり，片脚立位や歩行時の足部のアーチや足趾の代償を確認しながら，足底からの感覚や床反力まで評価していく必要がある．

フットコアシステムの治療ポイント

図6-16に足部内在筋群の収縮と弛緩を示した[11]．重要なポイントは内在筋の収縮の場合，足趾の過度な屈曲や伸展は生じないことである．図6-17は，タオルを引き寄せる（towel gather）トレーニングである．このトレーニングは外在筋群が優位に働きやすいため，内在筋を活性化させるうえでは慎重になる必要がある．麻痺や短縮などの影響で内在筋群が機能不全に陥っている脳卒中患者の場合，まずは立位や重心移動のなかで足指が代償せずに支持できるような足部アーチの確保が重要である．必要な場合は徒手を用いて筋，靱帯，骨のアライメント修正を行い，重心移動のなかで床反力や骨支持，筋の伸張を促して知覚を構築させ，運動よりも感覚入力を意識すべきである．Kavounoudiasら[22]も，バランスにおける感覚入力の重要性を指摘しており，脳卒中患者のニューラルサブシステムを考慮する必要がある．

生じやすい代償パターン

内側アーチにおいて重要な役割を果たす母趾外転筋は母趾の屈曲/外転の機能がある．この筋の活動を促す際は外在筋である長母趾屈筋の代償が伴いやすい．また，短趾屈筋や虫様筋の場合は長趾屈筋の代償を伴いやすい[23]．背屈動作においても背側骨間筋や短趾伸筋などの内在筋，腓骨筋などの外在筋の活動を伴わず，内反優位の前脛骨筋の活動を伴いやすい．脳卒中患者の足趾が曲がった状態（crow toe）に陥った状態はよく見受けられ，上記のような外在筋群の代償や過緊張の影響が大きい．

立脚中期は脛骨からの荷重と踵からの床反力を中心とした力が加わり，足底腱膜にテンションが加わる．蹴り出し時は腱膜のテンションを維持しつつ距骨下関節の回外をサポートし母趾MP関節背屈に対して床反力が強く加わる（図6-18）[24]．

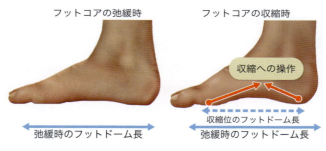

図6-16 フットコアシステムのリラックス位と収縮位
（Mckeon PO, et al: The foot core system: a new paradigm for understanding intrinsic foot muscle function. Br J Sports Med 49: 290, 2015 をもとに作成）

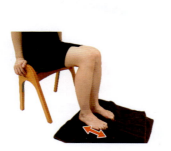

図6-17 一般的に用いられやすい足部内在筋エクササイズ

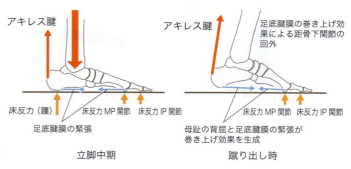

図6-18 立脚中〜終期における足底腱膜の巻き上げ効果（windless effect）
（http://www.feetgenius.com/foot-problems/plantar-fasciitis-guide/より改変）

神経学的側面

歩行のトップダウン指令

　一般的に脳は歩行の指令中枢と捉えられており，歩行に必要な筋の活性化パターンを選択するトップダウン指令の役割を担う．歩行のプログラミングは上位脊髄内で生じ，筋活性化のパターンを選択するアイデアを収斂させる役割がある．脊髄上位でのプログラミングからの神経出力は**セントラルロコモーター指令**（central locomotor command）として考えられ，脳幹や脊髄で変換される．

　このコマンドは以下の2つの要素を担う．

（1）下位の神経中枢の活性化，筋の活性化パターンのシークエンス（順序）を常に構築する．
（2）筋，関節，その他の受容器からの感覚フィードバックに基づき運動を調整する．Jacobsen[25]はトップダウン指令を図解化している（図6-19）．

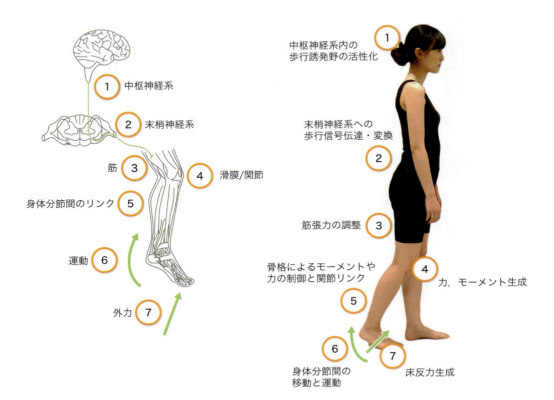

図6-19 | トップダウン指令に基づく運動調整
（Jacobsen B: Medicine and Clinical Engineering. Prentice Hall, 1977 より）

トップダウン指令による左下肢ステップまでの神経機構

　左脚を一歩前に振り出す際のトップダウン指令を簡単に図式化する（図6-20）．左脚を振り出すためには右側支持脚や両側の体幹を安定させる必要がある．6野を中心としたフィードフォワードシステムから遠心性コピーが4野に投射されつつ同側の橋網様体系に投射され，あらかじめ予想される動揺を減らすように作用する．具体的には，⓪左側皮質網様体脊髄路を介した左側の体幹伸展とCoPのわずかな左側への偏位，①右側皮質網様体脊髄路を介して同側（両側）の体幹伸展に伴うCoMの右側への偏位，②床面の感覚情報から外側前庭核への入力を介し，前庭脊髄路と調和しながら右下肢伸展を強化，③右下肢の伸展を維持させつつ，左下肢振り出しのためにレンショウ細胞を介しつつ左下肢伸筋群を抑制し，皮質延髄網様体路を介して屈筋を優位に興奮させていく．これにより転倒することなく無意識に左足を一歩踏み出すことが可能になる．

歩行の並列システム

　トップダウン指令だけでなく並列システムは重要であり，ヒトは環境に応じてシステムを切り替えている．Zehr[26]は歩行などの律動的な運動を達成するために求められる神経メカニズムとして，①中枢パターン発生器（central pattern generators；CPGs），②感覚系，③上位中枢の3点について述べている（図6-21）．この3つの相互作用の結果として，リズミカルな運動が継続的に

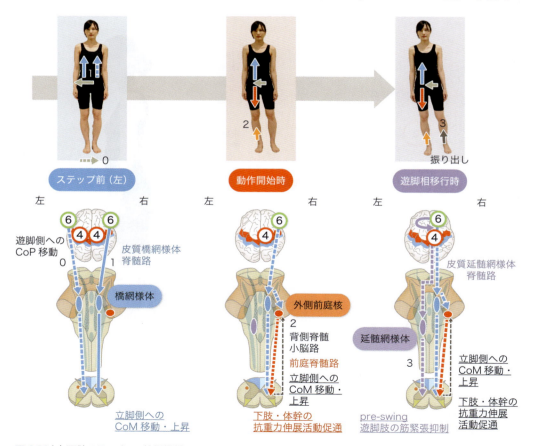

図6-20 ｜ 左下肢ステップへの神経機構

可能となる．

脊髄 CPGs の役割

　CPGs とは，末梢受容器からの律動的な入力がない場合でも自動的にリズミカルな協調動作を発生させる神経回路を意味し，脳幹と脊髄に存在する[26,27]．歩行だけでなく，呼吸や咀嚼，水泳などの運動パターンも挙げられ，歩行に関する CPGs は脊髄に存在すると考えられている．

　CPGs は主に脊椎動物で研究され，Brown はネコを用いた実験で，腰髄に基本的な歩行リズムと筋活動を生成する役割が存在することを示唆した[28]．同様に，ネコを用いた研究で，脊髄の全切断後も体をスリングで支えることで適切な相反筋活動と歩行運動が確認された[29]．このことより，歩行は上位中枢からの入力がなくても可能であるが，脊髄を切断した動物の歩行は目的を伴っていないため，機能的な歩行にはつながらない．また CPGs のみでも歩行は可能であるが，要求される歩行スピードや障害物回避などの複雑な筋活動パターンを生み出すことは困難であり，末梢からの求心性入力によって活動は調整され，周期的な運動パターンを形成することが可能となる．たとえば立脚相から遊脚相への移行時に，CPGs を導くのは股関節屈筋の伸張感覚からの入力であると報告されている[30]．

　歩行時の CPGs は屈曲・伸展を決定する**ハーフセンター（HC）**を介して抑制を切り替えている（図 6-22）[31]．加えて，支持脚の荷重の際に入力する伸筋群の感覚（グループⅠ）と皮膚からの求心性情報（Ⅱ）により伸展 HC を活性化させる．一方，立脚終期に移行した際は，屈筋群からの求心性情報（Ia）が屈曲 HC に入力され，伸展 HC に抑制をかけることで，スムーズな振り出しに移行できるようスイッチが切り替わる．

　近年では，リズミカルな運動の生成について，CPGs 内に**リズム生成回路（rhythm generation；RG）**と**パターン形成回路（pattern formation；PF）**が存在することが示唆されている（図 6-23）[32]．リズム生成回路は歩行における屈曲相と伸展相間のリズムを調節する「時計」としての役割をもつ．また，パターン生成回路の活動を調整している．パターン形成

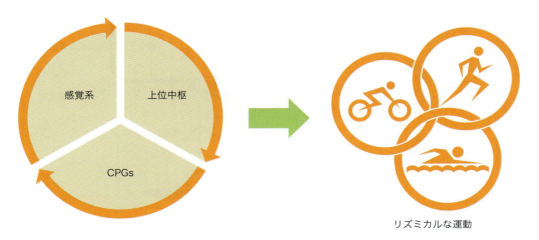

図 6-21│歩行の並列システム
（Zehr EP: Neural control of rhythmic human movement: the common core hypothesis. Exerc Sport Sci Rev 33: 54-60, 2005 より）

回路は主動作筋を支配する運動ニューロンを興奮させ，拮抗筋を抑制するなど相互のやりとりを行うことで「出力」の調整を行い，共同運動を生み出している．このように，CPGsが独立した2層構造となることで，歩行周期のタイミングや運動ニューロンの活動性の制御が可能となる．

感覚入力による重みづけ

歩行は感覚入力に応じて様々に変化し，逆に感覚入力は歩行状態によって変化する．Horak[33]）によると，姿勢制御に必要な感覚情報は主に視覚（10％），前庭感覚（20％），固有受

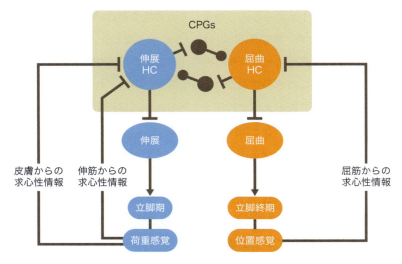

図 6-22 | リズミカルな運動生成とフィードバックメカニズム
（Van de Crommert HW, et al: Neural control of locomotion: sensory control of the central pattern generator and its relation to treadmill training. Gait Posture 7: 251-263, 1998 より）

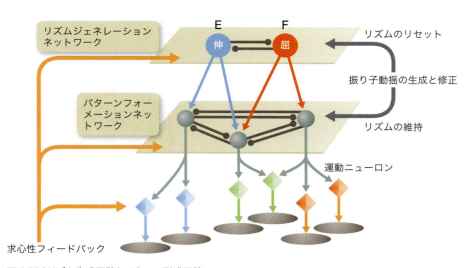

図 6-23 | リズム生成回路とパターン形成回路
〔Rybak IA, et al: Modelling spinal circuitry involved in locomotor pattern generation: insights from the effects of afferent stimulation. J Physiol 577(pt 2): 641-658, 2006 より改変〕

容感覚（70％）であり，健常者であれば安定した立位には視覚や前庭感覚はほとんど必要とされず，主に固有受容感覚情報をもとにした姿勢制御が行われる（図6-24）[33,34]．脳卒中患者の場合，視覚や前庭感覚に依存しやすく，床面を見ながらの歩行（視覚依存），頭頸部や眼球を過剰に固定した姿勢（前庭依存），下肢の支持を過剰に強め緩められない歩行（前庭依存）などのパターンになりやすい．

固有受容感覚情報においては特に筋肉からの求心性情報が重要であり，歩行の制御のためには刻々と変化する筋長と筋張力をモニターすることが求められる．このモニター機能は，筋長の変化を感知する筋紡錘と筋張力の変化を感知する腱紡錘によって行われる．筋紡錘には2つのタイプの感覚求心性終末が存在し，一次終末，二次終末と呼ばれる．前者は筋紡錘の長さの変化率，後者は実際の長さの変化に対する感度を決定する．それぞれIa求心性線維（一部II線維も含まれる）によって神経伝達され，γ運動ニューロンに支配される．

求められる筋紡錘の感度は動作によって異なり，歩行では筋長の変化がダイナミックに起こるため，筋紡錘は歩行動作中のフィードバック機能としてだけでなく，フィードフォワード機能としても機能する．たとえば，踵接地の股関節伸展筋の筋伸張は，筋紡錘を興奮させる．この興奮は，拮抗筋である股関節屈筋を抑制させる．このような上行性の感覚入力が上位中枢（大脳皮質・皮質下）に伝達され，上位中枢は状況に応じて運動ニューロンの活動を調節する．

ゴルジ腱器官は筋張力に反応し，Ib求心性線維によって神経伝達される．この線維は，個々の筋線維の張力を細かく感知するよりは，全体の筋緊張をモニターするといった機能である．ゴルジ腱器官は抗重力筋に多く存在していることで，重力に関する筋緊張をモニターしながら，空間での頭と体の定位を調節している．

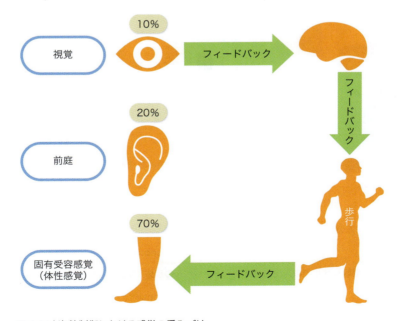

図6-24 | 姿勢制御における感覚の重みづけ
〔Horak FB: Postural orientation and equilibrium: what do we need to know about neural control of balance to prevent falls? Age Ageing 35(suppl 2): ii7-ii11, 2006，および http://www.thechilddevelopmentcentre.com/をもとに作成〕

上位中枢の役割

歩行はCPGsの項で述べたように，基本的な運動パターンは脊髄で構築されるが，細かな調節には上位中枢が関与する．ここでは，上位中枢の大脳皮質と皮質下に分類し説明する．

大脳皮質の役割

歩行における大脳皮質の活動は運動発現と調節を担うことで，円滑な運動の発現と実行に貢献している．2足歩行では4足歩行に比べ姿勢の安定性がより多く求められる．予測的な筋活動，機能的伸張反射（長潜時反射），片脚立位に対する体幹の反応などが必要とされ[35]，これらすべての機能は大脳皮質に依存している．特に頭頂連合野がヒトの脳で最も新しく，かつ拡大した領域であり，歩行に影響を及ぼす．運動前領域は，補足運動野と運動前野に分けられ，この領域は主に「準備」に関与し[36]，ある特定の課題に必要とされる姿勢設定において，運動野よりも関与する．プログラムされた運動命令を開始する際に，運動前領域はその計画と実行に最も密接に関与している．具体的には，一次運動野や補足運動野といった運動関連領域の活動が歩行中に確認され，また歩行の準備段階，歩行初期の速度調節，歩幅の調整に前頭前野が関与していることも報告されている．

運動野以外の運動関連領域も歩行に関与していることが多くの研究により示唆されているが，大脳皮質も長潜時反射を介した脊髄反射の調節を行い[37]，予測的な反応に寄与している（図6-25）[38]．一般的な伸張反射の反射経路（筋肉の伸張 → 筋紡錘の興奮 → 求心性情報 → 脊髄 → 遠心性情報 → 筋収縮）に対し，脊髄から大脳皮質まで情報が送られ，筋収縮を起こす回路

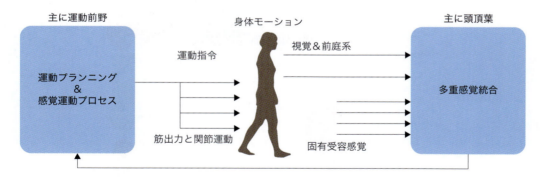

図 6-25 | 大脳皮質・皮質下における姿勢反応の特徴
〔Jacobs JV, et al: Cortical control of postural responses. J Neural Transm(Vienna) 114: 1339-1348, 2007 より改変〕

が存在している．この回路は刺激から応答までの潜時が長いため，長潜時反射と呼ばれている．歩行では，立脚初期における前脛骨筋の伸張反射の感受性が，皮質脊髄路の興奮性に依存することで高まることが報告されている．またヒラメ筋では，足関節底屈の随意運動中の皮質脊髄路の興奮性に比べ，歩行時は大脳皮質の関与が低いことが報告されている[39]．

大脳皮質下の役割

大脳皮質下には，①中脳歩行誘発野，②小脳歩行誘発野，③視床下部歩行誘発野の3つの歩行誘発領域があることがヒト以外の哺乳類において同定されている．このような歩行誘発野が様々な求心性入力を受け取り，脊髄のCPGsへ遠心性出力を発している（図6-26）[40]．

(1) 中脳歩行誘発野（midbrain locomotor region；MLR）

MLRは大脳基底核・辺縁系・感覚運動野から求心性情報を受け取り，延髄網様体の網様体脊髄路を介して脊髄に存在するCPGsを駆動し，歩行リズムを誘発する．同時に，筋緊張促通系（青斑核脊髄路や縫線核脊髄路など）を賦活して，筋緊張を増加させる．

(2) 小脳歩行誘発野（cerebellar locomotor region；CLR）

CLRは，小脳灰白質のフック束の正中部に相当し，この部位に連続的に微小電気刺激を加えると除脳ネコはトレッドミル上で歩行する．フック束は小脳核の1つである室頂核の入出力線維から構成され，CLRに加えた電気刺激は室頂核脊髄路や網様体脊髄路，前庭脊髄路を動員することにより，歩行を誘発すると考えられている．

(3) 視床下部歩行誘発野（subthalamic locomotor region；SLR）

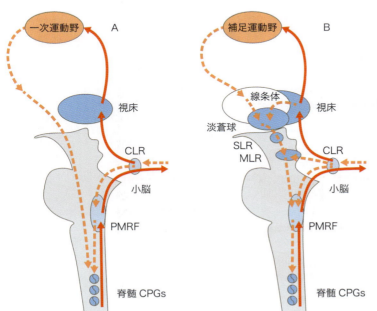

図6-26 歩行ネットワークの実行と計画のモデル図
（la Fougère C, et al: Real versus imagined locomotion: a [18F]-FDG PET-fMRI comparison. Neuroimage 50: 1589-1598, 2010 より改変）

ネコのSLRを皮質から切断すると自発歩行が発現するが、障害物は避けられなくなる。このため、SLRは自発歩行の発現とともに歩行パターンの調節に関与すると考えられている。SLRの尾側部を切断すると自発歩行が発現しなくなる[41]。

大脳皮質-皮質下-脳幹と歩行

図6-27に歩行制御における神経系の全体像を示した[42]。大脳皮質から投射される**意思プロセス**、辺縁系システムから投射される**情動プロセス**の両者が歩行を生成し、脳幹、小脳、脊髄による**自動プロセス**が付随する[43-45]。大脳基底核と小脳は、意思プロセスと自動プロセスの両者について、大脳-視床ループを介した投射、脳幹への直接投射によりロコモーション（移動）を制御する。また、ロコモーションの開始には意思プロセス、情動プロセスが重要とされている[46]。

橋延髄網様体系（pontomedullary reticular formation；PMRF） と前庭核は小脳での制御のもと、姿勢コントロールを行う脳幹の重要な領域である。PMRF内のニューロンはSLR、MLR、CLRからの入力の下でリズミカルな運動生成を担う。リズム生成は、下肢の支持に必要なレベルの姿勢筋緊張が高まった場合にのみ誘発され[47]、姿勢筋緊張の低下は歩行を阻害する

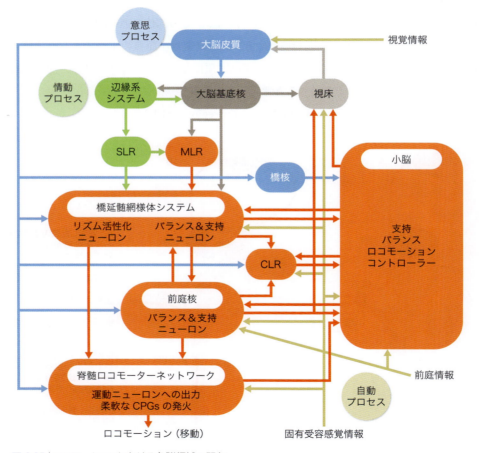

図6-27 | ロコモーションにおける各脳領域の関与
（Beyaert C, et al: Gait post-stroke: pathophysiology and rehabilitation strategies: Neurophysiol Clin 45: 335-355, 2015より改変）

という報告もある[48]．つまり，事前に十分な姿勢サポートが存在する場合にのみ，ロコモーションを達成することができる．そのため，治療場面では移動に必要な姿勢筋緊張を最大限作り上げることが重要であり，姿勢筋緊張が不十分な患者を免荷式トレッドミル（body weight supported treadmill；BWST）に乗せても十分なリズム歩行が得られない可能性があり，注意が必要である[42]．

脳卒中患者の歩行特性

足関節

足関節は，脳卒中後の歩行パターン特性において重要である．逆動力学解析を用いて慢性脳卒中患者の麻痺側の底屈および瞬間的な床反力の一貫した減少が報告されている[49]．脳卒中患者の場合，底屈の弱化に対する代償戦略として，スイングの開始時に股関節の屈曲モーメントを両側的に増大させる[50,51]．また，非麻痺側のステップ長よりも麻痺側のステップ長が増加する一方，非麻痺側の過剰な底屈と膝の伸展を前進に活用する[49]．加えて，非麻痺側は矢状面上での足関節の力生成がスピードに関連して高く，麻痺側は股関節の力生成が高い．

床反力とピークパターン

脳卒中患者の歩行時には，前後方向，垂直方向の床反力（ground reaction force；GRF）の問題が生じる（図6-28）[52]．たとえば，麻痺側下肢における垂直方向への床反力のピークパターンは有意に減少し，前後方向ではブレーキがかかりやすい傾向にある．慢性期の脳卒中患者の場合は，杖の有無にかかわらずこれらの傾向が認められる．特に痙縮などの影響で底屈が強いほど，この傾向がある[53]．このように，CoMを前方へ運ぶためには適切な足部のアライメントと床反力の生成が重要である．また，立脚終期におけるバックステップ長が短い場合や，荷重応答期に時間がかかる場合，推進にブレーキがかかりやすい傾向がある[54]．Wongら[55]は足の接触パターンを3つの群（踵接地，立脚中期，立脚終期）に分類し，足の接触パターンと床反力パターン，歩行速度およびブルンストロームステージ（Brunnstrom Stage）の回復段階との

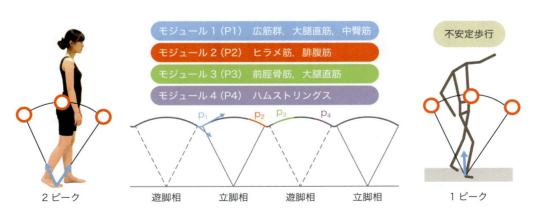

図 6-28 | 床反力ピークの比較
健常者の場合，踵接地と立脚終期において2ピークの床反力が認められ，また床反力の方向も相に応じて変わる．一方，脳卒中患者や不安定な床面を歩く健常者の場合，床反力が1ピークのみで，方向も垂直方向に限定されやすい傾向がある．
（Cappellini G, et al: Migration of motor pool activity in the spinal cord reflects body mechanics in human locomotion. J Neurophysiol 104: 3064-3073, 2010 をもとに作成）

間に高い相関があることを報告している．神経的な損傷が大きいほど，踵接地から前足部へのCoPの軌道に大きな支障をきたす．

> **膝関節**

　足関節と解剖学的に連結している膝関節は，脳卒中後の歩行パターンに影響を及ぼす．歩行速度と膝関節の矢状面上での運動パターンは数多く研究されている[56,57]．麻痺側下肢の場合，膝の矢状面上での運動パターンは，足関節，足部の運動パターンと相関が高く（図6-29-A），股関節伸展との相関は低い[58]．立脚相における麻痺側膝の過伸展は，前足部の接地に関連し，歩行速度が大きく低下する．その場合，床反力は前足部に生じ，反張膝と足関節底屈を維持する形になり，遊脚相において膝関節屈曲の低下が付随しやすい[59]．このパターンは底屈の弱化と関連するが，膝関節伸展の弱化とは必ずしも一致するわけではない．また，このパターンは底屈筋群，股関節伸筋群の弱化との関連もあり，膝関節の屈曲を抑制するとの報告もある[60]．

　De Quervainら[61]は介助の必要がなく，10〜15m以上歩行可能な脳卒中患者18名を対象に，膝関節に焦点を当てた立脚相を下記の3つの観点から分類した（図6-29）．

(1) **膝過伸展パターン** extension thrust pattern（図6-29-A）
　踵接地直後に膝関節過伸展が生じ，足底屈が強まる．その結果，その後の立脚相で足関節背屈が減少する．

(2) **膝シフトパターン** shift-knee pattern（図6-29-B）
　膝関節屈曲20〜30°を歩行周期全体で維持し，足関節は中間位または底屈位をとる．

(3) **膝折れパターン** buckling-knee pattern（図6-29-C）
　立脚時の膝関節屈曲が持続するとともに足関節背屈が増加する．

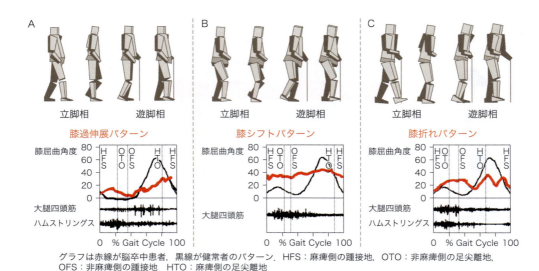

図6-29｜脳卒中患者の膝関節に焦点を当てた立脚相のパターン分類
（De Quervain IA, et al: Gait pattern in the early recovery period after stroke. J Bone Joint Surg Am 10: 1506-1514, 1996 より改変）

Claw toe（クロウトゥ）

クロウトゥは中足趾節関節過伸展・近位趾節間関節屈曲・遠位趾節間関節屈曲の状態である．Laurent ら[62]は，リハビリテーション病院入院患者 39 名のうちの 46%でクロウトゥを認め，特に発症 3 か月後の終盤に多く確認されたと報告している．座位においてクロウトゥが認められた場合，歩行中にも残存しやすい傾向がある．クロウトゥは内反/尖足と有意に相関する一方，下腿三頭筋の痙縮との有意性は乏しい．また，姿勢制御が乏しい患者でクロウトゥは出現しやすく，床面が不安定で滑りやすい環境において特に強くなりやすい．滑りやすい場面で生じる健常者の姿勢戦略は，脳卒中患者の代償パターンと類似する．具体的戦略は，①地面に対してゆっくりと足底を降ろす，②クロウトゥ様の足尖の屈曲，③立脚相の片脚における床反力の 1 回のピーク，④下肢の固定性を補う筋の同時収縮である[63]．クロウトゥの改善には，足底からの体性感覚情報，固有受容感覚情報が重要である．

股関節

股関節は下肢を骨盤および体幹に連結する近位関節であり，脳卒中後の歩行パターンに関して理解するうえで不可欠である．矢状面では，股関節における力の生成は歩行速度と強く相関しており，底屈筋群の弱化を代償する．股関節伸筋は，スタンス時に前方への推進力を生み出し，股関節屈筋が遊脚相で下肢を引き上げる．前額面において，股関節外転モーメントは両側の支持相で認められ，歩行の安定性に寄与する[64]．麻痺側の遊脚相で，非麻痺側の股関節外転筋はヒップハイキング（股関節の過度な屈曲歩行）に関与し，麻痺側骨盤は挙上する[65,66]．一方，麻痺側の股関節外転筋は股関節の分回し運動に関係する．立脚終期〜遊脚期における股関節外転を伴う分回し運動は，膝関節の過伸展や足尖の引っかかりに関連している[59]．

上肢スイングと体幹

通常の歩行速度における上肢と下肢のスイング比率は 1：1 であるが，遅い歩行の場合は 2：1 の関係に切り替わる．脳卒中後の歩行時における腕のスイングと体幹の運動は，健常者に比べ有意に非対称になる[67]．胸部と骨盤の間の部分的協調に関する体幹運動は，歩行速度と関連している[68,69]．健常者と比較して，脳卒中患者の歩行スピードは遅く，歩幅は短く，歩隔は広くなる．そして健常者と比較すると，骨盤の回旋より約

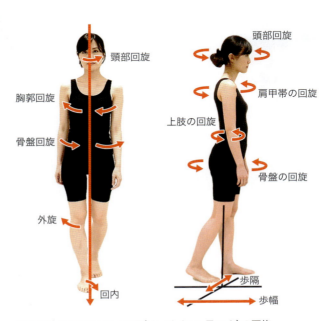

図 6-30 歩行における HAT（Head-Arm-Trunk）の回旋

15％，胸郭の回旋を使用しており，この増加した胸部回旋は，麻痺側上肢のスイング減少によるCoMの前方移動の低下に対する代償戦略として解釈できる[69]（図6-30）．

異常なモジュールパターン

脳卒中に伴う中枢神経系の損傷により，199頁で述べた歩行中の筋のモジュールに障害をきたす．主に膝伸筋群および大腿筋を含むモジュール1には，底屈を含むモジュール2やハムストリングスを含むモジュール4の両者の運動パターンが組み込まれる傾向がある．また，まれにモジュール4のみの運動がモジュール1に組み込まれることもある[70]．

また，脳卒中患者の歩行の場合，遊脚後期〜立脚終期までモジュール1，4の両者の筋活動が持続する場合があり，モジュール2も立脚相全体にわたって持続しやすい．つまり立脚期の中臀筋，膝伸筋群，足底筋群，ハムストリングスの同時収縮が頻繁に生じ，身体の支持や中枢部の過剰固定を強める傾向がある[71,72]（図6-31）．これにより床反力が1ピークパターンになりやすい[73]．一方，初期および後期立脚相でモジュール2，4が組み合わさった場合，歩行の推進力が乏しくなる．なぜなら，これは，荷重応答期と蹴り出し（推進）の間の干渉が生じるからである[70]．モジュール数に基づく運動出力の複雑さは，歩行時における姿勢コンポー

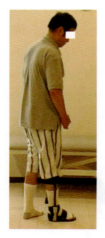
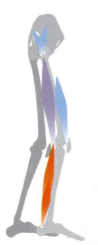

立脚初期

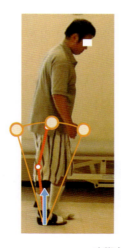
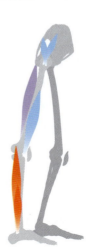

立脚中期

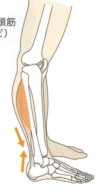

持続する下腿三頭筋の収縮（痙縮など）（モジュール2）

図6-31｜脳卒中患者の典型的な床反力とモジュールの同時収縮
立脚初期からモジュール1の筋だけでなく，底屈筋群やハムストリングスの同時収縮が伴いやすい．これにより股関節や膝関節の分離運動が困難となり，ロッキング現象や股関節戦略が同時に出現しやすくなる．また立脚終期のモジュール2においてもこれらの筋群の収縮が持続しやすい．これにより，ストライド長が得られにくくCoMの前方や上方への推進が阻害されるため，ステップ数の増加やスピードの低下が結果的に生じやすい．基本的に麻痺側の立脚の時間が少なく，床反力は1ピークパターンとなる．

ネントに影響を受ける可能性がある.

脳卒中後の障害と代償メカニズム

脳卒中後の歩行の問題において以下の2つを理解しておくことは重要である.

- **一次的問題**：直接的に神経が損傷された結果生じる問題. 急性期は主にこの症状の問題が大きい.
- **二次的問題**：神経適応プロセスの問題. これは認知的側面,自動的側面の両者であり,通常損傷されづらい小脳システムも含まれる[74].

一般的に脳卒中患者の代償戦略として骨盤挙上や分回し歩行が挙げられる. これに伴い,遊脚相におけるフットクリアランスが低下しやすい[74,75]. また非麻痺側では,非対称で過剰な運動連鎖パターンが生じる. この適応は認知的側面と自動的側面の両者の戦略によるものである. 一般的には発症後の急性期における早期の適応は非損傷側の大脳皮質の活動が主で,亜急性期から慢性期に移行するにつれて損傷側が働きを取り戻し,認知的側面による代償が強化されやすい[76]. 慢性期の脳卒中患者においては,非損傷側の大脳半球における皮質網様体脊髄路の線維量の増大が適応メカニズムと関連する(図6-32)[77].

随意運動や筋力の増大は,ブルンストロームステージの回復段階に基づくと,痙縮や定型的な運動パターンの改善と関係性があることがわかる[78]. しかしながら,痙縮の出現率は発症後の1〜4週間で4〜27%,発症3か月では17〜43%と幅広い[79]. 加えて,ブルンストロームらの共同運動パターンで随意運動が制約されている脳卒中患者は13%のみという報告もある[80]. 脳卒中後の歩行パターンにおける痙縮の役割については議論が続いているものの,ブルンストロームらが唱える共同運動→分離運動を促す方法が余計な学習につながり,分離運動の改善を妨げてしまう患者もいる. したがって,個別性に合わせ,急性期の弛緩状態からで

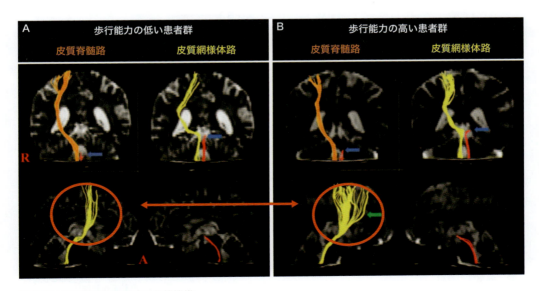

図6-32｜皮質網様体脊髄路の代償機構
皮質脊髄路が完全に損傷していた54名の維持期脳卒中患者に拡散テンソル画像(diffusion tensor imaging)を使用した. 歩行能力の高い患者群(B)は歩行能力の低い患者群(A)に比べ非損傷側の皮質網様体脊髄路の線維量が多いことがわかる.
(Jang SH, et al: Functional role of the corticoreticular pathway in chronic stroke patients. Stroke 44: 1099-1104, 2013 より改変)

も分離運動・知覚ベースの介入を行うことは重要である．

内側網様体脊髄路は，重力に対する関節の位置および姿勢を維持するうえで重要な役割を果たし，重力筋群の筋緊張および伸展反射の興奮性の両方を増加させる．このことにより直立姿勢における上肢屈筋と下肢伸筋は促通し[81,82]，歩行時のフィードフォワードの運動制御に大きく関与することとなる[82]．一方，伸張反射は動揺に応答してフィードバックの姿勢反応を引き起こす．この反応は特に脳卒中後の不安定でゆっくりとした歩行時のバランス反応や，健常者の立位時の反応において認められる．網様体脊髄路は解剖学的な脊柱の分布においては両側であるのに対し，前庭脊髄路は片側であり，脳卒中における片側性の筋緊張亢進および痙縮の出現に影響を与える[83]．

前庭系の役割について，Denny-Brown はサルを用いた実験で姿勢との関連性を報告している．実験ではサルを直立姿勢で吊り下げた際，麻痺側の上肢屈曲と下肢伸展の緊張姿勢が生じるが，頭部を下にして頸部を伸展させた場合，上肢伸展および下肢屈曲へと逆転したことを報告している[84]．麻痺側の過緊張は随意的にも自動的にも出現するが，<u>中枢性廃用（学習性不使用）</u>が生じる麻痺側の一部には，随意運動を行うことで筋緊張亢進が抑制されることが報告されている[85]．一方，自動的な筋緊張亢進の場合，局所的に筋を制御することは難しい．

図 6-33[86]はパーキンソン病患者の歩行の遅延メカニズムである．脳卒中患者のなかには麻痺以外の要素として，パーキンソン様の歩行が非麻痺側を含めた全体的な運動パターンに認められる者もいる．被殻などに障害が生じると，基底核からの抑制シグナルが過剰に投射され，<u>①スムーズな皮質脊髄路投射の減少，②小脳系の過活動（フィードバック，フィードフォワード），③過剰な意識に伴う歩行の多様性や自動メカニズムの低下，④姿勢制御活動の低下</u>が生じる可能性がある．このような代償メカニズムは脳卒中患者の歩行改善のためのヒントになる．

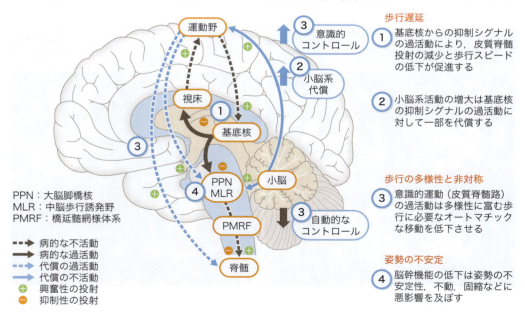

図 6-33 ｜ 片麻痺の麻痺側と非麻痺側の筋活動とサイクル

〔Peterson DS, et al: Neural control of walking in people with parkinsonism. Physiology (Bethesda) 31: 95-107, 2016 より改変〕

臨床応用

歩行を再獲得する治療において，本項では **1. 立位**，**2. 片脚立位**，**3. ステップ肢位**，**4. 歩行（CPGs）** の4つに分類し，それぞれの評価と治療について解説する．歩行は多くの側面から評価できるが，上記4つは歩行の特性を捉えるうえで重要なコンポーネントと考える．

1. 立位

脳卒中患者の場合，効率的な立位保持が困難であるため，歩行が非対称で非効率的となる．立位の非対称性は歩行時の非対称性と相関があることが示されており，立位姿勢が変化することで歩行動作も変化する可能性がある．歩行の第一歩は立位から始まる．歩行周期だけを意識するのではなく，第一歩の基本となる立位の評価と介入を行うことができるのは非常に重要といえる．

2. 片脚立位

歩行周期の80％が片脚支持であり，特に立脚中期は最も重心の位置が上昇する相である．そのため，静的場面であっても確実な片脚立位を獲得することが重要となる．片脚立位時は足底が支持基底面（BoS）であるため，足底から入力される感覚情報は片脚立位に直接的に影響を及ぼす．本項では足底への介入を中心に上行性への運動・姿勢連鎖との関連性を探っていく．

歩行治療

3. ステップ肢位

ステップ肢位，特に麻痺側下肢の後方肢位は最もバランス活動が要求される．麻痺側立脚終期～前遊脚期における腸腰筋（股関節伸展），および腓腹筋やヒラメ筋の長さ（足関節背屈）を得た状態で遊脚相に移行することは，CPGsの駆動や自律的な歩行にとって重要となる．

4. 歩行（CPGs）

CPGsは，両下肢を協調させながら自律的な歩行を促す作用をもつ．活性化を目的に体幹の回旋に伴った重心移動を行うことにより体幹と両下肢との連結を高めることは重要となる．歩行エネルギーの効率化やバランス機能を高めるうえで，動的場面での治療介入は重要である．脳卒中においてCPGsが直接影響を受けることは少ないため，感覚入力を活用して作動できれば，潜在能力を発揮できるチャンスにつながる．

立位

立位とは何か？

　日常生活の課題の多くは，立位姿勢や立位から派生する姿勢で行われ（図6-34），ADLの課題目標を達成するためには，体幹・四肢に起こる運動を安定した支持基底面上で保持できる動的バランスが要求される．立位は歩行の開始・停止の姿勢でもあり，両者には密接な関係性が認められ，立位の非対称性は歩行時の非対称性と相関があることが示唆されている[87]．

　解剖学上の骨の配置は立位の評価において有用となり，**抗重力位（upright position）**と表現され，前方，側方，後方から立位姿勢を観察し，患者の正中線や垂直線に対する逸脱を評価する必要がある．これは240頁〜の姿勢アライメント表を参考にしてもらいたい．加えて，抗重力筋活動や課題に応じて感覚比重をコントロールできる状態は**抗重力的構え（upright stance）**と表現される[88]．この2つの要素を踏まえ，解剖学・運動学的姿勢だけでなく神経学的な抗重力姿勢の両者を統合した**抗重力姿勢（upright posture）**を評価できることが療法士には求められる．

　立位の姿勢戦略は歩行と共通する点が多く，立位姿勢の分析を行うことは歩行の動作分析を補完し，立位の姿勢戦略の変化は歩行の変化へと結びつく可能性が考えられる．このため，立位の姿勢分析や姿勢戦略に基づく治療を行うことは重要となる．

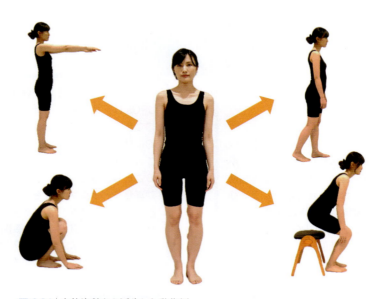

図 6-34 ｜ 立位姿勢から派生した動作例
単純に立位を保持できるだけでなく，あらゆる方向に動けるダイナミックバランスに基づく立位をとれることが重要である．

抗重力位（upright position）×抗重力的構え（upright stance）
　　＝抗重力姿勢（upright posture）

片脚立位

片脚立位と歩行の関係

　歩行周期における80％は片脚立位である．歩行動作は慣性のなかで生じているため，片脚立位のような静的な姿勢と歩行との関連性はイメージしにくいかもしれない．しかし，前述した脳卒中患者の立脚相の特徴として，反張膝や膝屈曲など一側下肢の支持に問題を抱えていることが報告されている[61]．また脳卒中患者の立位時，下肢には同時収縮を認め，特に両脚支持期の非麻痺側に強く認めるという報告があり[89]，麻痺側だけでなく非麻痺側への介入も必要と考えられる．

　一側下肢の支持を維持するためには十分な足関節制御が必要とされる[90]．健常者では姿勢制御の要求が増すのに合わせて，足部内在筋の活動が増し，足部を安定させることでバランスが維持される．また踵骨のアライメントは足部内反に影響を与え，足部のアーチが高いと重心移動量が多くなるとの報告がある[91]．

　以上より，片脚立位の獲得に向け，非麻痺側下肢や麻痺側の足関節（踵骨およびアーチ，内在筋の活動）を考慮し，評価および治療を進めていく必要がある．臨床では片脚立位を保持できる患者は少ないため，ここでは背臥位での治療を中心に紹介する．

評価

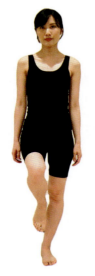

図 6-35｜前方からの評価

前方からの評価（図 6-35）
一側下肢の支持の評価：足関節，膝関節，股関節を結ぶ線上に対し，上前腸骨棘，肩峰を結ぶ線上に立ち直りを認めるか否かを確認する．下肢の支持に問題を抱える場合，体幹側屈や股関節内転での代償を認めやすい．両上肢がどのように位置しているか評価することも重要である．代償的な肩関節外転による反応はよく確認される．

矢状面からの評価
抗重力性の評価：立位と動揺に外果前方，膝関節前部（膝蓋骨後面），大転子，肩峰，耳垂が垂直線上に配列されているか評価する．臨床上，股関節屈曲や体幹前傾による代償を認めやすい．

ステップ肢位

ステップ肢位と歩行の関係

　安定した立位，片脚立位が得られた後，ステップ肢位の治療を実施する．ステップ肢位における下肢の支持性や振り出し時の運動戦略は，歩行に直接影響を与える．なお，治療では振り出しを行ううえで，一度後方へステップを行ってから振り出したほうが前方へ足を振り出しやすくなる．その背景にあるのは，下腿三頭筋腱を伸張する機会の有無である．歩行の立脚終期〜前遊脚期にかけては下腿三頭筋のIb促通機構が働き，振り出しが実現される（図6-36）[92]．このため，後方ステップ肢位で下腿三頭筋を十分に伸張し，Ib促通機構が働く状態から前方へ振り出しを促通できる．したがって，ステップ肢位の評価や治療は後方へのステップから始めることが望ましい．また，麻痺側下肢の後方ステップ肢位で腸腰筋（股関節伸展）が伸張された状態で遊脚相へ移行することは，CPGsの駆動や自律的な歩行にとっても重要となる．

　以降，立位姿勢から後方ステップ肢位への姿勢変換に基づいた評価および治療について紹介する．

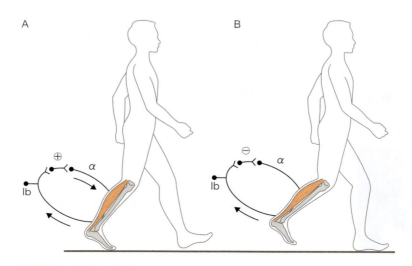

図6-36 ｜ Ib促通とIb抑制
A：腱の伸張は介在ニューロンに接続するIb求心性線維を活性する．
　　立脚相のゴルジ腱器官からの入力は，下肢伸筋群への下位運動ニューロンを促通する．
B：遊脚相では同じ筋群を抑制する．
（Ekman LL: Neuroscience: Fundamentals for Rehabilitation. 3rd ed, pp200-201, Saunders, 2007 より改変）

歩行周期とリズム

CPGsとの関係

歩行構成に必要なコンポーネント（立位・片脚立位・ステップ肢位など）を獲得後，それぞれの構成要素のダイナミックな連鎖を生み出す必要がある．そのため，実際の歩行場面での治療は必須といえる．特にCPGs（→ 210頁）を意識したリズムや連続的な床反力によるフィードバック，空間上での胸郭や上肢のコントロールを促す介入はメリットが大きい．CPGsは脳卒中後に直接的に影響を受けることは少ないので，末梢からの感覚入力や皮質からの信号をうまく組み合わせることで，麻痺した下肢の筋収縮を構築させていくことが可能である．また，CPGsは左右身体間で変化する活動を調整，自動化する役割をもつ（図6-37）．

Zehr[26]はCPGsは左右下肢間での連結が強く，歩行などの交互運動をサポートしていると報告している．また両上肢間の連結に比べ，上肢と下肢間の連結は強いとも報告している．Dietz[93]は，座位と歩行場面では頸膨大と腰膨大のスイッチが切り替わり，歩行場面のほうが上肢と下肢のコネクションが強くなることを報告している（図6-38）．

以上のように，脳卒中患者における上肢と下肢の連結は歩行場面でより強く促通できる可能性がある．脳卒中患者の歩行を治療する際にはCPGsの活動状況を推測して，介入することで，患者のより良い歩行動作獲得を支援できる．治療では，これまでに述べた立位，片脚立位，ステップ肢位の評価や治療を統合して実践する必要がある．

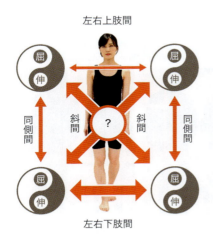

図 6-37｜四肢間におけるCPGsの調整
「?」は上位中枢からの連結や固有脊髄路を指す．詳細は不確定であるが，体幹のコアスタビリティは臨床上重要といえる．
（Zehr EP: Neural control of rhythmic human movement: the common core hypothesis. Exerc Sport Sci Rev 33: 54-60, 2005より改変）

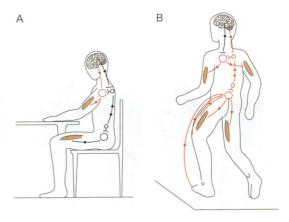

図 6-38｜CPGsと固有脊髄路
A：手のスキル動作は皮質脊髄路からの投射が優位となり，CPGsのスイッチはoffになる．
B：歩行場面では頸膨大と腰膨大のコネクションが強くなり，上下肢でリズミカルな運動を形成する．
（Dietz V: Proprioception and locomotor disorders. Nat Rev Neurosci 3: 781-790, 2002より改変）

症例紹介と治療前後の比較

脳卒中 歩行ハンドリング 動画　検索
https://youtu.be/ObeFqDpO0vE

　50歳代，男性．左片麻痺．本症例は10年前に右被殻出血発症後，回復期リハビリテーション病棟，外来を経て，自宅での生活はヘルパーを活用しながら自立していた．近年，徐々に歩行スピードやバランスの低下が目立つようになり当施設にて週3回，90分のセラピーを行った．

　麻痺側表在筋・深部筋ともに中等度の感覚障害を認め，足関節の背屈運動は随意的に困難．上肢挙上は僧帽筋などの代償を用いて70°程度の屈曲保持は可能だが，手指や手関節の運動は認めなかった．腸腰筋，腹直筋，脊柱起立筋群は短縮を強く認め，麻痺側だけでなく非麻痺側の肩甲骨や股関節の運動制限も認められた．歩行は分回し様で，上肢，手指ともに屈曲が強く，麻痺側立脚時の支持時間は低下，視線は常に床面を向きながら，注意深くゆっくりとしたスピードであった．ターンの際は頭部〜骨盤がほぼ同時に回旋するエンブロックターン（en bloc turning）となっていた．

治療戦略

　残存した皮質脊髄路の興奮は急性期から急激に減退し3か月で消失するといわれている（図6-39）[94]．急性期は発症後の続発症が主に脳内で生じると同時に，ワーラー変性などの影響で皮質脊髄路の興奮性が急激に減衰していく．回復期では半球間抑制など皮質間のネットワークが高まり，生活期に移行するにつれ機能代行など神経的再アレンジが生じてくる[94]．

　生活期の場合，急性期や回復期の経過に応じ，シナプス興奮性や新たな皮質間ネットワークを

介入前（発症10年経過）

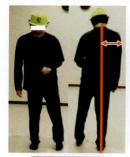
麻痺側振り出し

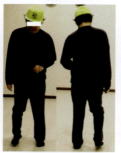
麻痺側支持

体幹・肘の屈曲が強く，分回し歩行．麻痺側への荷重は不十分で床面への視覚依存が強い．遊脚終期におけるモジュール4のハムストリングス過活動により骨盤が後傾に引きこまれ，踵接地の際に体幹が後方に偏位する．そのまま足底接地し，モジュール1，3，4→モジュール2における背屈→底屈へのロッカーファンクションが機能しない．

介入1か月後

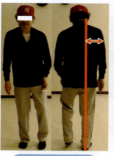
麻痺側振り出し

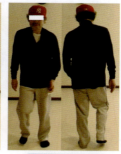
麻痺側支持

介入前の体幹屈曲姿勢に比べ，介入後は肘関節，脊柱，頸部の屈曲は軽減した．ハムストリングスの適度な収縮により，後方偏位は軽減した．視覚は床面に依存せず，周辺視を多く活用できるようになった．また，モジュール2の蹴り出しが機能し始めた．ADLではタクシーの乗り降りが楽になり，室内で装具を使用しなくなった．

構築できる潜在能力に影響を及ぼす．たとえば，回復期以降に落ち着いてくる半球間抑制のバランスが慢性期においても残存し，非損傷側の脳の過剰な興奮が損傷側の脳の興奮を抑制するとの報告がある[95]．また，シナプス伝達を向上させられる脳機能があるにもかかわらず，慢性期で発症年数が経つほど二次的な問題（不使用，廃用性萎縮，筋短縮，半球間抑制の持続，加齢など）により，シナプス伝達効率が抑制されているケースが非常に多い．さらに，筋の不使用だけでなく神経ネットワークの不使用（神経伝達物質放出量の低下，レセプターの感度の低下など）も生じる．本症例に対しては上記の要素を意識して，二次的な要素を排除しながら潜在能力を探求していく必要がある（図6-40）[96]．

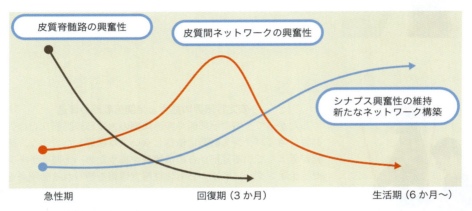

図 6-39 皮質脊髄路の時系列的変化
（原　寛美：脳卒中運動麻痺回復可塑性理論とステージ理論に依拠したリハビリテーション．脳神経外科ジャーナル21：516-526, 2012 より改変）

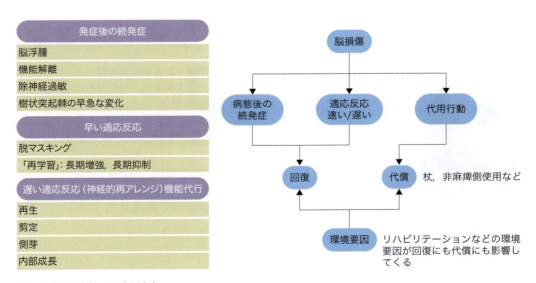

図 6-40 脳損傷後の反応と適応
〔Goldstein LB: Restorative neurology. Wilkins RH, et al (eds): Neurology, 2nd ed, pp459-460, McGraw-Hill (Tx), 1996 より改変〕

立位の評価と治療

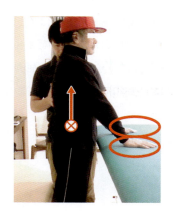

―位置エネルギーの最大化―

本症例の場合，歩行時において非麻痺側体幹の側屈や骨盤の傾斜によって麻痺側下肢の振り出しを代償している．体幹周囲の外在筋群を過剰に用いた CoM の上方移動は，歩行時の位置エネルギー→運動エネルギーへの適切な移行が不十分となる．結果的に，細かなバランス活動やエネルギー消費において非効率となる．そのため，適切な CoM の移動をハンドリングで誘導していった．Stoquart ら[97]は脳卒中患者は非麻痺側上下肢により CoM を持ち上げるため，エネルギー消費量が増加し疲労が生じやすいと報告している．

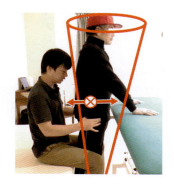

―安定性限界の拡大と足関節戦略の促進―

したがって，特に麻痺側や非麻痺側の大腿筋膜張筋などの外在筋群優位時のバランス制御に依存しないよう誘導した．また，感覚情報が低下している足部からの情報量を補うため，上肢をテーブルにセッティングし，手掌からも体性感覚情報を得られる参照点を増やした．身体からの体性感覚情報優位にすることで，床面への視覚情報への依存や，頭頸部を過剰固定して下肢を床面に押し付ける前庭系への依存を減らすよう意識した．足底からの感覚情報を言語やハンドリングで意識させながら足関節戦略を促し，安定性限界を広げていった．

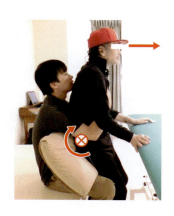

―股関節と体幹の伸展と前庭や視覚の統合―

本症例の非麻痺側股関節は大腿筋膜張筋や臀筋群を中心に過剰固定され，非麻痺側に誘導すると下肢のステッピング戦略や上肢のリーチング戦略を用いやすい傾向があった．枕などの接触面を増やして安定性を高めながら，股関節内に伸展方向への回転モーメントが生じるよう誘導した．

また，腸腰筋を過剰に用いた股関節屈曲にならないように，高座位からの立ち座りのなかで股関節伸筋群の活動を誘導しつつ，視線が床面に向かないよう口頭指示を用いて誘導した．

臨床 Q & A

Q 良い立位バランスって何ですか？

A 立位を保持する際，重心動揺（内乱・外乱）に対する姿勢保持の戦略があります．最も高度な戦略は，足関節の運動によって重心を支持基底面内（BoS）にとどめる足関節戦略です．一方，股関節の運動によるものを股関節戦略，片足を踏み出す運動によるものをステッピング戦略と呼びます．ほかにも重心移動戦略やサスペンション戦略などがあります（図 6-41）[33,98]．ステッピング戦略やリーチング戦略は**代償的姿勢調節（compensatory postural adjustments；CPA）**の要素が強く，随意運動とフィードバック情報に強く影響を受けるため，反応が遅延しやすく，CoM の動揺が大きくなります．健常者は，重心動揺に応じてそれぞれのバランス戦略を切り替えながら最小限の筋活動で姿勢を維持することが可能です．一方，脳卒中患者では足関節戦略よりも股関節戦略の割合が大きく，体性感覚よりも視覚や前庭系に依存しやすくなります．本症例の場合も体性感覚優位の足関節戦略より，視覚や前庭感覚優位の股関節戦略やステッピング戦略が用いられやすく，安定性限界（limit of stability；LoS）が麻痺側/非麻痺側ともに狭小化しています．

	股関節戦略	足関節戦略	ステッピング戦略	重心移動戦略 リーチング戦略	サスペンション戦略
特徴	①中枢部〜末梢部への筋連鎖 ②CoG が移行する不安定側において筋が活性化	①末梢部〜中枢部への筋連鎖 ②CoG が移行する不安定側とは反対側において筋が活性化	①安定性限界に到達するまたは上回る ②筋活動から重心移動代償へ切り替わる	①一側から反対側へ重心移動する ②何かの物体につかまり，新たな支持面をつくる	①早い膝屈曲によって CoM を下げる ②ロッキングパターン
誘発例	①支持面よりも大きい動揺が生じるとき ②課題において大きく，かつ迅速な CoG 移行が要求されるとき ※前庭受容器が損傷されていない場合のみ出現	①CoG の小さな移行あるいは動揺時 ②課題において直立姿勢を要求されるとき ※体性感覚受容器が損傷されていない場合のみ出現	動揺が大きく，かつ粗大な場面	麻痺側の不安定性を非麻痺側で代償しようとするとき	身体に加速的な動揺を伴ったとき

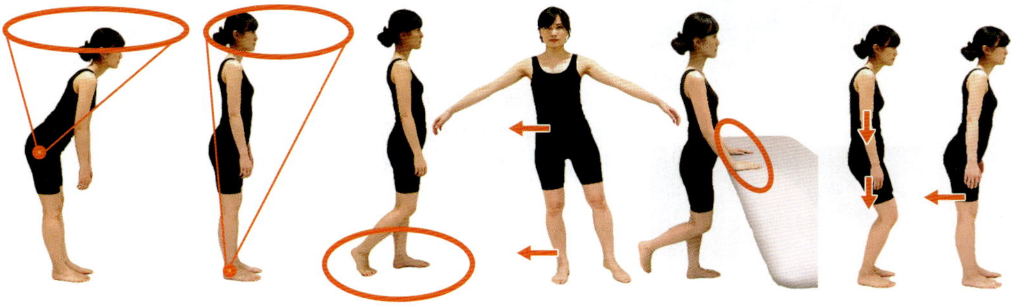

股関節戦略　足関節戦略　ステッピング戦略　重心移動戦略　リーチング戦略　サスペンション戦略

図 6-41 バランスの代償戦略

〔Horak FB: Postural orientation and equilibrium: what do we need to know about neural control of balance to prevent falls? Age Ageing 35(suppl 2): ii7-ii11, 2006, および Dutton M: Physical Therapist Assistant Exam Review Guide. pp449-450, Jones & Bartlett Pub, 2011 をもとに作成〕

片脚立位の評価と治療

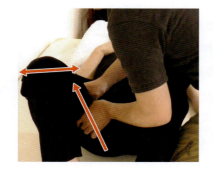

―非麻痺側股関節周囲の筋アライメント修正―
　本症例は非麻痺側への重心移動，片脚立位も困難であった．特に股関節周囲は屈筋群や内転筋群を中心に短縮が強く，内転筋群と内側ハムストリングスの境界が不明瞭であったため，背臥位にて筋の長さの確保と分離を促していった．内転筋群の伸張と股関節の内外旋の運動を連動させることで，ハムストリングスの起始部や中臀筋に筋緊張が得られるようになった．また，大腿筋膜張筋を伸張させ，股関節内転と外転での相反的な筋活動の切り替えが得られるよう促した．

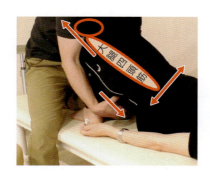

―両側股関節伸展活動の誘導―
　麻痺側足部や非麻痺側股関節周囲のアライメントが改善してきた段階で，ブリッジ位にて股関節伸展を誘導した．両側ハムストリングス起始部の弱化が認められたため，療法士のハンドリングにて求心性収縮方向に誘導しつつ，大腿四頭筋の長さを引き出すため，療法士の腋窩で遠心性収縮を誘導した．また，その状態から左右への重心移動を行い，中臀筋群の活性化を図った．

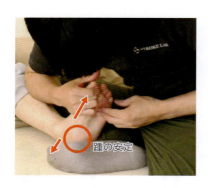

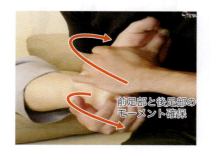

―足底腱膜の伸張とフットコアシステムの構築―
　本症例は歩行時の麻痺側片脚立位において十分な麻痺側へのトランスファーが生じていなかった．足底のアーチは扁平で，下腿三頭筋や足部内在筋群は短縮していた．したがって，フットコアシステムを意識し，足部内在筋を中心とした筋の長さの確保（active subsystem）と骨の縦・横アーチの確保（passive subsystem）を促した．特に小指外転筋や短趾屈筋などの筋間を引き離し，内側・外側のアーチを明確にした．その際，足底筋膜の短縮により踵骨が引き上がるため，療法士の足で踵を下方にストレッチし，踵骨と中足骨領域の分離を促した．足部内在筋群が短縮した第1層から，少しずつ第2層，第3層の筋群が触知できるようになり，骨間筋や虫様筋群へのモビライゼーションを促しながら中足骨間の分離を誘導していった．これにより前足部の背屈モーメントと後足部の底屈モーメントを誘導し，縦アーチの確保と足底腱膜の張力を引き出していった．

臨床Q&A

Q 脳卒中後の片脚立位にどのような要素が必要ですか？

A 片脚立位の維持においては，身体の左右の統合と適切なフィードフォワード姿勢制御が重要となります．また，支持側の中臀筋・小臀筋・大腿筋膜張筋・大臀筋上部線維と腸脛靱帯や筋膜における受動的緊張を必要とします．支持側の股関節外転機構は，CoMの推進移動が加速したあと，屈曲肢を引き上げる前にブレーキをかける役目を果たし，立脚側の中臀筋と屈曲肢側の内転筋は，立脚終期とコントロールの乱れ，適切なCoM維持において重要な役割を果たします[99]（図6-42）．

Paiら[100]は14人の脳卒中患者の片脚立位における研究において，80％が麻痺側での片脚立位が困難で，非麻痺側では52％が片脚立位困難であったと報告しています．脳卒中後，麻痺側主動筋と拮抗筋の動員あるいは同時収縮，または非麻痺側肢の代償性過剰活動のいずれかが存在することが判明しています[101]．したがって，脳卒中患者は適切な片脚立位のためのCoMを移動・維持ができないため，適切な予測的姿勢制御が伴わず，片脚立位が困難な傾向があります．重心移動の開始と維持には両側の筋活動が要求されますが，重心移動のための麻痺側と非麻痺側は，どちらも脳卒中後の影響を受けていると報告されています[99]．また，Kimら[102]は，麻痺側と非麻痺側肢の両方に影響を与える筋トルクの両側性の減少を報告し，脳卒中後において両肢の治療を勧めています．

上記の報告からも，本症例のように麻痺側下肢だけでなく，非麻痺側下肢の外転・内転筋群を治療することは重要と考えます．

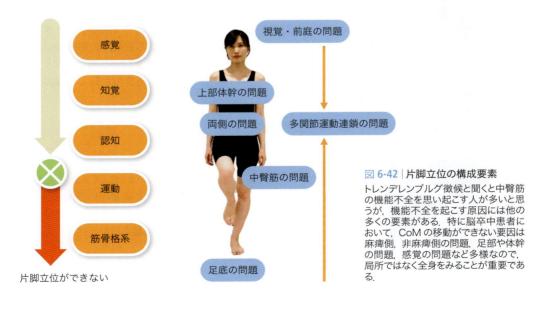

図6-42｜片脚立位の構成要素
トレンデレンブルグ徴候と聞くと中臀筋の機能不全を思い起こす人が多いと思うが，機能不全を起こす原因には他の多くの要素がある．特に脳卒中患者において，CoMの移動ができない要因は麻痺側，非麻痺側の問題，足部や体幹の問題，感覚の問題など多様なので，局所ではなく全身をみることが重要である．

ステップ肢位の評価と治療

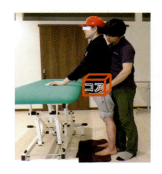

――コアスタビリティの安定――

　立位姿勢，片脚立位への介入後，再度立位において，足関節戦略を誘導しながらハムストリングス起始部や骨盤底筋群の活動を高めた．これによりバックステップ時において CoM が下方に下がらないようコアスタビリティの安定化を図った．また，腓腹筋とヒラメ筋の両者に短縮による底屈制限があったため，タオルで補高を行い，足底腱膜の伸張を促した．足底が安定することで，股関節内の自由度が増し，腹腔内圧が高まりやすくなった．

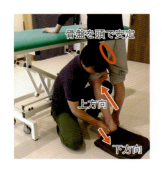

――バックステップと Ib 促通――

　立位が安定してきた段階で，麻痺側下肢のバックステップを誘導した．長期間伸張されていない下腿三頭筋の伸張を図り，Ib 促通が得られるよう促した．適切な下腿三頭筋の伸張が得られるよう，療法士の手で起始部（腓腹筋）を把持し，踵骨を床面に接地させていった（腓腹筋およびヒラメ筋）．接地させる際は母趾 MP 関節背屈→中間位→踵接地の順序で足底腱膜，短母趾屈筋，母趾内転筋などの伸張を誘導した．床反力が得られるようにすると，Ib 促通に伴う底屈反応が得られやすくなった．

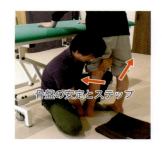

――遊脚期のコントロール――

　底屈反応が得られた段階で前方へ振り出しを促した．ハムストリングス起始部の安定性は維持しつつ，遠位部は遠心性収縮を誘導した．また，小趾外転筋を中心に外側方向に引き出しながらの外反・背屈から，Ib 抑制に伴うモジュール 3 の前脛骨筋の背屈，大腿直筋の起始部安定と分節的な股関節屈曲を意識した遊脚を誘導した．これらを遊脚終期のモジュール 4 のハムストリングス筋群の活動と骨盤の安定化，踵接地へとつなげていった．

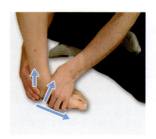

――内側アーチの構築――

　上記セッティング場面において，常にフットコアシステムを意識し，主に内側アーチ・ドーム形成の確保，ならびに荷重時の足底腱膜や足部内在筋の伸張を誘導していった．特に内側のアーチ形成に重要な母趾外転筋を引き出しながら，掌側・背側骨間筋の活動を伴った足関節戦略を誘導していった．

臨床 Q & A

Q 蹴り出しを促通できる方法はハンドリング以外にありますか？

A 歩行の蹴り出しは，立脚中期における十分な体幹の伸展活動と荷重が重要になります．脳卒中患者の場合，麻痺以外にも杖への依存や視覚的代償などの様々な要因により屈曲姿勢となり，立脚中期～後期が阻害されます．図 6-43 に，一般的な T 字杖歩行とノルディック杖歩行の姿勢の違いを示しました．ノルディック杖のほうが体幹伸展が得られ，麻痺側の分回しパターンの軽減につながっています．杖以外にも，装具やインソールなどを検討することで，遊脚後期における蹴り出しを改善させていくことは可能です．運動と安定のバランスを個別性に応じて適応させていくことが大切で，安定性を求めすぎると固定につながります．

近年は，杖や足底板にバイオフィードバック機構が搭載され，荷重の情報をバイブレーションで伝えてくれたり，グラフによる視覚化や，言語で情報を伝えてくれるツールも開発されています．今後，装具や杖などはますますテクノロジーが搭載されていくと思われるので，既存のものに捉われすぎず，常に情報収集，活用を行っていく必要があります（図 6-44）[103]．

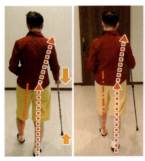
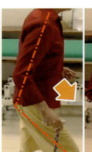
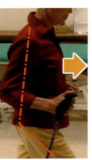
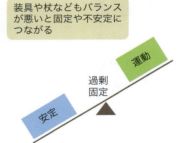

図 6-43 ｜ T 字杖とノルディック杖の違い

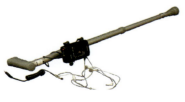
Force cane

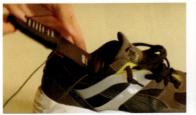
PLLM_Touch

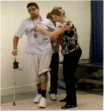
活用場面

図 6-44 ｜ 進化する杖・装具（nCounters Australia 社）
(http://ncountersonline.com/force-cane/ より)

歩行（周期）の評価と治療

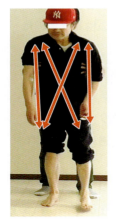

―身体分節間のカップリングの誘導―

立位での CoM 移動，足関節からの体性感覚情報が得られやすくなった段階で，実際の歩行場面での介入を増やしていった．

歩行になると体幹屈曲，股関節戦略優位の歩行になりやすいため，体幹中枢部のハンドリングサポートを行って CoM を挙上させ，体幹の抗重力活動が高まるにつれ徐々に末梢へとサポートを移行していった．また，一側の支持に合わせ反対側の肩甲骨の前方突出の誘導や同側上下肢のカップリングを強調させるよう，肩甲骨から床面に圧を加える様々な刺激を送っていった．

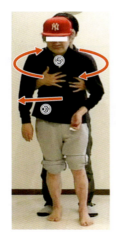

―ハンドリングのリズム・方向の協調―

次に❶～❺の目的に合わせハンドリングの方向を変更した．
❶立脚の際に踵接地を協調させるよう，療法士のハンドリングで床方向に押して床反力を促す．
❷立脚時の足底内の重心移動を誘導し立脚終期への蹴り出しにつなげる．
❸非麻痺側立脚時の側方移動の誘導
❹麻痺側立脚時の CoM の前方誘導
❺両側胸郭の回旋運動を左右リズミカルに誘導し，それに伴うスイングのクリアランスの誘導など

上記❶～❺を状況に合わせて，その日獲得したコンポーネントに合わせて組み合わせながら行うことで，CPGs の作動や体性感覚×視覚×前庭の重みづけをコントロールしていった．

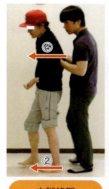 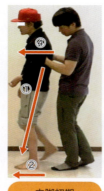

立脚終期　　立脚初期

―モジュールとハンドリング―

立脚初～終期におけるモジュールを意識したハンドリングを実施．踵接地時の床反力とモジュール 1, 3, 4 の収縮を①のハンドリングで強調しながら，蹴り出し時のモジュール 2 の活動を②のハンドリングで誘導した．

立脚初期

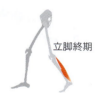

立脚終期

臨床 Q & A

Q 歩行を全体的に評価するうえで，どこにポイントを置けばいいのでしょうか？

A 歩行周期のなかで行う治療では，正常歩行の条件を知っておくことが重要なポイントです．Gage[104]は正常歩行のための5つの条件を挙げています．

❶ 支持脚の安定性の獲得
❷ 遊脚期のクリアランスの改善
❸ 遊脚終期の足部の適切な背屈準備
❹ 適切なステップ長を動員できる状態
❺ 過剰努力ではない効率的なエネルギー消費

これらの5つの条件のうち1つでも改善できなければ病的歩行の可能性が高まるため，治療においてもこれらを常に頭に入れ，歩行全体を評価していくことが大切です．歩行は全体 ⇔ 局所の切り替えで評価していくことが必要です．歩行周期の8相（➡196頁）に加え，下肢だけでなく上部体幹，頭部，上肢のスイングや手の状態なども評価する視点が重要です．

図6-45は，前述の「モジュールとハンドリング」の図のなかの「②立脚時の足底内の重心移動」について，ハンドリングでの誘導を意識した図です．歩行時の荷重は各相に応じて図6-45のように移動していきます．踵～母趾の移動ラインには数多くの機械受容器が備わっていることも報告されています[105]．

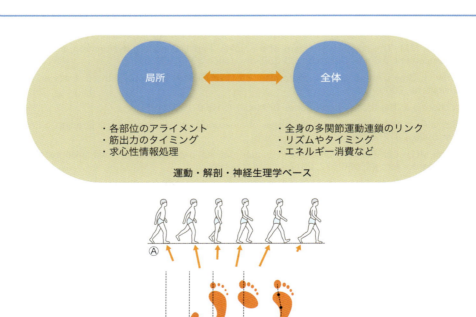

図6-45｜歩行時の足部の支持基底面（BoS）の軌跡

> ### 第6章 学習ポイント
> - ☐ 歩行の概要と各相の役割を理解する
> - ☐ 解剖学・運動学的側面を理解する
> - ☐ 神経学的側面を理解する
> - ☐ 脳卒中の歩行特性を理解する
> - ☐ 臨床における介入アイデアを理解する

引用文献

1) Whittle MW, et al: Gait Analysis: An Introduction, 3ed, pp49-50, Butterworth-Heinemann, 2001
2) Rose J, et al (eds): Human Walking. 3rd ed, Williams & Wilkins, 2005
3) Teresa P: Physiotherapy for Children. pp39-40, Elsevier, 2007
4) Janet H, et al: Stroke Rehabilitation-Guidelines for Exercise and Training to Optimize Motor Skill. Butterworth-Heinemann, 2003
5) Lacquaniti F, et al: Patterned control of human locomotion. J Physiol 590: 2189-2199, 2012
6) Clark DJ, et al: Merging of healthy motor modules predicts reduced locomotor performance and muscle coordination complexity post-stroke. J Neurophysiol 103: 844-857, 2010
7) Kajita S, et al: Study of dynamic biped locomotion on rugged terrain-derivation and application of the linear inverted pendulum mode. In: Proceedings of the IEEE International Conference on Robotics and Automation. pp1405-1411, IEEE, 1991
8) Honda 歩行アシスト　http://www.honda.co.jp/walking-assist/about/
9) Teresa P: Physiotherapy for children. pp51-52, Elsevier, 2007
10) Mann RA, et al: The initiation of gait. J Bone Joint Surg Am 61: 232-239, 1979
11) McKeon PO, et al: The foot core system: a new paradigm for understanding intrinsic foot muscle function. Br J Sports Med 49: 290, 2015
12) Panjabi MM: The stabilizing system of the spine. Part I. Function, dysfunction, adaptation, and enhancement. J Spinal Disord 5: 383-389, discussion 397, 1992
13) Gray H: Gray's Anatomy: the Anatomical Basis of Clinical Practice 39th ed. Elsevier, Churchill Livingtone, 2005
14) McKenzie J: The foot as a half-dome. Br Med J 1: 1068-1069, 1995
15) Soysa A, et al: Importance and challenges of measuring intrinsic foot muscle strength. J Foot Ankle Res 5: 29, 2012
16) Hoch MC, et al: Plantar vibrotactile detection deficits in adults with chronic ankle instability. Med Sci Sports Exerc 44: 666-672, 2012
17) Borton DC, et al: Tear of the plantar calcaneonavicular (spring) ligament causing flatfoot. A case report. J Bone Joint Surg Br 79: 641-643, 1997
18) Fuller EA: The windlass mechanism of the foot. A mechanical model to explain pathology. J Am Podiatr Med Assoc 90: 35-46, 2007
19) Søballe K, et al: Ruptured tibialis posterior tendon in a closed ankle fracture. Clin Orthop Relat Res: 140-143, 1988
20) Fiolkowski P: Intrinsic pedal musculature support of the medial longitudinal arch: an electromyography study. J Foot & Ankle Surg 42: 327-333, 2003
21) Jam B: Evaluation and retraining of the intrinsic foot muscles for pain syndromes related to abnormal control of pronation. (http://www.aptei.CoM/articles/pdf/IntrinsicMuscles.pdf)
22) Kavounoudias A, et al: Foot sole and ankle muscle inputs contribute jointly to human erect posture regulation. J Physiol 532: 869-878, 2001
23) Clemente CD: Gray's Anatomy of the Human Body, American ed, 30, pp587-590, Lea & Febiger, 1985

24) http://www.feetgenius.com/foot-problems/plantar-fasciitis-guide/
25) Jacobsen B: Medicine and Clinical Engineering. Prentice Hall, 1977
26) Zehr EP: Neural control of rhythmic human movement: the common core hypothesis. Exerc Sport Sci Rev 33: 54-60, 2005
27) Grillner S: Neurobiological bases of rhythmic motor acts in vertebrates. Science 228: 143-149, 1985
28) Brown TG: The intrinsic factors in the act of progression in the mammal. Proc Royal Soc London 84: 308-319, 1911
29) Rossignol S, et al: Locomotion of the adult chronic spinal cat and its modification by monoaminergic agonists and antagonists. In: Goldberger ME, et al (eds): Development and Plasticity of the Mammalian Spinal Cord. Padua, Italy: Fidia Research Series III, pp323-345, Liviana Press, 1986
30) Grillner S, et al: On the initiation of the swing phase of locomotion in chronic spinal cats. Brain Res 146: 269-277, 1978
31) Van de Crommert HW, et al: Neural control of locomotion: sensory control of the central pattern generator and its relation to treadmill training. Gait Posture 7: 251-263, 1998
32) Rybak IA, et al: Modelling spinal circuitry involved in locomotor pattern generation: insights from the effects of afferent stimulation. J Physiol 577(Pt2): 641-658, 2006
33) Horak FB: Postural orientation and equilibrium: what do we need to know about neural control of balance to prevent falls? Age Ageing 35(suppl 2): ii7-ii11, 2006
34) http://www.thechilddevelopmentcentre.com/
35) Chan CWY, et al: The 'late' electromyographic response to limb displacement in man. II. Sensory origin. Electroencephalogr Clin Neurophysiol 46: 182-188, 1979
36) Jurgens U, et al: The efferent and afferent connections of the supplementary motor area. Brain Research 300: 63-81, 1984
37) Horak FB, et al: The effects of movement velocity, mass displaced, and task certainty on associated postural adjustments made by normal and hemiplegic individuals. J Neurol Neurosurg Psychiatry 47: 1020-1028, 1984
38) Jacobs JV, et al: Cortical control of postural responses. J Neural Transm(Vienna) 114: 1339-1348, 2007
39) Capaday C, et al: Studies on the corticospinal control of human walking. I. Responses to focal transcranial magnetic stimulation of the motor cortex. J Neurophysiol 81: 129-139, 1999
40) la Fougère C, et al: Real versus imagined locomotion: a [18F]-FDG PET-fMRI comparison. Neuroimage 50: 1589-1598, 2010
41) Grillner S, et al: Control of locomotion in bipeds, tetrapods, and fich. In: Handbook of Physiology: the Nervous System II. pp1179-1236, Bethesda, American Physiological Society, 1979
42) Beyaert C, et al: Gait post-stroke: pathophysiology and rehabilitation strategies: Neurophysiol Clin 45: 335-355, 2015
43) Cullen KE, et al: The vestibular system: multimodal integration and encoding of self-motion for motor control. Trends Neurosci 35: 185-196, 2012
44) Drew T, et al: Cortical and brainstem control of locomotion. Prog Brain Res 143: 251-261, 2004
45) Schepens B, et al: Neurons in the pontomedullary reticular formation signal posture and movement both as an integrated behavior and independently. J Neurophysiol 100: 2235-2253, 2008
46) Takakusaki K, et al: Forebrain control of locomotor behaviors. Brain Res Rev 57: 192-198, 2008
47) Mori S, et al: Controlled locomotion in the mesencephalic cat: distribution of facilitatory and inhibitory regions within pontine tegmentum. J Neurophysiol 41: 1580-1591, 1978
48) Mori S, et al: Contribution of postural muscle tone to full expression of posture and locomotor movements: multi-faceted analyses of its setting brainstem-spinal cord mechanisms in the cat. JPN J Physiol 39: 785-809, 1988
49) Allen JL, et al: Step length asymmetry is representative of compensatory mechanisms used in post-stroke hemiparetic walking. Gait Posture 33: 538-543, 2011
50) Allen JL, et al: Three-dimensional modular control of human walking. J Biomech 45: 2157-2163, 2012
51) Milot MH, et al: Muscular utilization of the plantarflexors, hip flexors and extensors in persons with hemiparesis walking at self-selected and maximal speeds. J Electromyogr Kinesiol 17: 184-193, 2007

52) Cappellini G, et al: Migration of motor pool activity in the spinal cord reflects body mechanics in human locomotion. J Neurophysiol 104: 3064-3073, 2010
53) Bowden MG, et al: Anterior-posterior ground reaction forces as a measure of paretic leg contribution in hemiparetic walking. Stroke 37: 872-876, 2006
54) Kuo AD: Dynamic principles of gait and their clinical implications. Phys Ther 90: 157-174, 2010
55) Wong AM, et al: Foot contact pattern analysis in hemiplegic stroke patients: an implication for neurologic status determination. Arch Phys Med Rehabil 85: 1625-1630, 2004
56) Olney SJ, et al: Multivariate examination of data from gait analysis of persons with stroke. Phys Ther 78: 814-828, 1998
57) Kaczmarczyk K, et al: Gait classification in post-stroke patients using artificial neural networks. Gait Posture 30: 207-210, 2009
58) Kinsella S, et al: Gait pattern categorization of stroke participants with equinus deformity of the foot. Gait Posture 27: 144-151, 2008
59) Kim CM, et al: Magnitude and pattern of 3D kinematic and kinetic gait profiles in persons with stroke: relationship to walking speed. Gait Posture 20: 140-146, 2004
60) Mulroy S, et al: Use of cluster analysis for gait pattern classification of patients in the early and late recovery phases following stroke. Gait Posture 18: 114-125, 2003
61) De Quervain IA, et al: Gait pattern in the early recovery period after stroke. J Bone Joint Surg Am 10: 1506-1514, 1996
62) Laurent G, et al: Claw toes in hemiplegic patients after stroke. Ann Phys Rehabil Med 53: 77-85, 2010
63) Fong DT, et al: Greater toe grip and gentler heel strike are the strategies to adapt to slippery surface. J Biomech 41: 838-844, 2008
64) Eng JJ, et al: Kinetic analysis of the lower limbs during walking: what information can be gained from a three-dimensional model? J Biomech 28: 753-758, 1995
65) Chen G, et al: Gait differences between individuals with post-stroke hemiparesis and non-disabled controls at matched speeds. Gait Posture 22: 51-56, 2005
66) Cruz TH, et al: Biomechanical impairments and gait adaptations post-stroke: multi-factorial associations. J Biomech 42: 1673-1677, 2009
67) Johansson GM, et al: Assessment of arm movements during gait in stroke ; the Arm Posture Score. Gait Posture 40: 549-555, 2014
68) Bruijn SM, et al: Coordination of leg swing, thorax rotations, and pelvis rotations during gait: the organisation of total body angular momentum. Gait Posture 27: 455-462, 2008
69) Hacmon RR, et al: Deficits in intersegmental trunk coordination during walking are related to clinical balance and gait function in chronic stroke. J Neurol Phys Ther 36: 173-181, 2012
70) Clark DJ, et al: Merging of healthy motor modules predicts reduced locomotor performance and muscle coordination complexity post-stroke. J Neurophysiol 103: 844-857, 2010
71) Garland SJ, et al: Muscle activation patterns and postural control following stroke. Motor Control 13: 387-411, 2009
72) Higginson JS, et al: Muscle contributions to support during gait in an individual with post-stroke hemiparesis. J Biomech 39: 1769-1777, 2006
73) Bowden MG, et al: Anterior-posterior ground reaction forces as a measure of paretic leg contribution in hemiparetic walking. Stroke 37: 872-876, 2006
74) Schmid S, et al: Secondary gait deviations in patients with and without neurological involvement: a systematic review. Gait Posture 37: 480-493, 2013
75) Chen G, et al: Gait differences between individuals with post-stroke hemiparesis and non-disabled controls at matched speeds. Gait Posture 22: 51-56, 2005
76) Gale SD, et al: Neuroimaging predictors of stroke outcome: implications for neurorehabilitation. NeuroRehabilitation 31: 331-344, 2012
77) Jang SH, et al: Functional role of the corticoreticular pathway in chronic stroke patients. Stroke 44: 1099-1104, 2013
78) Brunnström S: Movement Therapy in Hemiplegia: A Neuropsychological Approach. Harper and Row, 1970
79) Wissel J, et al: Toward an epidemiology of poststroke spasticity. Neurology 80: S13-S19, 2013
80) Welmer AK, et al: Hemiplegic limb synergies in stroke patients. Am J Phys Med Rehabil 85: 112-

119, 2006
81) Drew T, et al: Cortical and brainstem control of locomotion. Prog Brain Res 143: 251-261, 2004
82) Li S, et al: New insights into the pathophysiology of post-stroke spasticity. Front Hum Neurosci 9: 192, 2015
83) Miller DM, et al: Asymmetries in vestibular evoked myogenic potentials in chronic stroke survivors with spastic hypertonia: evidence for a vestibulospinal role. Clin Neurophysiol 125: 2070-2078, 2014
84) Denny-Brown D: The cerebral control of movement. p222, Liverpool University Press, 1966
85) Gracies JM: Pathophysiology of spastic paresis, I: Paresis and soft tissue changes. Muscle Nerve 31: 535-571, 2005
86) Peterson DS, et al: Neural control of walking in people with parkinsonism. Physiology (Bethesda) 31: 95-107, 2016
87) Hendrickson J, et al: Relationship between asymmetry of quiet standing balance control and walking post-stroke. Gait Posture 39: 177-181, 2014
88) Maurer C: A new interpretation of spontaneous sway measures based on a simple model of human postural control. J Neurophysiol 93: 189-200, 2004
89) Lamontagne A: Coactivation during gait as an adaptive behavior after stroke. J Electromyogr Kinesio 10: 407-415, 2000
90) Clifford AM, et al: Postural control in healthy individuals. Clin Biomech (Bristol, Avon) 25: 546-551, 2010
91) Hertel J: Functional Anatomy, Pathomechanics, and Pathophysiology of Lateral Ankle Instability. J Athl Train 37: 364-375, 2002
92) Ekman LL: Neuroscience: Fundamentals for Rehabilitation. 3rd ed, pp200-201, Saunders, 2007
93) Dietz V: Proprioception and locomotor disorders. Nat Rev Neurosci 3: 781-790, 2002
94) 原　寛美：脳卒中運動麻痺回復可塑性理論とステージ理論に依拠したリハビリテーション．脳神経外科ジャーナル 21：516-526, 2012
95) Di Pino G: Modulation of brain plasticity in stroke: a novel model for neurorehabilitation. Nat Rev Neurol 10: 597-608, 2014
96) Goldstein LB: Restorative neurology. Robert H, et al(eds): Neurosurgery, 2nd ed, pp459-460, McGraw-Hill (Tx), 1996
97) Stoquart G, et al: The reasons why stroke patients expend so much energy to walk slowly. Gait Posture 36: 409-413, 2012
98) Dutton M: Physical Therapist Assistant Exam Review Guide. pp449-450, Jones & Bartlett Pub, 2011
99) Pai YC: Patterns of muscle activation accompanying transitions in stance during rapid leg flexion. J Electromyogr Kinesiol 3: 149-156, 1993
100) Pai YC, et al: Alterations in weight-transfer capabilities in adults with hemiparesis. Phys Ther 74: 647-657, 1994
101) Kirker SG, et al: Changing patterns of postural hip muscle activity during recovery from stroke. Clin Rehabil 14: 618-626, 2000
102) Kim CM, et al: The relationship of lower-extremity muscle torque to locomotor performance in people with stroke. Phys Ther 83: 49-57, 2003
103) http://ncountersonline.com/force-cane/. Accessed February 19, 2018
104) Gage JR (ed): The Treatment of Gait Problems in Cerebral Palsy. Mac Keith Press, 2004
105) Lowrey CR: Cooling reduces the cutaneous afferent firing response to vibratory stimuli in glabrous skin of the human foot sole. J Neurophysiol 109: 839-850, 2013

付録1
抗重力位（upright position）のポイント

姿勢評価

立位における前方からの評価：上半身

❶頭部の肢位
評　価：側屈/回旋の非対称性の程度
臨床例：一側への側屈は CoM 偏位を招き，非麻痺側荷重への不十分さを誘発する

❷鎖骨のアライメント
評　価：挙上/下制の左右差・程度
臨床例：頭部の側屈と連動し，挙上側の鎖骨周囲筋は過剰な筋活動を伴いやすい

❸肩峰の高さ
評　価：挙上/下制の左右差・程度
臨床例：❶・❷と連動し，挙上側の肩周囲筋は過剰な筋活動を伴いやすい

❹肩甲骨の前後傾
評　価：肩周辺における前後突出の程度
臨床例：上部体幹（胸椎）と連動し，屈曲姿勢を示す場合，肩関節前面筋群に引かれて前傾位をとる

❺胸郭のアライメント
評　価：挙上/回旋の左右差・程度
臨床例：一側胸郭（肋骨）の挙上は対側への回旋を示し，骨盤間とのねじれを生じさせ，効率的な姿勢・筋の連鎖活動を阻害する

❻上肢のアライメント
評　価：内外旋/内外転/屈伸の程度
臨床例：上記ポイントと連動し，肩甲骨前傾・上部体幹屈曲傾向を示す場合，上肢は内旋/屈曲のパターンを示しやすい

姿勢評価
立位における前方からの評価：下半身

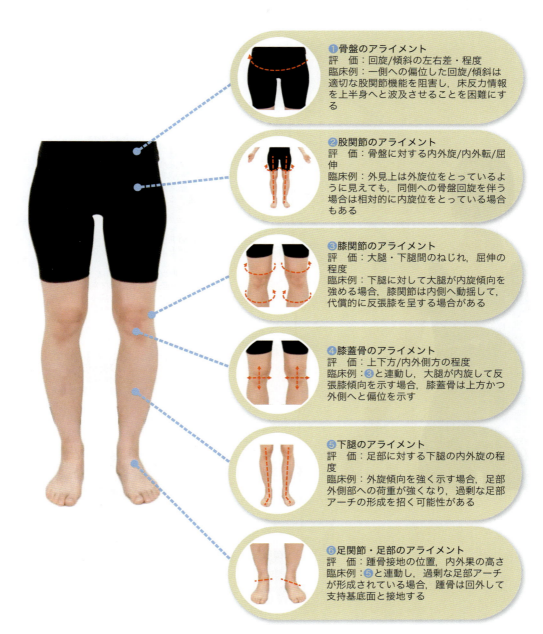

❶骨盤のアライメント
評　価：回旋/傾斜の左右差・程度
臨床例：一側への偏位した回旋/傾斜は適切な股関節機能を阻害し，床反力情報を上半身へと波及させることを困難にする

❷股関節のアライメント
評　価：骨盤に対する内外旋/内外転/屈伸
臨床例：外見上は外旋位をとっているように見えても，同側への骨盤回旋を伴う場合は相対的に内旋位をとっている場合もある

❸膝関節のアライメント
評　価：大腿・下腿間のねじれ，屈伸の程度
臨床例：下腿に対して大腿が内旋傾向を強める場合，膝関節は内側へ動揺して，代償的に反張膝を呈する場合がある

❹膝蓋骨のアライメント
評　価：上下方/内外側方の程度
臨床例：❸と連動し，大腿が内旋して反張膝傾向を示す場合，膝蓋骨は上方かつ外側へと偏位を示す

❺下腿のアライメント
評　価：足部に対する下腿の内外旋の程度
臨床例：外旋傾向を強く示す場合，足部外側部への荷重が強くなり，過剰な足部アーチの形成を招く可能性がある

❻足関節・足部のアライメント
評　価：踵骨接地の位置，内外果の高さ
臨床例：❺と連動し，過剰な足部アーチが形成されている場合，踵骨は回外して支持基底面と接地する

姿勢評価

立位における後方からの評価：上半身

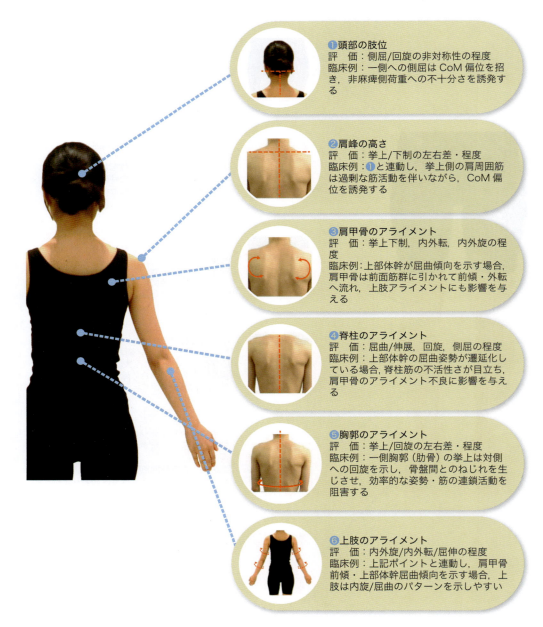

❶頭部の肢位
評　価：側屈/回旋の非対称性の程度
臨床例：一側への側屈はCoM偏位を招き，非麻痺側荷重への不十分さを誘発する

❷肩峰の高さ
評　価：挙上/下制の左右差・程度
臨床例：❶と連動し，挙上側の肩周囲筋は過剰な筋活動を伴いながら，CoM偏位を誘発する

❸肩甲骨のアライメント
評　価：挙上下制，内外転，内外旋の程度
臨床例：上部体幹が屈曲傾向を示す場合，肩甲骨は前面筋群に引かれて前傾・外転へ流れ，上肢アライメントにも影響を与える

❹脊柱のアライメント
評　価：屈曲/伸展，回旋，側屈の程度
臨床例：上部体幹の屈曲姿勢が遷延化している場合，脊柱筋の不活性さが目立ち，肩甲骨のアライメント不良に影響を与える

❺胸郭のアライメント
評　価：挙上/回旋の左右差・程度
臨床例：一側胸郭（肋骨）の挙上は対側への回旋を示し，骨盤間とのねじれを生じさせ，効率的な姿勢・筋の連鎖活動を阻害する

❻上肢のアライメント
評　価：内外旋/内外転/屈伸の程度
臨床例：上記ポイントと連動し，肩甲骨前傾・上部体幹屈曲傾向を示す場合，上肢は内旋/屈曲のパターンを示しやすい

付録 1 抗重力位（upright position）のポイント

姿勢評価

立位における後方からの評価：下半身

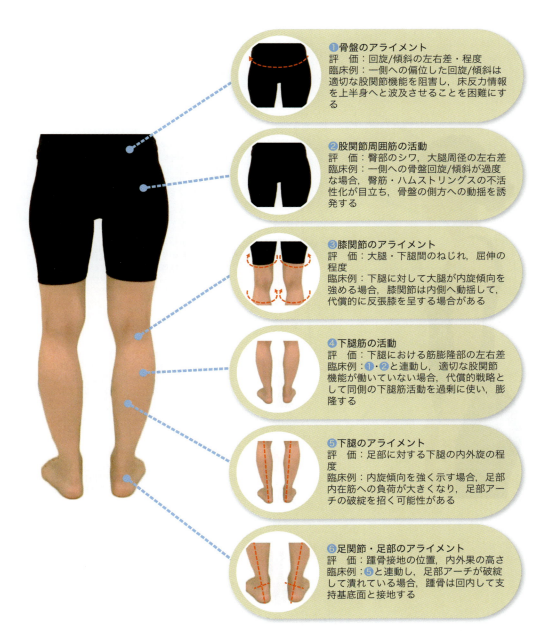

❶骨盤のアライメント
評　価：回旋/傾斜の左右差・程度
臨床例：一側への偏位した回旋/傾斜は適切な股関節機能を阻害し，床反力情報を上半身へと波及させることを困難にする

❷股関節周囲筋の活動
評　価：臀部のシワ，大腿周径の左右差
臨床例：一側への骨盤回旋/傾斜が過度な場合，臀筋・ハムストリングスの不活性化が目立ち，骨盤の側方への動揺を誘発する

❸膝関節のアライメント
評　価：大腿・下腿間のねじれ，屈伸の程度
臨床例：下腿に対して大腿が内旋傾向を強める場合，膝関節は内側へ動揺して，代償的に反張膝を呈する場合がある

❹下腿筋の活動
評　価：下腿における筋膨隆部の左右差
臨床例：❶・❷と連動し，適切な股関節機能が働いていない場合，代償的戦略として同側の下腿筋活動を過剰に使い，膨隆する

❺下腿のアライメント
評　価：足部に対する下腿の内外旋の程度
臨床例：内旋傾向を強く示す場合，足部内在筋への負荷が大きくなり，足部アーチの破綻を招く可能性がある

❻足関節・足部のアライメント
評　価：踵骨接地の位置，内外果の高さ
臨床例：❺と連動し，足部アーチが破綻して潰れている場合，踵骨は回内して支持基底面と接地する

姿勢評価

立位における側方からの評価：上半身

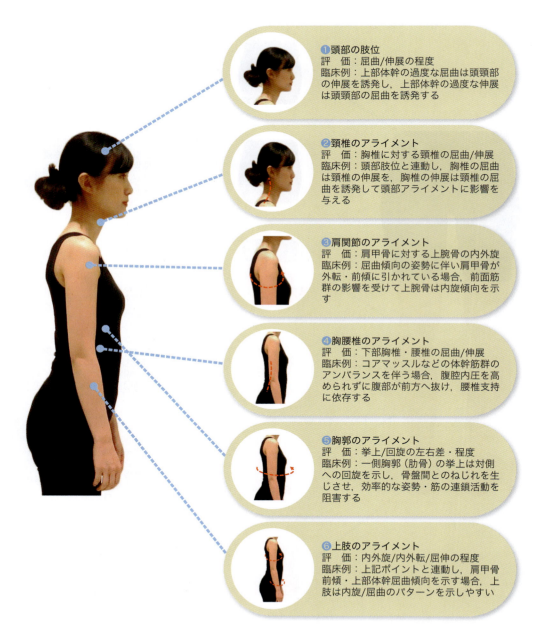

❶ 頭部の肢位
評　価：屈曲/伸展の程度
臨床例：上部体幹の過度な屈曲は頭頸部の伸展を誘発し，上部体幹の過度な伸展は頭頸部の屈曲を誘発する

❷ 頸椎のアライメント
評　価：胸椎に対する頸椎の屈曲/伸展
臨床例：頭部肢位と連動し，胸椎の屈曲は頸椎の伸展を，胸椎の伸展は頸椎の屈曲を誘発して頭部アライメントに影響を与える

❸ 肩関節のアライメント
評　価：肩甲骨に対する上腕骨の内外旋
臨床例：屈曲傾向の姿勢に伴い肩甲骨が外転・前傾に引かれている場合，前面筋群の影響を受けて上腕骨は内旋傾向を示す

❹ 胸腰椎のアライメント
評　価：下部胸椎・腰椎の屈曲/伸展
臨床例：コアマッスルなどの体幹筋群のアンバランスを伴う場合，腹腔内圧を高められずに腹部が前方へ抜け，腰椎支持に依存する

❺ 胸郭のアライメント
評　価：挙上/回旋の左右差・程度
臨床例：一側胸郭（肋骨）の挙上は対側への回旋を示し，骨盤間とのねじれを生じさせ，効率的な姿勢・筋の連鎖活動を阻害する

❻ 上肢のアライメント
評　価：内外旋/内外転/屈伸の程度
臨床例：上記ポイントと連動し，肩甲骨前傾・上部体幹屈曲傾向を示す場合，上肢は内旋/屈曲のパターンを示しやすい

付録 1 | 抗重力位（upright position）のポイント

姿勢評価

立位における側方からの評価：下半身

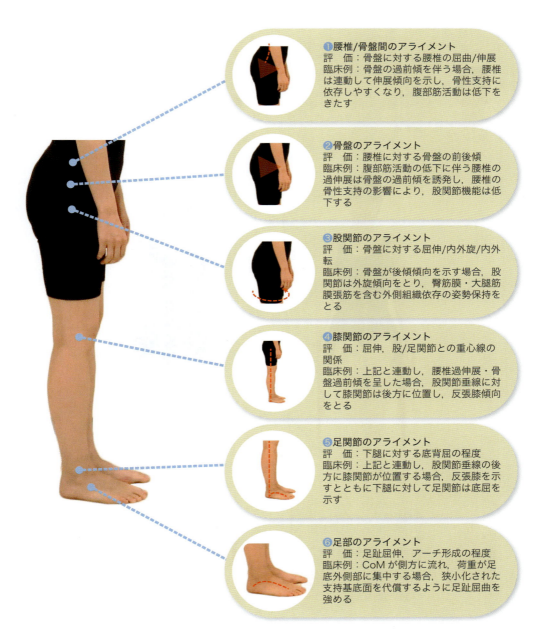

❶腰椎/骨盤間のアライメント
評　価：骨盤に対する腰椎の屈曲/伸展
臨床例：骨盤の過前傾を伴う場合，腰椎は連動して伸展傾向を示し，骨性支持に依存しやすくなり，腹部筋活動は低下をきたす

❷骨盤のアライメント
評　価：腰椎に対する骨盤の前後傾
臨床例：腹部筋活動の低下に伴う腰椎の過伸展は骨盤の過前傾を誘発し，腰椎の骨性支持の影響により，股関節機能は低下する

❸股関節のアライメント
評　価：骨盤に対する屈伸/内外旋/内外転
臨床例：骨盤が後傾傾向を示す場合，股関節は外旋傾向をとり，臀筋膜・大腿筋膜張筋を含む外側組織依存の姿勢保持をとる

❹膝関節のアライメント
評　価：屈伸，股/足関節との重心線の関係
臨床例：上記と連動し，腰椎過伸展・骨盤過前傾を呈した場合，股関節垂線に対して膝関節は後方に位置し，反張膝傾向をとる

❺足関節のアライメント
評　価：下腿に対する底背屈の程度
臨床例：上記と連動し，股関節垂線の後方に膝関節が位置する場合，反張膝を示すとともに下腿に対して足関節は底屈を示す

❻足部のアライメント
評　価：足趾屈伸，アーチ形成の程度
臨床例：CoMが側方に流れ，荷重が足底外側部に集中する場合，狭小化された支持基底面を代償するように足趾屈曲を強める

姿勢評価

座位における前方/後方からの評価

❶頭部の肢位
評　価：側屈/回旋の非対称性
臨床例：一側への側屈はCoM偏位を招き，非麻痺側荷重への不十分さを誘発する

❷肩峰の高さ
評　価：挙上/下制の左右差
臨床例：頭部肢位と連動し，挙上側の肩周囲筋は過剰な筋活動を伴いやすい

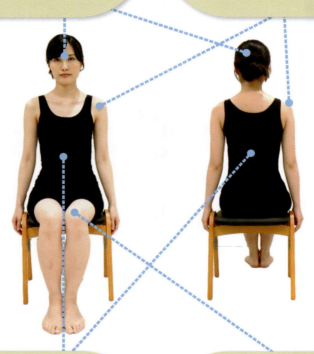

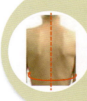

❸胸郭のアライメント
評　価：挙上/回旋の左右差
臨床例：一側胸郭（肋骨）の挙上は対側への回旋を示し，骨盤間とのねじれを生じさせ，効率的な姿勢・筋の連鎖活動を阻害する

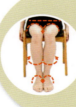

❹骨盤/股・膝・足関節の肢位
評　価：隣接する関節間における屈伸/内外旋/内外転/底背屈
臨床例：著明な骨盤後傾を示す場合，大腿・下腿ともに外旋へ誘導され，足底荷重は外側に偏位する

付録 1 | 抗重力位（upright position）のポイント

姿勢評価

座位における側方からの評価

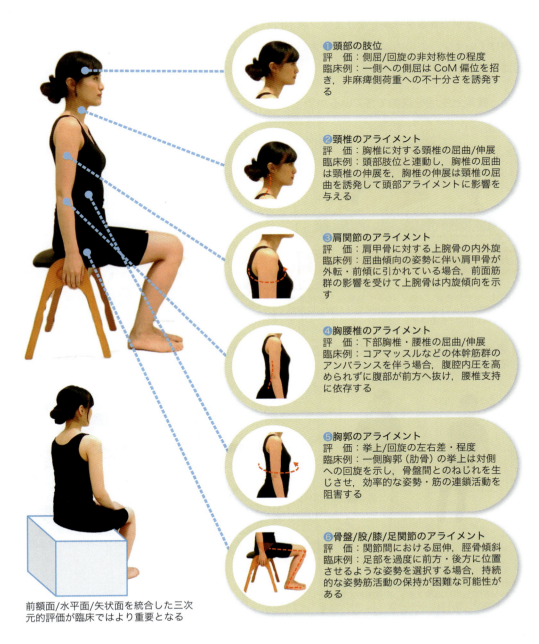

❶ 頭部の肢位
評　価：側屈/回旋の非対称性の程度
臨床例：一側への側屈は CoM 偏位を招き，非麻痺側荷重への不十分さを誘発する

❷ 頸椎のアライメント
評　価：胸椎に対する頸椎の屈曲/伸展
臨床例：頭部肢位と連動し，胸椎の屈曲は頸椎の伸展を，胸椎の伸展は頸椎の屈曲を誘発して頭部アライメントに影響を与える

❸ 肩関節のアライメント
評　価：肩甲骨に対する上腕骨の内外旋
臨床例：屈曲傾向の姿勢に伴い肩甲骨が外転・前傾に引かれている場合，前面筋群の影響を受けて上腕骨は内旋傾向を示す

❹ 胸腰椎のアライメント
評　価：下部胸椎・腰椎の屈曲/伸展
臨床例：コアマッスルなどの体幹筋群のアンバランスを伴う場合，腹腔内圧を高められずに腹部が前方へ抜け，腰椎支持に依存する

❺ 胸郭のアライメント
評　価：挙上/回旋の左右差・程度
臨床例：一側胸郭（肋骨）の挙上は対側への回旋を示し，骨盤間とのねじれを生じさせ，効率的な姿勢・筋の連鎖活動を阻害する

❻ 骨盤/股/膝/足関節のアライメント
評　価：関節間における屈伸，脛骨傾斜
臨床例：足部を過度に前方・後方に位置させるような姿勢を選択する場合，持続的な姿勢筋活動の保持が困難な可能性がある

前額面/水平面/矢状面を統合した三次元的評価が臨床ではより重要となる

参考文献：Johnson J: Postural Assessment (Hands-on Guides for Therapists). pp142-153, Human Kinetics, 2012

付録2 ハンドリングの10ポイント

　動作分析や臨床推論において，観察だけでなく手から伝わる直接的な感覚は重要です．ハンドリングは評価と治療の両者に活用でき，動作分析の問題点を整理したうえで臨床推論を発展させることができるツールとなります．以下にハンドリングを実施するうえでの重要ポイントを挙げています．この内容にエビデンスがあるわけではありませんが，筆者が臨床のなかで大切にしていることです．

1 | 機能と生活を意識できているか？

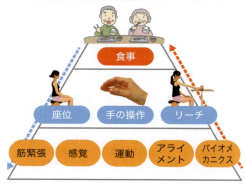

ハンドリングで評価するアライメントや筋緊張が動作や生活の何につながっているか？　生活から動作や機能に何が結びついているか？を意識する

2 | 三次元や表層/深層をイメージできているか？

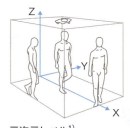

三次元レベル[1]
骨格筋を立体的に想像
（Vaughan CL, et al: Dynamics of Human Gait. 2nd ed, p9, Kiboho Publishers, 1999 より改変）

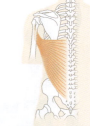

表層・深層[2]
皮膚 → 神経 → 筋 → 骨など
（Lynn S: Clinical Kinesiology and Anatomy. 4th ed, p114, F.A. Davis, 2006 より改変）

3 | 患者の動作を瞬時に正確に模倣できるか？

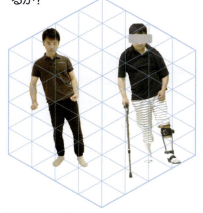

動作観察からの模倣が瞬時に正確にできるほど，動作分析や治療に応用できる．視覚情報を療法士の体性感覚に置き換えるトレーニングは重要である．その際に，患者が感じている感覚もイメージしてみる

4 | 触る前や実行時にセラピストが抗重力姿勢を保てているか？

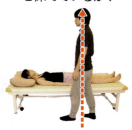

触れる前に療法士が床反力を感じ取り，垂直軸を意識できる姿勢をとれる

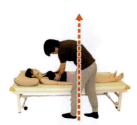

ハンドリングする手がリラックスし，患者の反応を感じ取りやすくなる．体幹，下半身の強さは安定したハンドリングの基盤となる

引用文献

1）Vaughan CL, et al: Dynamics of Human Gait. 2nd ed, p9, Kiboho Publishers, 1999
2）Lynn S: Clinical Kinesiology and Anatomy. 4th ed, p114, F.A.Davis, 2006

付録 2 | ハンドリングの 10 ポイント

5 | 相手を誘導するための手のフォームを理解できているか？

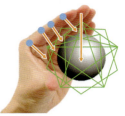

手外在筋が遠心的に働いたなかでの手内在筋優位による把持になれば，物品をより繊細に把持できる．極端な収縮と弛緩の関係ではバランスが崩れる

6 | 他動的な誘導ではなく能動的な誘導ができているか？

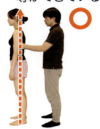 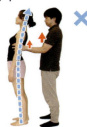

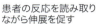

患者の反応を読み取りながら伸展を促す　　反応を読み取らない他動的な力任せの伸展

7 | 接触ポイントから全身を感じ取る意識をもてているか？

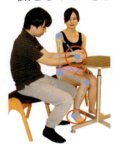 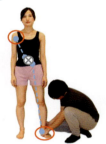

手から坐骨や足部の状態を意識して感じる　　足から反対側の肩甲骨の状態を意識して感じる

8 | 安定と運動を左右の手，同側の手のなかで意識できているか？

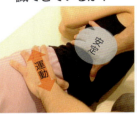 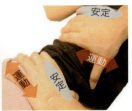

右手で安定を与え，左手で運動方向を伝える場合　　小指側：安定，親指側：運動（右手）その逆（左手）の場合もある

9 | 抗重力だけでなく従重力まで意識できているか？

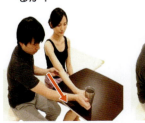 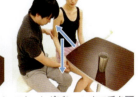

リーチの抗重力活動だけでなく，スタートポジションまで手を戻す際の空間上でのコントロールも重要である

10 | 直接皮膚から触診し，骨だけでなく筋のアライメントを意識できているか？

大腿直筋のアライメント修正

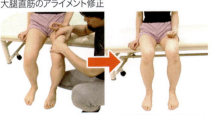

関節可動域（ROM）のような骨を誘導した見かけ上のアライメントだけでなく，付着する筋の位置も意識した中間位への誘導は重要である．直接皮膚からの感覚は，療法士が繊細な感覚を捉えやすく，患者にも伝わりやすい

249

索引

ギリシア・数字

α 運動ニューロン　146, 149, 199
γ 運動ニューロン　211
Ia 求心性線維　211
Ia 神経線維　149
Ib 求心性線維　211
Ib 促通機構　224
Ib 抑制　146
Ib 抑制性介在ニューロン　146

欧文

A
aAPAs　44
active position　16
active subsystem　27, 203
activities of daily living(ADL)　8
anterior cingulate cortex(ACC)　125
anticipated increased activation　98
anticipatory postural adjustment(APA)　38
　──, 肢内　39
anticipatory postural adjustments(APAs)　13, 91

B
base of support(BoS)　69
biased recruitment　84
body schema　44, 128
Brunnstrom stage　175, 215
buckling-knee pattern　216

C
Canadian Occupational Performance Measure(COPM)　157
center of gravity(CoG)　68
center of mass(CoM)　12, 68, 200
　──の維持　231
　──の移動　231
　──の垂線(CoG)　68
center of pressure(CoP)　68, 200
central locomotor command　207
central nervous system(CNS)　41
central pattern generators(CPGs)　208, 209, 225
cerebellar locomotor region(CLR)　213
Claw toe　217
closed kinetic chain(CKC)　180
compartmentalization　122
compensatory postural adjustments(CPA)　229
control　170
coordination　170
core stability　25

D
(the) degrees of freedom problem　170
delayed reward　126
dorsolateral prefrontal cortex(DLPFC)　125
dynamic stability　119

E
en bloc turning　226
extension　75
extension phase　19, 23
extension thrust pattern　216

F
flexion momentum phase　19, 22, 71
focal chain　171
foot core system　203
force dependent pattern　32
forward head and rounded shoulder posture(FHRSP)　85
Functional Movement Screen(FMS)　35

G
Goal Attainment scalling(GAS)　157
goal-directed movement　127
goal-directed control　125
grasp　164
grip　164
ground reaction force(GRF)　215

H
hand start-reach　123
hollowing in　29

I
initial contact(IC)　196
initial swing(ISw)　196
instantaneous center of rotation(ICR)　139
inter-modal transfer　185
internal abdominal pressure(IAP)　96
International Classification of Functioning, Disability and Health(ICF)　159
intra-limb APA　39
intra-modal transfer　185

K
Kiblerテスト　35
kinetic chain　20

L
length dependent pattern　32
limit of stability(LoS)　75, 83
load transfer　33
loading response(LR)　196

long latency response　212
longitudinal body axis(LBA)　18
loss of control　172

M
manipulation　108, 167
Manual Muscle Testing(MMT)　4
mass pattern　122
McGillテスト　34
meaningful task　155
mid stance(MSt)　196
mid swing(MSw)　196
midbrain locomotor region(MLR)　213
middle cerebral artery(MCA)　131
mobilizer　33
modality　155, 175
momentum　71
momentum transfer phase　19, 23, 73
motor adaptation　162
motor skill　162
motor thalamus　130
multijoint kinetic chain　172

N
neural subsystem　37, 203
New M1　169

O
Old M1　169
on elbow　144
on hand　144
orbitofrontal cortex(OFC)　125
over-stretch weakness　84

P
pAPAs　44
part-task　156
passive subsystem　26, 203
path of instantaneous center of rotation (PICR)　139
pattern formation(PF)　209
peripersonal space　44
pontomedullary reticular formation(PMRF)　91
post-stroke movement disorders　150
postural chain　40, 52, 171
postural orientation　77
postural stability　69, 77
postural tone　76
posturo-kinetic capacsity(PKC)　13
power grip　165
pre-swing(PSw)　196
precision grip　165
prime movers　4

R
range of motion(ROM)　4
reciprocal innervation　142
recruitment pattern　118
redundancy　170
rest position　20
rhythm generation(RG)　209

S
Scapula dyskinesia　118
secondary movers　4
selective activation　199
self-motion　46
sensory reweighting　82
sensory weight　185
setting phase　120
shift-knee pattern　216
Simple Test for Evaluating Hand Function(STEF)　175
sit to stand(sit TS)　68, 71
stabilization phase　20, 24, 77
stabilizer　33
stand to sit(stand TS)　68, 79
stroke care unit　159
STS　68
subjective postural verticality(SPV)　90
subjective visual verticality(SVV)　90
subthalamic locomotor region(SLR)　213
supplementary motor area(SMA)　41
sway　78

T
task-orientated-training(TOT)　156
terminal stance(TSt)　196
terminal swing(TSw)　196
transportation　108

U
upright position　222, 240
upright posture　222
upright stance　69, 222
use-dependent plasticity　163

V
vestibulo-ocular reflex(VOR)　47

W
weakness　172
what 経路　127
where 経路　127
whole-body stability　4
whole-task　156

和文

あ
アーチ　203
アクティブサブシステム　27, 203
アクティブタッチ　173
握力把握　165
足組み動作　87
圧力中心(CoP)　68
アンクルロッカー　202
安定性限界(LoS)　75, 83

安定相
　——，起き上がりの　24
　——，上肢リーチの　114
　——，立ち上がりの　77
　——，寝返りの　20
　——，立位姿勢の　77
安楽姿勢　20

い
移行相
　——，起き上がりの　23
　——，上肢リーチの　112
　——，立ち上がりの　73
　——，寝返りの　19
意思プロセス　214
異常な動員状態　84
移送期，リーチの　108
位置エネルギー　200
一次運動野　41
意味のある課題　155
インピンジメント症候群　111

う
ウェルニッケ-マン姿位　149
運動エネルギー　200
運動シナジー　168
運動障害，脳卒中後の　150
運動制御　8, 170
　——，手の　170
運動性視床　130
運動前野　212
運動パターン評価　35
運動前領域　212
運動麻痺　150
運動モジュール　199
運動野　212
運動連鎖　20
　——，下行性　21
　——，上行性　21

え
遠心性収縮　72, 142
エンブロックターン　226

お
横隔膜　30
起き上がり　12, 22
オプティカルフロー　47

か
外在筋
　——，足部の　203
　——，手の　143
外在筋群の代償　206
回旋運動　22
外側皮質脊髄路　129
回転運動，足部の　202
回内外，前腕の　144
回復，運動機能の　159
外乱　229
カウンターニューテーション，仙骨の　137, 138
下肢　92
荷重応答期(LR)　196

下制，上肢の　116
下腿三頭筋　224
課題指向型訓練　156
課題分析　3
活動的姿位　16
簡易上肢機能検査(STEF)　175
感覚-運動統合　102
感覚運動学習　163
感覚器官，手の　173
感覚受容器　203
感覚情報　210
　——の重みづけ　82
感覚統合　47
感覚入力　210
　——の重みづけ　185, 210
感覚フィードバック，リーチ時の　131
感覚様式　155
眼窩前頭皮質(OFC)　125
慣性　9, 71
関節運動連鎖　94
関節可動域(ROM)　4
関節トルク　9

き
基底核　129, 130
技能学習　162
機能障害，手の　172
基本動作　8
逆応答現象　201
求心性収縮　73, 142
求心性入力　209
橋延髄網様体系(PMRF)　91, 214
協調運動　170
共同運動パターン，異常な　122
胸腰筋膜　27
局所連鎖　171
挙上，上肢の　116
筋
　——の強度評価　34
　——の選択的活動　199
　——の耐久性評価　34
　——の動員評価　34
筋-関節連鎖　81
筋緊張亢進　220
筋骨格系コンポーネント　168
筋シナジー　81, 88
筋紡錘　211

く
空間的荷重　185
空洞化作用　29
偶力　118
屈曲，足趾の　245
屈曲相
　——，起き上がりの　22
　——，上肢リーチの　111
　——，立ち上がりの　71
　——，寝返りの　19
屈曲優位パターン，寝返りの　17
クライエント中心　2
クロウトゥ　217
グローバルマッスル　30

け

痙縮　56, 149, 218, 219
　──, 筋の　172
頸膨大　225
蹴り出し, 歩行の　233
腱, 足部の　203
肩-肘関節の評価と治療　134
肩甲胸郭関節　118
肩甲骨　118
　── の評価と治療　134, 139
肩甲骨ジスキネジア　118
肩甲上腕関節　119, 134
　── の評価と治療　141
肩甲上腕リズム　119
原動力　4
腱紡錘　211

こ

コア　27
コアスタビリティ　25
　── の評価　33
光学的流動　47
抗重力位　222, 240
抗重力活動　116
抗重力姿勢　222
抗重力的構え　222
後方ステップ肢位　224
股関節　29, 217
股関節筋群　29
股関節戦略　88, 229
国際生活機能分類(ICF)　159
骨盤底筋群　30
固有受容感覚　200, 210, 211
ゴルジ腱器官　146, 211
コンパートメンタリゼーション　122

さ

座位 → 臥位　50
坐骨　138
坐骨座り　132
サスペンション戦略　229
三半規管　46

し

視覚　210
視覚遮断　184
視覚的垂直知覚(SVV)　90
視覚優位　184
時間的荷重　185
刺激環境, 豊富な　158
自己運動情報　46
支持基底面(BoS)　69
視床下部歩行誘発野(SLR)　213
ジストニア　190
姿勢-運動能力(PKC)　13
姿勢安定　69, 77
姿勢筋緊張　76
姿勢制御　13, 82
　──, 空間レベルでの　80
　──, 歩行時の　200
　── の評価　35
姿勢定位　77

姿勢のオリエンテーション　181
姿勢保持　201
姿勢連鎖　40, 52, 171
耳石器　46
自然回復　160
膝過伸展パターン　216
膝関節　216
質量中心(CoM)　68
支点機能, 足関節の　202
自動的側面　219
自動プロセス　214
シナジー　4
シナプス興奮　226
弱化
　──, 過剰伸張に伴う　84
　──, 筋の　172
尺側の安定　144
従重力活動　116
重心移動　200
重心移動戦略　229
重心動揺　229
集中型プラクティス　157
自由度問題　170
手関節
　── の掌背屈　144
　── の橈尺屈　144
手内在筋　143, 145
瞬間回転中心(ICR)　139
　── の軌道　139
準備状態, 運動の　120
使用依存的可塑性　163
上位中枢　212
上位中枢機構　41
消去現象　184
上肢　92
　── の評価と治療　97
上肢スイング　217
冗長性　170
冗長性制御, 運動の　81
情動プロセス　214
小脳　43, 129, 130
小脳歩行誘発野(CLR)　213
初期接地(IC)　196, 198
新奇性　158
身体図式　44, 128
身体知覚システム　128
身体的垂直知覚(SPV)　90
身体の質量中心, 立位の　200
伸展相
　──, 起き上がりの　23
　──, 上肢リーチの　113
　──, 立ち上がりの　75
　──, 寝返りの　19
伸展優位パターン, 寝返りの　17
真の回復　160

す

随意運動　183
垂直身体軸(LBA)　18
垂直知覚
　──, 視覚的　90
　──, 身体的　90
随伴的予測的姿勢調整(aAPAs)　44

スタビライザー　33
ステッピング戦略　88, 229
ステップ肢位　224
　── の評価と治療　221, 232

せ

制御不全, 手の　172
正常運動　5
正常歩行の条件　235
精密把握　165
脊柱起立筋群　28
先行随伴性姿勢調節(APAs)　13
仙骨座り　132
全身の安定性　4
全体課題(ACC)　156
前帯状皮質　125
前庭核　47, 214
前庭感覚　210
前庭系　46
前庭脊髄路　220
前庭動眼反射(VOR)　47
前頭前野　212
セントラルロコモーター指令　207
前遊脚期(PSw)　196, 198
前腕支持　144
前腕の評価と治療　180

そ

操作期, リーチの　108
操作の評価と治療　177, 186
相反神経支配　142
側臥位　15
足関節戦略　88, 229
足底圧の中心, 立位の　200
足部アーチ
　──, 過剰な　241
　── の破綻　243
足部の安定性　203

た

体幹　92
　── の評価と治療　92, 95
体幹-骨盤の評価と治療　134, 137
体軸内回旋　19
代償, 運動機能の　159
代償戦略, バランスの　229
代償的姿勢調節(CPA)　229
代償メカニズム　219
体性感覚　183, 184, 211
大脳基底核　42
大脳皮質　212
大腰筋　29
多関節運動連鎖　172
多シナプス性　169
立ち上がり/着座(STS)　68, 71, 92
多様な感覚様式　175
端座位 → 背臥位での評価と治療　58
端座位での評価と治療　50, 55
探索機能, 手の　173
単シナプス性　169

ち

遅延報酬　126

知覚探索，手の 174
力依存パターン 32
知識の組織化 6
着座 79
中間型把握 165
肘関節 121
　──の評価と治療 177, 180
中枢性廃用 220
中枢パターン発生器（CPGs） 208
中大脳動脈領域（MCA） 131
中脳歩行誘発野（MLR） 213
長潜時反射 212
直立姿勢 69

つ
杖歩行 233

て
手
　──のアーチ 187
　──の（機能）回復 155, 171
　──の操作 167
　──の評価と治療 177, 182
　──のフォーム 164
　──の不使用に対するトレーニング 147
底屈，足関節の 245
適応学習 162
適応メカニズム 219
手支持 144

と
動員，皮質脊髄ニューロンの 171
動員パターン，筋の 118
道具
　──の身体化 188, 189
　──の身体化に向けた評価と治療 177, 188
動作分析 2
投射 183
　──，手の 169
頭頂連合野 212
動的安定性，関節の 119
倒立振り子モデル 70, 200
徒手筋力検査（MMT） 4
トップダウン指令，歩行の 207
トルクの生成 76

な
内在筋，足部の 203
内側アーチ 204
内側網様体脊髄路 220
内包後脚領域 150
内乱 229
長さ依存パターン 32

に
二次的原動力 4
二重課題歩行 78
ニューテーション
　──，骨盤の 137
　──，仙骨の 137, 138
ニューラルサブシステム 37, 203
認知 6

認知制御 126
認知相，上肢リーチの 110
認知的側面 219

ね
寝返り 12
　──の運動パターン 17

の
脳幹下行路 171
脳卒中ケアユニット 159
脳内プロセス，リーチにおける 124
脳の可塑性 159

は
パーキンソニズム，脳卒中後の 150
把握 164
ハーフセンター 209
背臥位 14, 18
背外側前頭前皮質（DLPFC） 125
背側経路 127
把持 164, 188
　──の評価と治療 177, 184
パターン形成回路（PF） 209
パチニ小体 173
パッシブサブシステム 26, 203
パッシブタッチ 176
バランス制御 82
反張膝 216, 241, 243, 245
半ドーム構造 203
ハンドリング 102, 248
反復 157

ひ
ピークパターン，床反力の 215
ヒールロッカー 202
膝折れパターン 216
膝シフトパターン 216
皮質間ネットワーク構築 226
皮質間連携
　──，運動実行のための 130
　──，運動プラン生成のための 129
皮質脊髄路 149, 171
　──の興奮性 213, 226
皮質変容 171
皮質網様体脊髄路 132
非対称性，立位の 222
ヒップハイキング 217
非麻痺側の治療 50
　──，背臥位と側臥位での 53
表象，手の 169

ふ
フィードバック制御 9
フィードフォワード制御 9
フォアフットロッカー 202
フォースカップル 118
フォーム形成，手の 186
腹横筋 28, 37
腹臥位 16
腹腔内圧（IAP） 96

腹斜筋 29
腹側経路 127
腹直筋 29
腹筋群 28
プッシャー症候群 90, 150
プッシング 90
フットクリアランス 219
フットコアシステム 203
　──の評価 205
部分課題 156
振り出し，下肢の 224
ブルンストローム 215, 219
プレシェーピング 123
　──の評価と治療 134, 143
分散型プラクティス 157
分回し運動 217

へ
閉鎖性運動連鎖（CKC） 180
並列システム，歩行の 208
ペリパーソナルスペース 44
片脚立位 223
　──の維持 231
　──の評価と治療 221, 223, 230
片脚立位テスト 205
変容，筋活性化パターンの 172

ほ
報酬予測誤差 125
歩行 196, 200
　──，異常 196
　──，正常 196
　──（CPGs）の評価と治療 221
　──（周期）の評価と治療 234
　──の遅延 220
歩行周期 196, 198
　──とリズム 225
歩行障害 198
歩行パターン，脳卒中後の 215
補足運動野（SMA） 41, 212

ま
マイスナー小体 173
巻き上げ効果，足底腱膜の 206
麻痺側の評価と治療 50, 60
マルチモーダル 175

め
メタ認知 7
メルケル盤 173

も
網様体 56
網様体脊髄路 220
モーメンタム 71
モーメントアーム 100
目標指向型
　──の運動 127
　──のコントロール 125
モジュール，筋の 218
モジュールパターン 218
モチベーション 125
モビライザー 33

ゆ

遊脚期　196
遊脚終期（TSw）　196, 198
遊脚初期（ISw）　196, 198
遊脚中期（MSw）　196, 198
床反力　197, 215
　―― の方向　197, 199
揺れ　78
　―― のメカニズム，立位時における　78

よ

腰筋群　29
腰方形筋　28
腰膨大　225
抑制性介在ニューロン　138
予測的活動，僧帽筋上部線維の　98
予測的姿勢調節（APA）　38
予測的先行随伴性姿勢調整（pAPAs）　44

ら

ランチョ・ロス・アミーゴ方式　196

り

リーチ　108
リーチ動作　8
リーチング戦略　229
リズミックバイブレーション　145
リズム生成，歩行の　214
リズム生成回路（RG）　209
立位　222
　―― の評価と治療　221, 228
立脚期　196
立脚終期（TSt）　196, 198
立脚相，膝関節の　216
立脚中期（MSt）　196, 198
立体認知　114
臨床推論　2

れ

連合学習　125

ろ

ローカルマッスル　30
ローテーターカフ　119
ロードトランスファー　33
ロコモーション　214
ロッカーファンクション　202
ロッキング現象　218